東日本大震災　石巻災害医療の全記録

「最大被災地」を医療崩壊から救った医師の７ヵ月

石井　正

ブルーバックス

●カバー装幀／芦澤泰偉・児崎雅淑
●本文構成／西岡研介
●本文図版／さくら工芸社
●本文デザイン／土方芳枝
●写真提供／石巻赤十字病院

はじめに

僕は地方の一総合病院である石巻赤十字病院に勤務する、平凡な外科医である。それがたまたま、なりゆきで災害対応を担当する部署の部長、いわば〝災害救護係〟を担うことになった。〝係〟になってわかったのは「宮城県沖地震は30年以内に99％の確率で起こる」ということだった。そこでまったくの素人なりに、災害に備えるためさまざまな活動をしたことから、2011年2月、宮城県知事から「災害医療コーディネーター」を委嘱されることになった。

ひと月後、石巻は東日本大震災の最大の被災地になった。一外科医である僕は好むと好まざるとにかかわらず「病院の医師」という立場を離れ、22万人の命がかかる「石巻医療圏」の医療救護活動を、災害医療コーディネーターとして調整する立場になった。しかも、行政やほかの医療機関も被災してその機能を著しく失ったため、その分までカバーしなければならなくなった。

本書は、日本の災害医療がかつて経験したことのないさまざまな困難に悪戦苦闘しながらも、医療者のみならず全国の人々の「すべては被災者のために」という〝魂〟に助けられ、なんとか対応していったある災害医療コーディネーターの7ヵ月間の活動記録である。

それは通常の臨床医療とは著しく異なる業務だった。その活動内容を端的に記すと、

1．石巻医療圏に駆けつけたのべ3633の医療救護チーム、約1万5000人を一つに組織し

て〝オールジャパンチーム〟ともいうべき「石巻圏合同救護チーム」を立ち上げ、統括した。
2．約300ヵ所に及ぶ避難所から継続的に情報収集して、極限状況下でのさまざまな医療ニーズに応えながら、ときには「医療」の範囲を超えた活動まで展開した。
3．災害直後の「急性期」を過ぎて「慢性期」に入ってからは、打撃を受けた地元医療機関が再生するまで医療支援を継続し、地元医療にスムーズに引き継げるように努めた。
ということになる。これらの活動によって「東日本大震災による石巻医療圏の医療崩壊」という最悪のシナリオは避けられたように思う。

この活動をしている間、僕の心の中にはつねに3人の恩師の言葉があった。

「人生は、すべて修行である」

これは僕の研修時代の恩師、公立気仙沼総合病院（当時、現・気仙沼市立病院）院長だった故・和賀井啓吉先生が、医者になりたての僕が仕事でうまくいかないことがあって、くよくよしていたときにかけてくださった言葉である。人生には、嫌なことがたくさん起こる。それらを含めてどんなことでも、すべてが修行であり、自分を磨く機会だと思えば、投げ出したり逃げ出したりすることなく真正面から立ち向かっていける、という意味だと思う。

「世の中、いろいろだから」

これも研修時代の恩師、遠藤渉先生（現・気仙沼市立病院院長）から、駆け出しのころの僕が確か、誰かともめていたときに、いただいた言葉である。世の中にはいろいろな価値観がある。自分だけが正しいと思うな、謙虚に、柔軟に物事を考え、他人の意見も尊重せよ、という意味だろう。

「愚者は経験に学び、賢者は歴史に学ぶ」

これは、実は「鉄血宰相」と呼ばれたドイツのビスマルクの言葉なのだが、僕のいまの上司である金田巖・石巻赤十字病院副院長はこの言葉が好きで、ことあるごとに口にされる。主観や思い込み、自分だけの経験にとらわれるな、大切なのは客観性やエビデンス（根拠）である、という意味だと考えている。

本書を読んでいただければ、僕の活動のバックボーンにこれらの言葉があることが、きっとおわかりいただけると思う。

日本では、いつ、どこで、どんな災害が起こっても不思議ではない。まさに明日はわが身である。本書を執筆したのは、この震災における経験や、そこから浮き彫りになった問題点を、僕たちだけのものに留めず広く共有して、みなで次の災害に備えたい――との思いからだ。この本を読まれた方が、あたかも自分が合同救護チームの当事者になったように感じられるよう、具体的かつ詳細な記述を心がけ、臨場感を大切にし、総論的・観念的な文章はなるべく排した。本書が実践的な「災害対応の参考書」として、次の災害の減災に少しでもお役に立てれば幸いである。

最後に、この思いを実現すべく本書の出版にご尽力いただいた西岡研介氏、担当の山岸浩史氏ほかすべての関係者の方々に心から感謝を申し上げたい。

石井　正

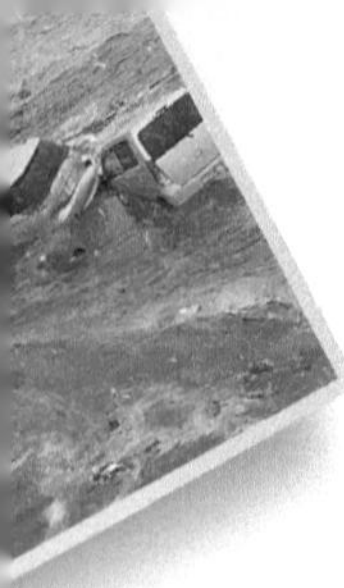

東日本大震災　石巻災害医療の全記録［目次］

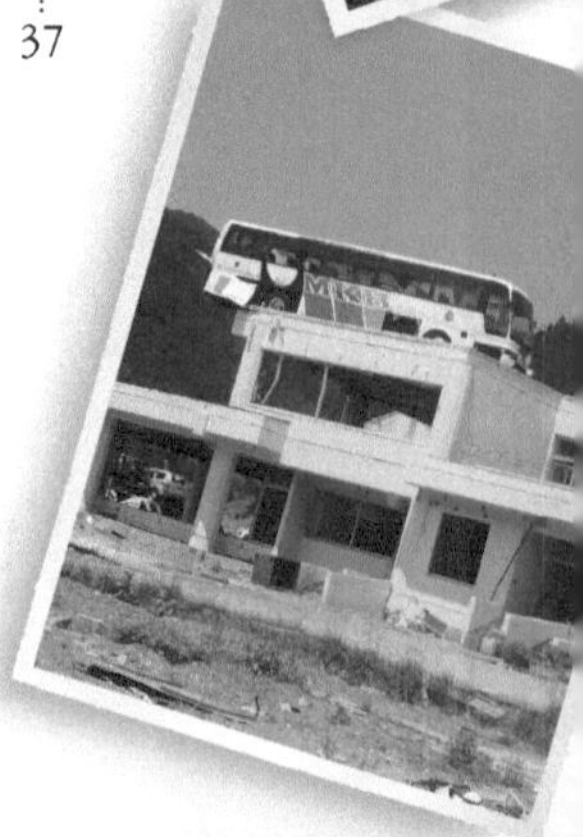

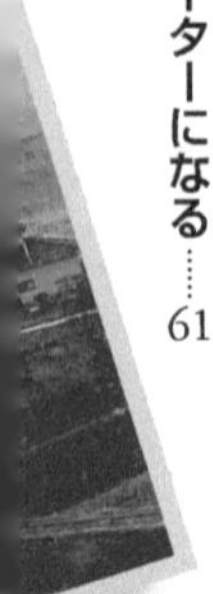

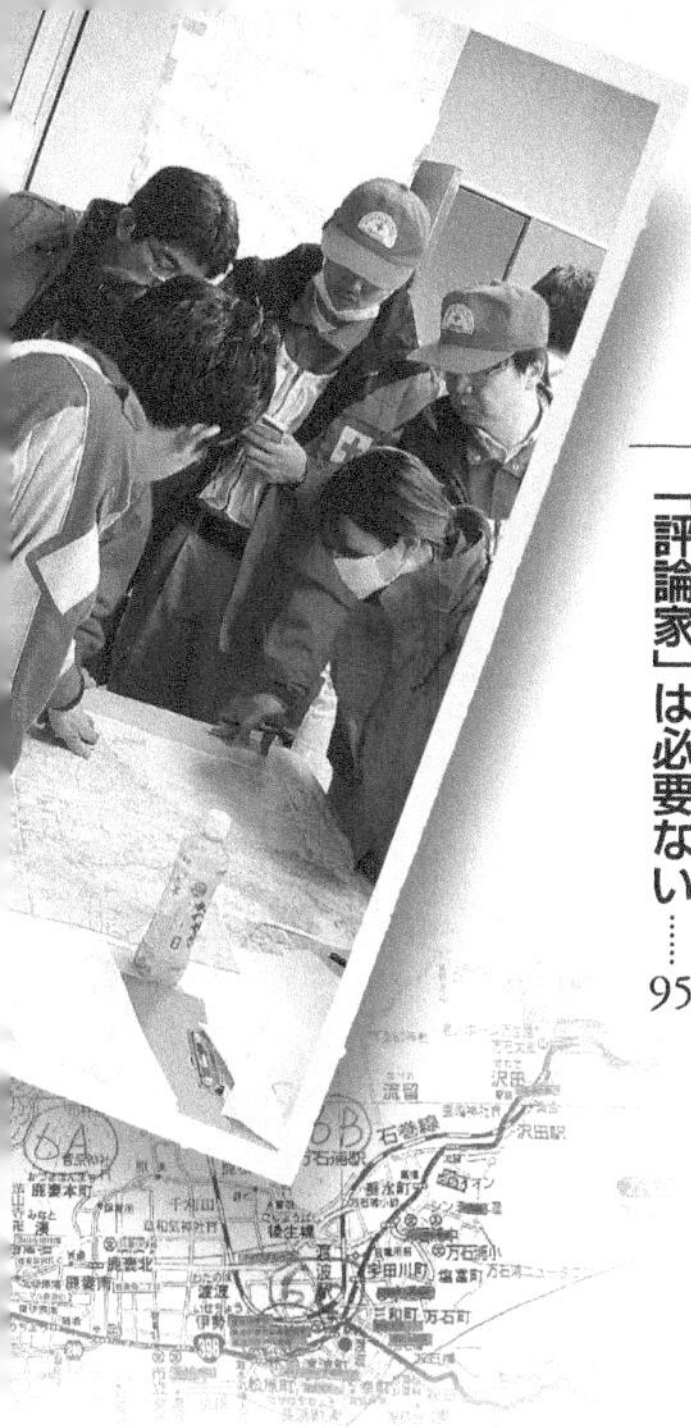

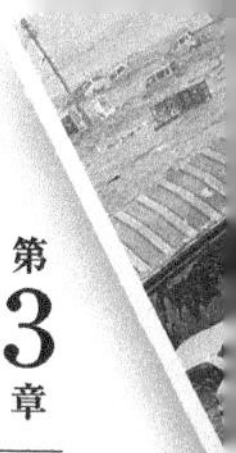

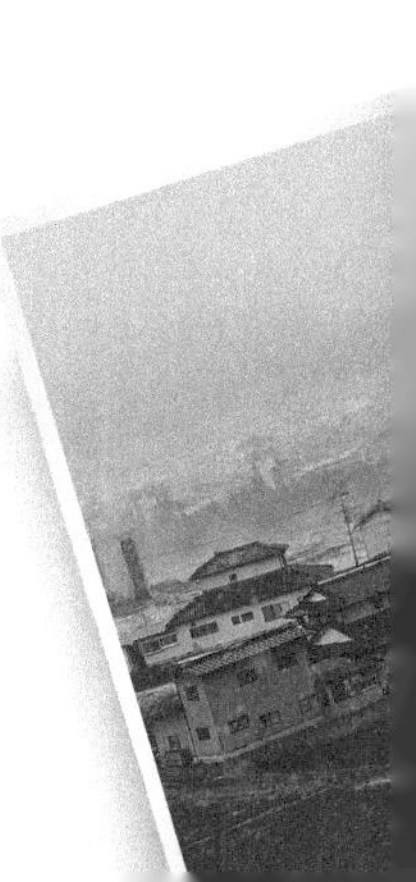

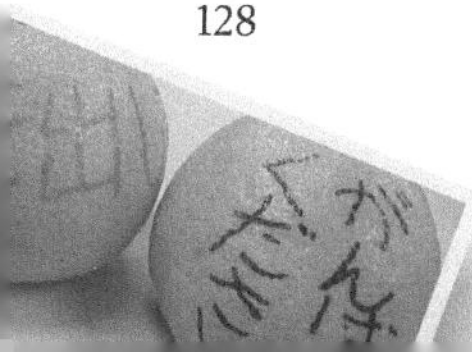

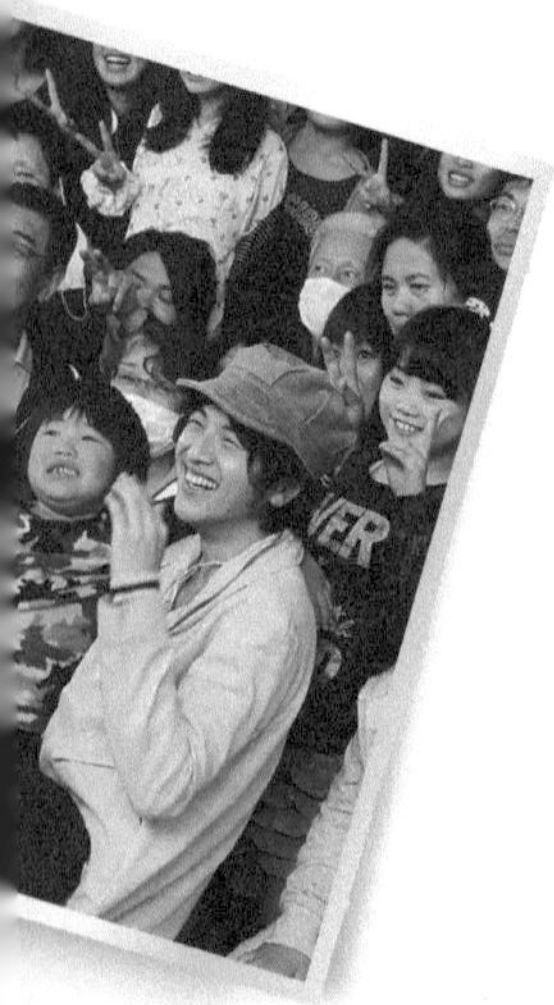

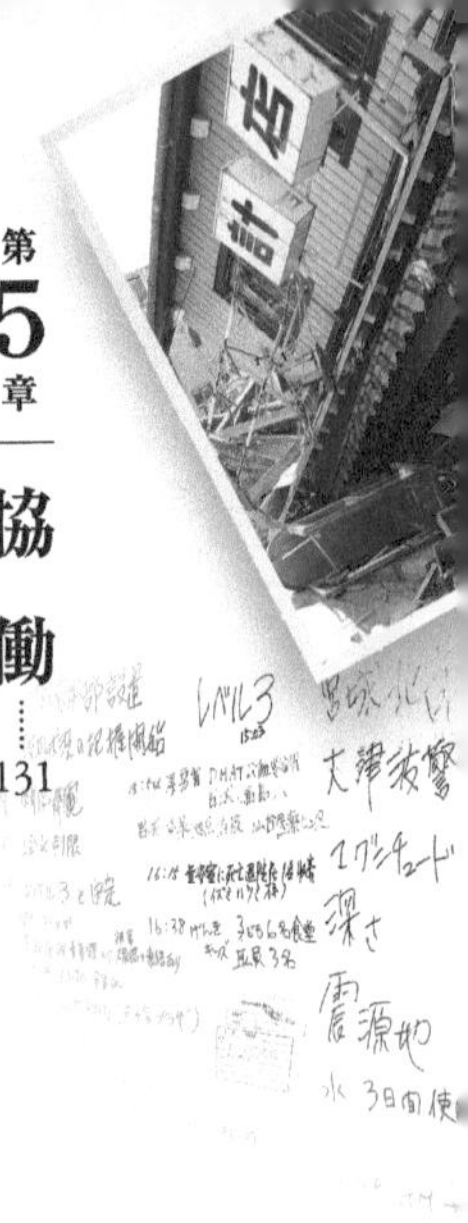
レベル3
大津波警
マグニチュード
深さ
震源地

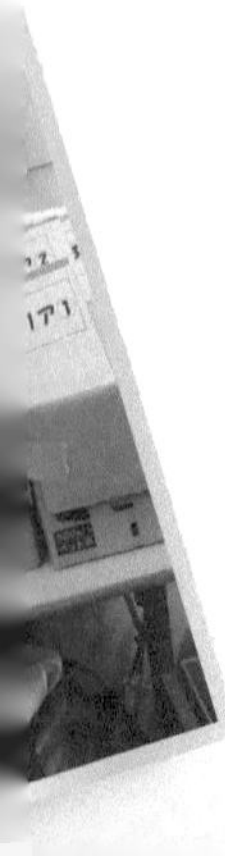

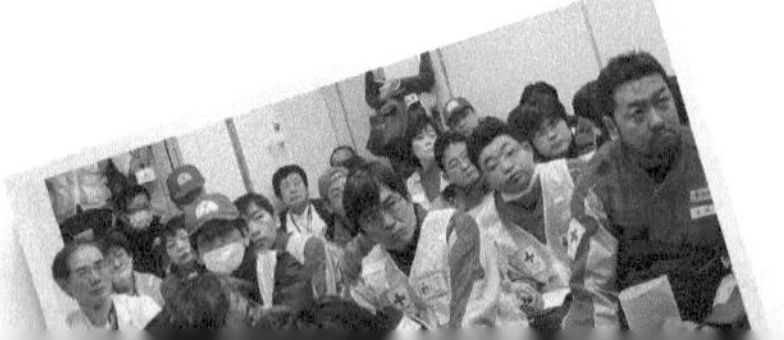

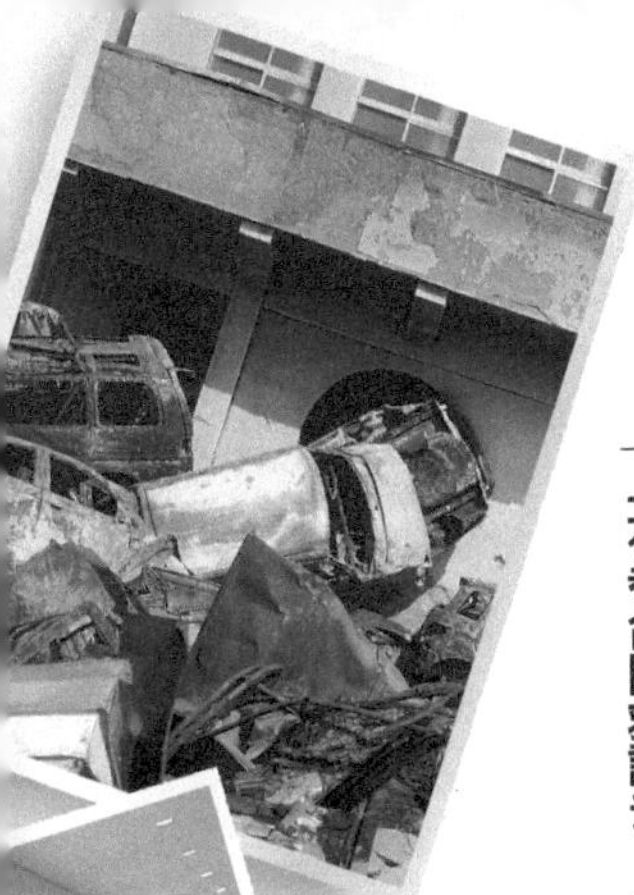

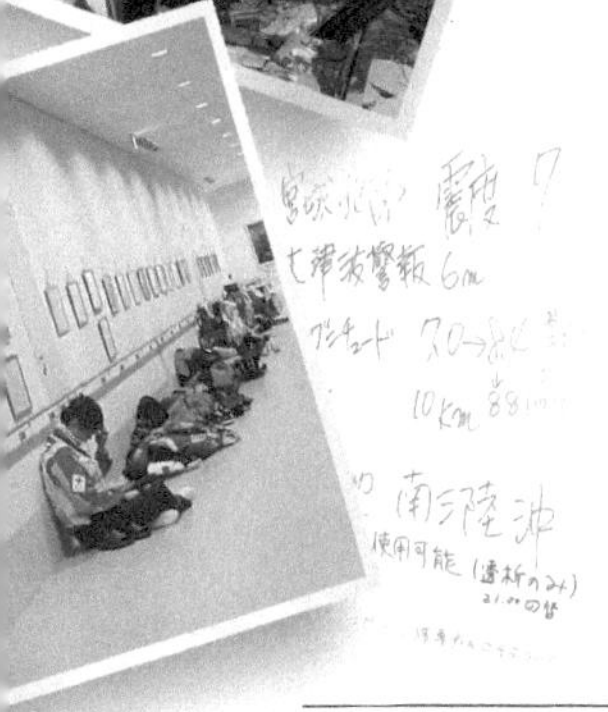

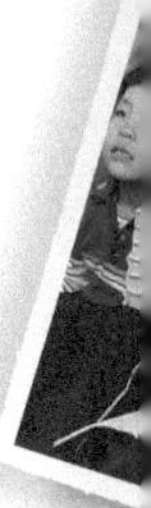

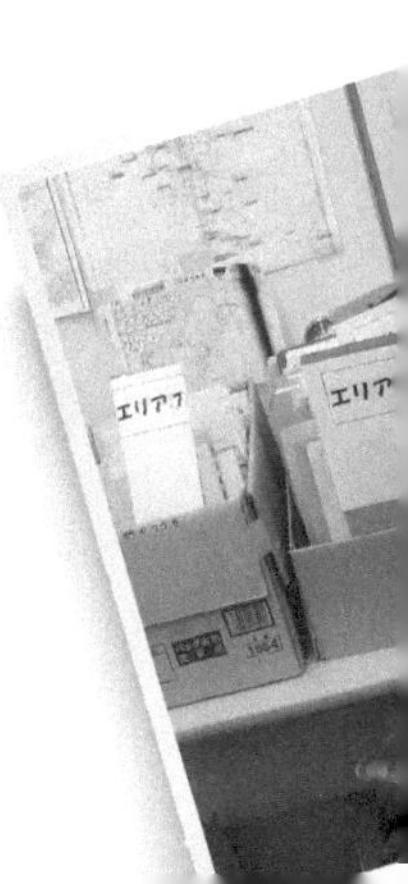
エリア
エリア

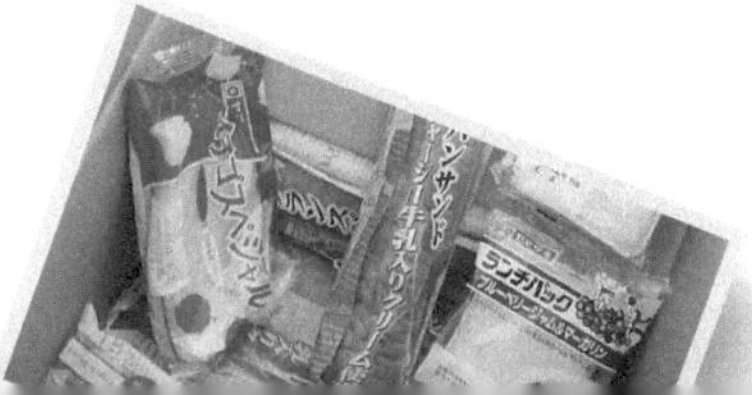
ランチパック

終章　「次」への教訓……229

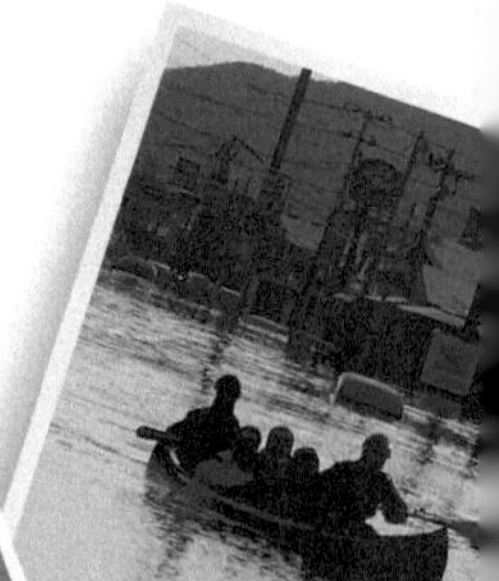

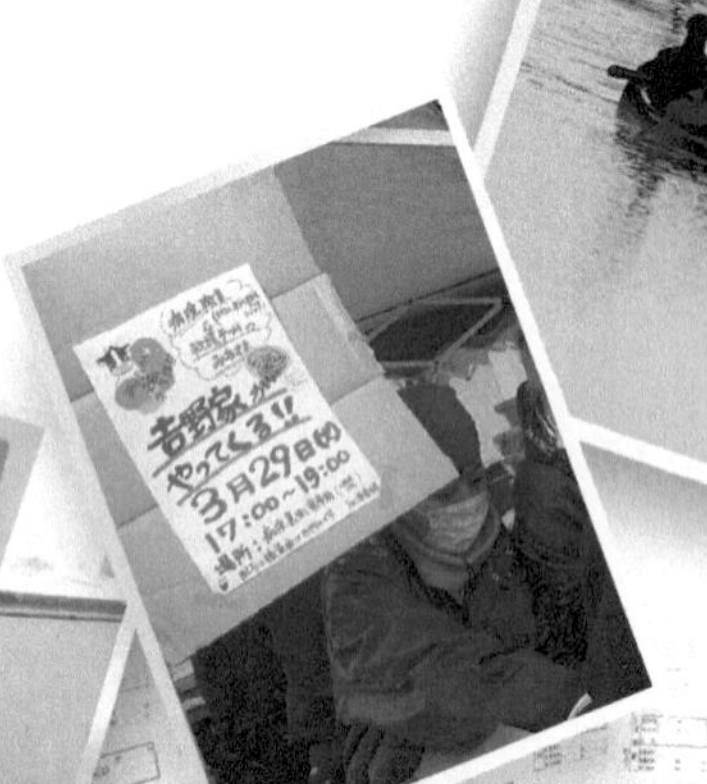

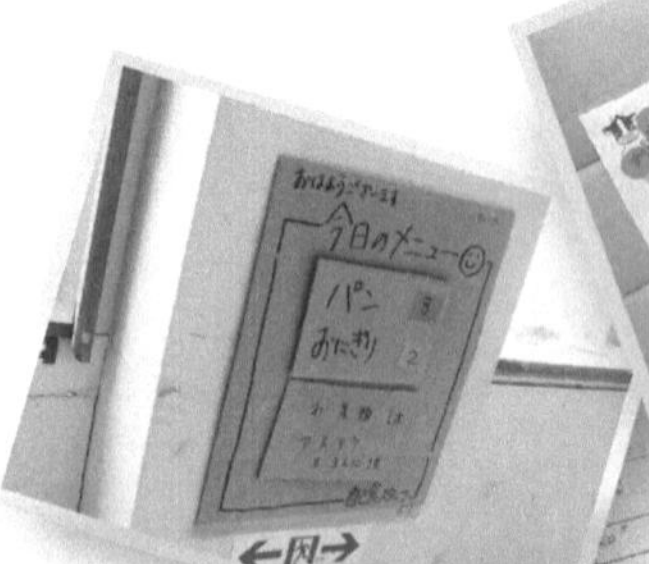

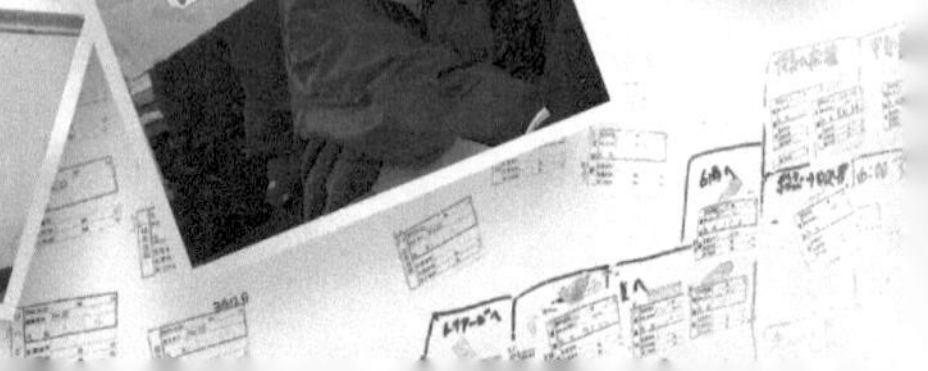

第
1
章

発災

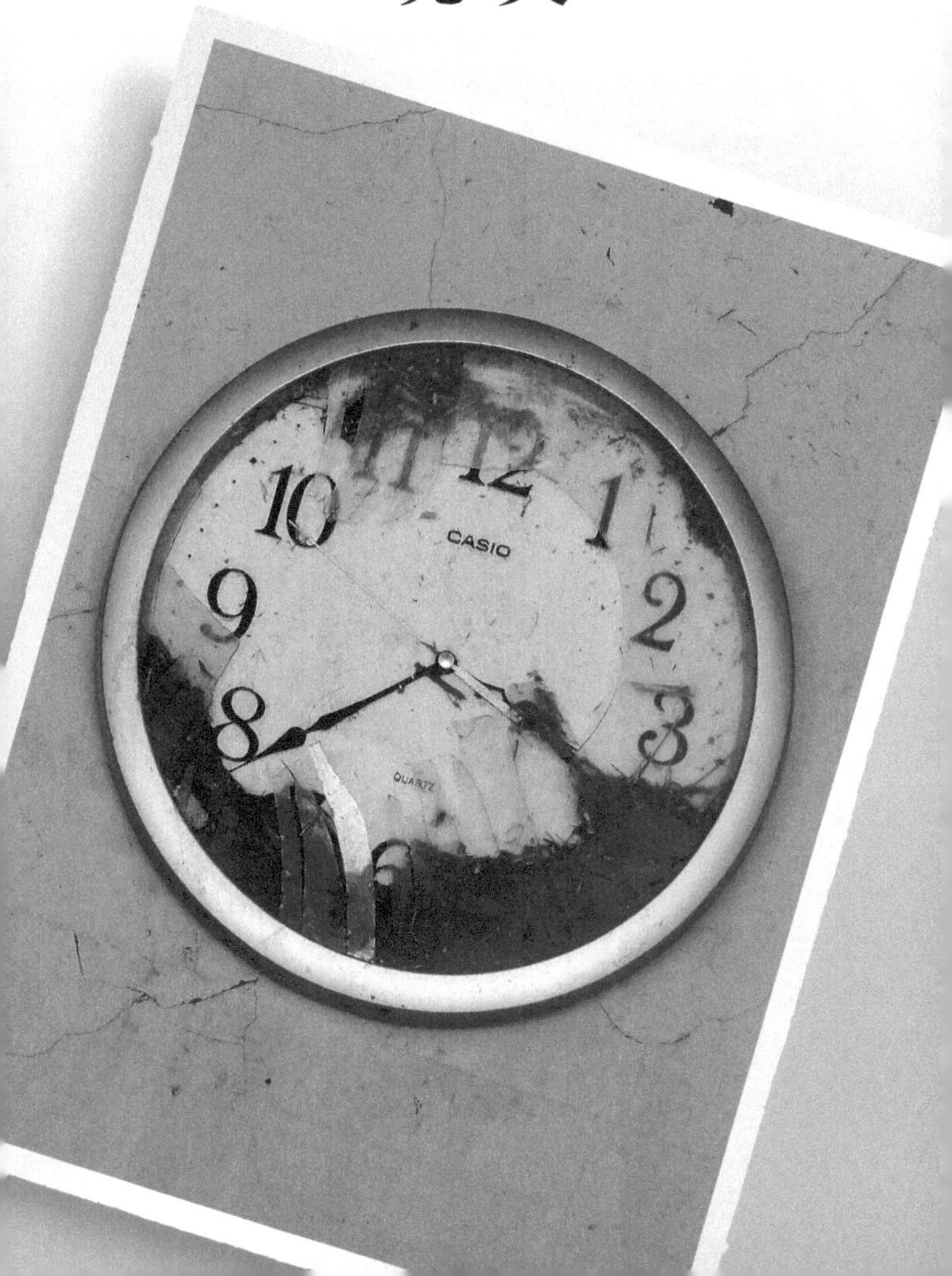

発生直後

そのとき、僕は肝臓腫瘍切除手術の執刀中だった。

すでに腫瘍は摘出しており、止血の確認をしていたところで突然、ひどい横揺れに見舞われた。とっさに、天井から落ちた埃《ほこり》が付着しないように術野《じゅつや》（手術をしている部分）に圧巾《あっきん》（手術の際に消毒していない不潔部分を覆う布）をかけ、患者が手術台から落ちないよう必死で押さえた。

手術室は一時停電したものの、UPS（無停電電源装置）が作動して自家発電に切り替わった。だが、その直後、今度は経験したこともないような縦揺れが来た。数分続いただろうか、ようやく揺れが収まったとき、「こりゃ、レベル3だな」と直感した。

「レベル3」とは、僕が勤務する石巻《いしのまき》赤十字病院の院内災害対策マニュアルに定められているもので、直下型地震などの災害発生時に被災者の来院が多数予想される場合、病院の通常業務をすべて取りやめ、災害対策本部を設置し、トリアージエリアを新設するなど、災害被災者対応に病院機能を切り替える体制のことだ。

「トリアージ」とは、災害や事故で多数の負傷者が出た際に、負傷者を緊急性や重症度によって分別し、治療の優先度を決定することである。救命需要が同時多発し、搬送や治療に制限がある状況下で可能な限り多くの人命を救うには、医師を含めた医療資源を効率的に配分する必要があるからだ。

分別の方法は負傷者を「緊急治療群」「非緊急治療群」「治療不要もしくは軽処置群」「死亡もしくは救命困難群」に振り分け、それぞれの患者の手首や足首にそれぞれ「赤」「黄」「緑」「黒」のトリアージタッグをつけていくというもので、タッグには名前や年齢、血液型、簡単な症状を記入する。

「赤」は出血多量や気道閉塞など生命の危険が迫っており、緊急治療が施されれば助かる見込みがある患者で、最優先で処置がなされる。「黄」は自力歩行が不能だが、治療の遅延が生命の危機に直接は繋《つな》がらない患者、「緑」は歩行可能で、必ずしも専門医の治療を必要としない患者である。災害時にはこの「緑」が最大数になるケースが多い。そして「黒」は死亡しているか、心肺蘇生を施しても蘇生の可能性の低い患者で、処置は後回しとなる。

地震発生のときに手術自体はほぼ終わっていた僕は、閉腹（開いたお腹を閉じる処置）を同僚にまかせ、手術室を出ると、同じ2階フロアにある事務室に向かった。院内災害対策マニュアルでは、事務室に災害対策本部を設置することになっていたからだ。そしてこの瞬間から約半年間、僕は外科を離れることになった。

なぜなら僕は、消化器外科が専門の外科医であると同時に、石巻赤十字病院の「医療社会事業部長」でもあったからである。

「医療社会事業部」とは、災害救護活動を重視する赤十字病院独自の部署で、業務の一部として災害救護を担当する。具体的には、平時には院内の災害対応のしくみを作ったり、災害救護活動のための院内研修会や訓練の統括を行う。そして有事には、救護班などを編成し、災害救護活動を統括するというのが業務の一つである。しかし、このときはまだ、自分がこのあと半年もの間、通常業務を離れることになるとは夢にも思わなかった。

事務室に入ると、すでに病院の幹部が集結していた。地震発生から4分後の午後2時50分には災害医療対策本部が立ち上がっていて、直感した通り、「レベル3」宣言がなされていた。事務職員があわただしく動いていたが、誰にも焦っている様子はなく、「なんだか訓練みたいだな」と思った。

窓際に出してあったホワイトボードを見ると、患者と職員の安全確認、院内ハード（設備）の被災状況の把握、ライフラインの確認、空きベッド状況の把握などが、マニュアル通りに行われていた（このマニュアルについては作成過程も含めて次章でくわしく述べる）。幸いなことに患者や職員は、みな無事だった。

石巻赤十字病院では患者のカルテはすべて電子化されていて、そのデータは「オーダリングシステム（検査内容や処方箋などのデータが入力された情報伝達システム）」でコンピュータが管

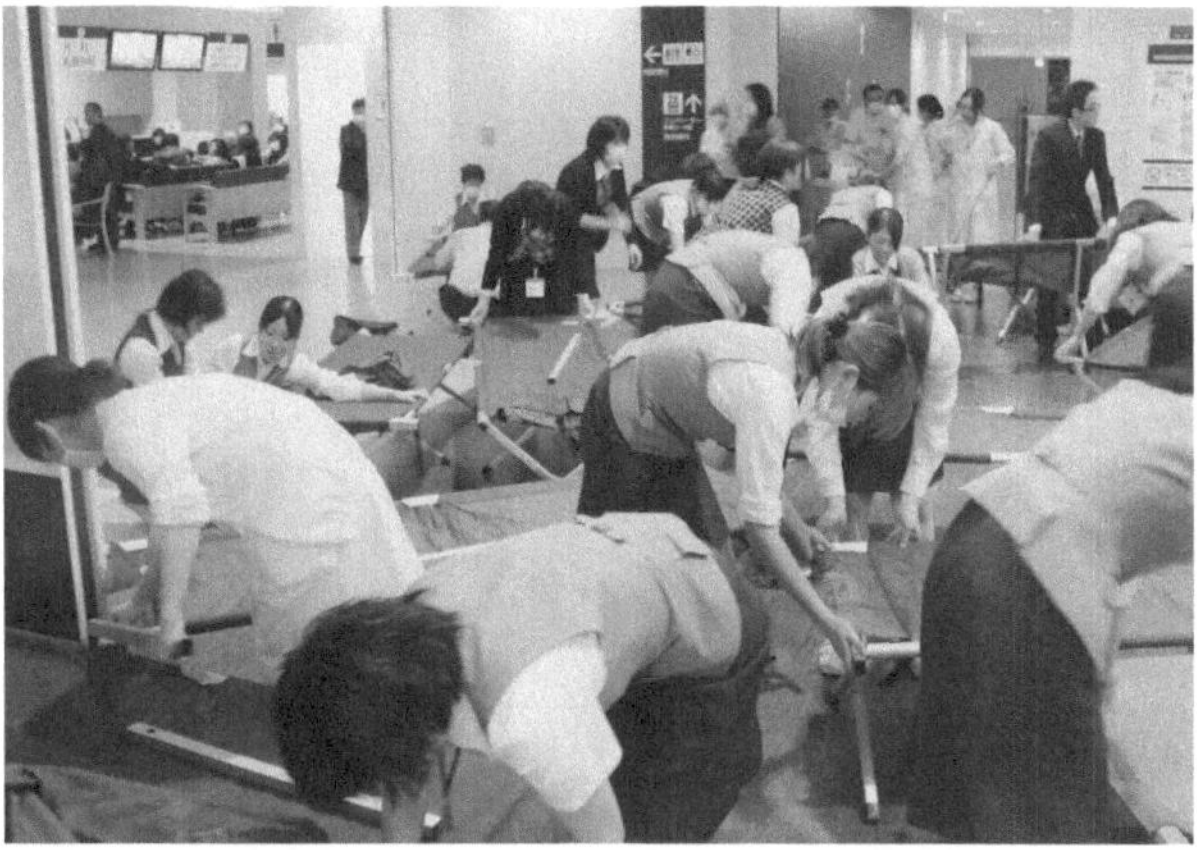

発災直後、トリアージエリアを設置する石巻赤十字病院職員

理している。院内のハードの損傷は軽く、このオーダリングシステムを含めたパソコンやCTスキャン、MRIなどの検査機器はすべて使用可能だった。

ライフラインのほうは、ガスが使用できなくなっていたが、水は人工透析などに用いる「上水」が半日分の190トン、普通の水道水である「雑用水」は3日分の470トンの備蓄があった。また、免震層である地下2階の倉庫に貯蔵していた400人・3食・3日分の患者用非常食も無事だった。

よけいなことを口にしたり、感情的になったりしている職員は一人もいなかった。みなマニュアル通りに、自分に与えられた仕事に没頭していた。なんだか手持ち無沙汰になり、1階のフロアに降りてみた。すでに外来前フロアには「黄」エリア用、赤十字プラザ（玄関を入ってすぐの大きなフロア）には

「緑」エリア用のビニールシートが敷かれ、トリアージエリアが展開されつつあった。ここでも「あれがない」とか「それは誰がやるんだ?」などと慌てている職員は一人もおらず、みな簡易ベッドやトリアージタッグなどの備品を淡々と運んでいた。

ほどなく医師たちが集まってきた。20人ほどいただろうか。その場にいた救命救急センター長の石橋悟医師に「赤、どうする?」と聞いてみた。救急センターが「赤」エリアになるからだ。「自分は(トリアージ)全体の調整をするので、現場の指揮は小林(道生医師・副センター長)にまかせます」というので、「赤」エリアのリーダーは小林医師にまかせた。「黄」エリアのリーダーには、その場で目があった外科の後輩である初貝和明医師を、「緑」エリアのリーダーには、やはり目があった眼科の高橋秀肇医師を、それぞれ指名した。

そのあとは適当に、その場にいた医師を赤、黄、緑に分けた。誰も騒ぐことなく、黙々とビブス(医師や看護師などが着用する、自らの職種や担当するトリアージの色を明記したベスト)を着けはじめた。「とにかくよろしく」と声をかけると、みな一斉にうなずいた。

地震発生から約1時間後の午後3時43分には、トリアージエリアの設置を完了した。医師たちは各エリアに配置された看護師やコメディカル(薬剤師や放射線技師、検査技師らの専門職)、事務職員らと、来るべき救急患者に備えた。院内には外来患者を奥の待合室に誘導するアナウンスが流れ、外来患者もとくに騒ぐことなく指示に従い、整然と奥のほうに移動していった。

僕は1階のフロアが見渡せる、吹き抜けの2階バルコニーに陣取ることにした。2階に上がって一息ついたところで、携帯電話で妻に電話をかけてみた。しかし、繋がらなかった。長女にも電話をしてみたが同様だった。2人に続けてメールしたところ、しばらく経って長女から返信があった。

〈家の中はぐちゃぐちゃだけど、みんな大丈夫。お母さんは弟を迎えに行った〉

ひと安心した。これで災害対応に専念できる。

ここまではすべて、事前に準備していたマニュアル、そしてそのマニュアルに基づいた訓練通りだった。が、やがてこの東日本大震災は、それまでの災害医療の常識をはるかに超えた「大災害」であることを思い知らされることになる。

孤立無援

僕が勤務する石巻赤十字病院は、宮城県の石巻市、女川町《おながわ》、東松島市で構成される「石巻医療圏」では唯一の災害拠点病院で、対象人口は22万人にのぼる。

災害拠点病院とは、地震や津波などの大規模災害発生時に地域の初期救急の中心となる病院で、各都道府県が指定する。1995年の阪神・淡路大震災の教訓をもとに、厚生労働省令で定められた。原則として耐震構造を持ち、24時間対応できる医療設備やヘリコプター発着場を備

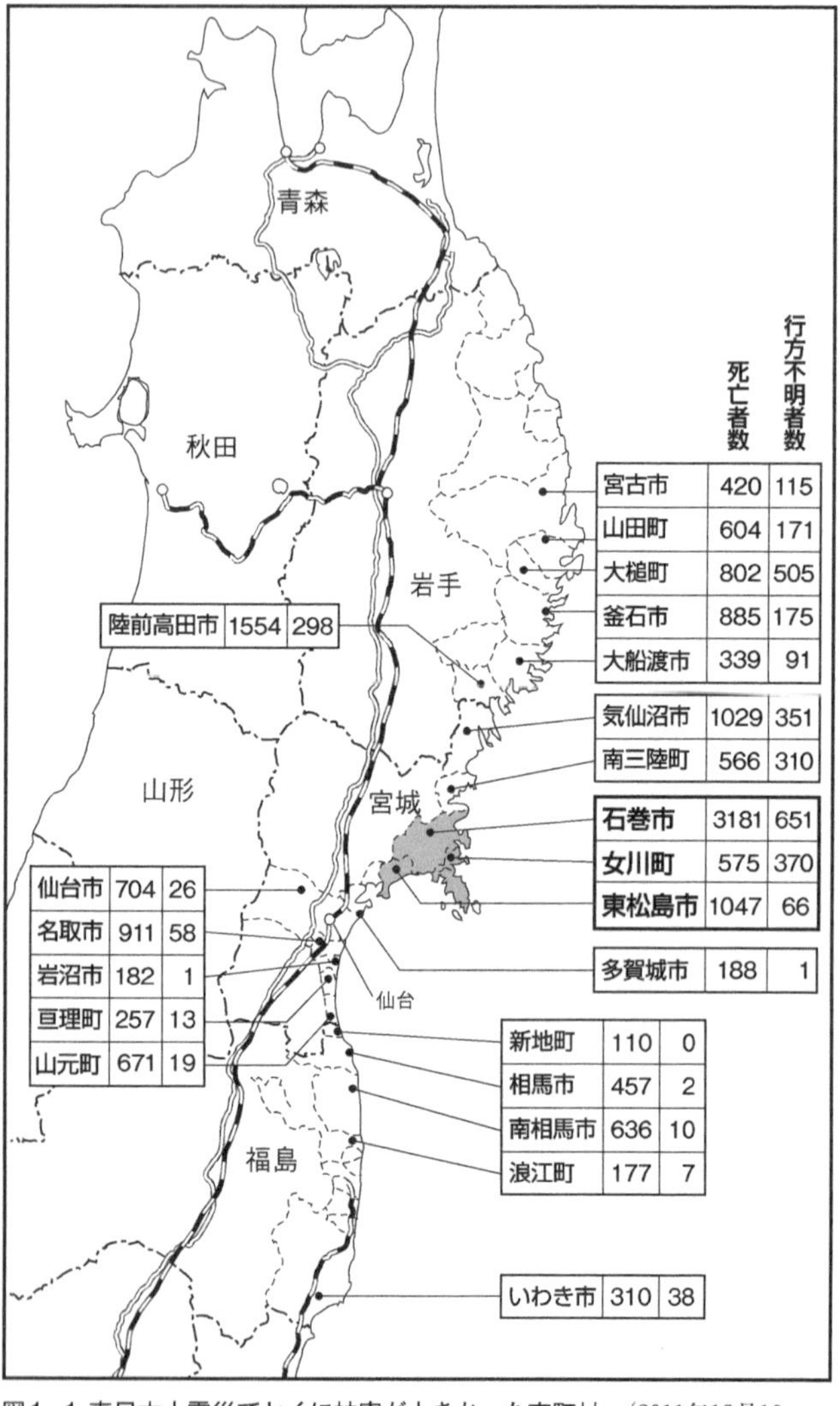

青森
秋田
岩手
山形
宮城
福島
仙台
死亡者数
行方不明者数
宮古市 420 115
山田町 604 171
大槌町 802 505
釜石市 885 175
大船渡市 339 91
陸前高田市 1554 298
気仙沼市 1029 351
南三陸町 566 310
石巻市 3181 651
女川町 575 370
東松島市 1047 66
多賀城市 188 1
仙台市 704 26
名取市 911 58
岩沼市 182 1
亘理町 257 13
山元町 671 19
新地町 110 0
相馬市 457 2
南相馬市 636 10
浪江町 177 7
いわき市 310 38

図1-1 東日本大震災でとくに被害が大きかった市町村 (2011年12月10日まで：グレーの地域が石巻医療圏)

え、医療品や水の備蓄や自家発電機があることなどが条件とされ、各都道府県の二次医療圏（複数の市町村で構成される医療圏）に1ヵ所指定される。

その石巻赤十字病院がある石巻市が、東日本大震災では最大の被災地となった。2011年3月11日午後2時46分、宮城県東南東沖を震源として発生したマグニチュード9・0（観測史上最大規模）の巨大地震は、最大波高10メートル以上もの津波を引き起こし、とくに東北三県（岩手・宮城・福島）に甚大な被害をもたらした。なかでも、市町村別での死者・行方不明者数が最も多かったのが石巻市だったのである（図1－1）。

石巻医療圏では、石巻市立病院や夜間急患センターなど86ある医療機関も、ほとんどが津波による水没や停電で機能停止に陥り、診療継続が可能な施設は石巻赤十字病院を含めて、わずか5施設となっていた。そのうち、高次救急医療に対応可能な施設は石巻赤十字病院だけだった。つまり、石巻医療圏の22万人すべての命を石巻赤十字病院が背負うことになったわけである。

もちろんそのような状況になっていることは、地震発生直後の僕たちは知る由もなかった。

トリアージエリアを設置してまもなく、震災前に石巻赤十字病院と「災害時応援協定」を結んでいた「積水ハウス仙台支店」の安藤直朗さんがヘルメット姿で来院し、被災者に対応するためのテントを玄関前に設営してくれた。

また僕の記憶が正しければ、発生後2時間ほどで固定電話、携帯電話、メール、さらにはイン

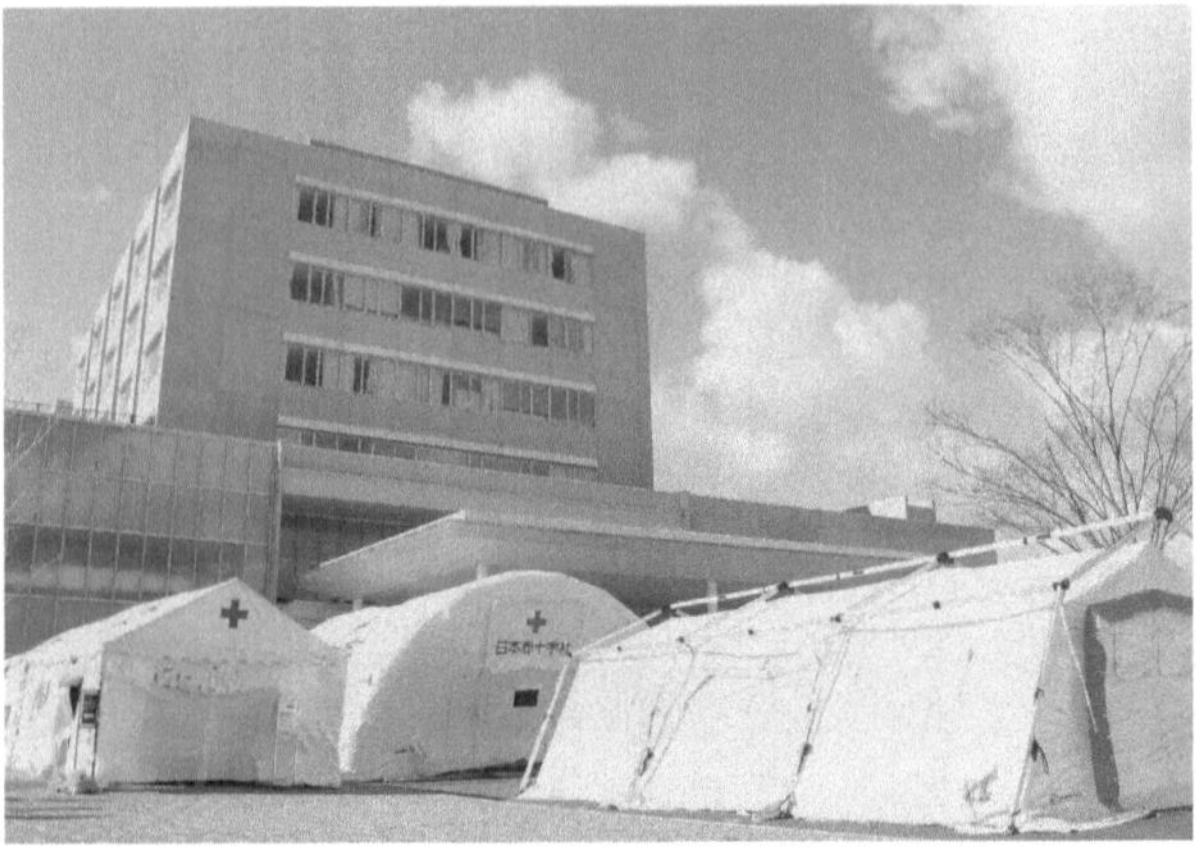

正面玄関に被災者対応用テントを設営した石巻赤十字病院

ターネットも通信不能に陥ったのだが、積水ハウスと同時期に応援協定を締結していた「NTTドコモショップ石巻店」店長の萬代《ばんだい》彰さんが、衛星携帯電話2台（うち1台は震災前から貸与されていた）と、それらに優先的につながる携帯電話10台（3月末にはさらに10台）を持ってきてくれた（この応援協定については次章で詳述する）。

だが、そのほかの通信手段といえば防災無線とMCA無線だけで、われわれもほかの被災地、被災者と同様に、情報から完全に遮断された状況に陥っていた。

その日の夕方にはテレビのニュースで、津波が名《な》取《とり》市（宮城県）に押し寄せている映像を見た。だが、石巻医療圏の被害状況はまったくわからなかった。しかしその後、「石巻市も数千人規模の死者が出ており、市街地は市役所を含めてほとんどの地域が水没」との情報が入るに至って、僕たちは孤立無援を覚悟した。

わずかだった当日の急患数

震災発生から約7時間後の午後9時40分、陸上自衛隊が石巻赤十字病院に来た。石巻市の防災計画では、自衛隊は災害発生時、石巻市役所に災害本部を設置することになっていたが、石巻市役所は1階部分が浸水し、また市役所に通じる道路もすべて水没していたため、防災行政無線のある石巻赤十字病院に臨時本部を設置したのである。これで震災発生後初めて、市役所や自衛隊との連絡がとれた。市役所に移る14日まで自衛隊は石巻赤十字病院に滞在したが、自衛隊が臨時本部を設置してくれたことで、石巻医療圏内の情報が徐々に入りはじめた。

宮城県では以前から「30年以内に99％の確率で宮城県沖地震が発生する」と予想されていた。もしそれが現実のものとなった場合、石巻赤十字病院は地震発生当日の来院患者数を「3000人」と想定していた。それだけ膨大な数の救急患者の搬送、治療を覚悟していた。

ところが、続々と傷病者が来るかと思いきや、急患は夜になってもポツリポツリとしか搬送されてこなかった。石橋医師が「津波がその辺まで来てるみたいっすよ」と言った。職員もみな、手持ち無沙汰な感じだった。午後8時、傷病者がまばらなので、病院幹部から「3交代制にする」旨が周知された。しかし、帰宅しようとした職員のほとんどが病院に引き返してきた。病院

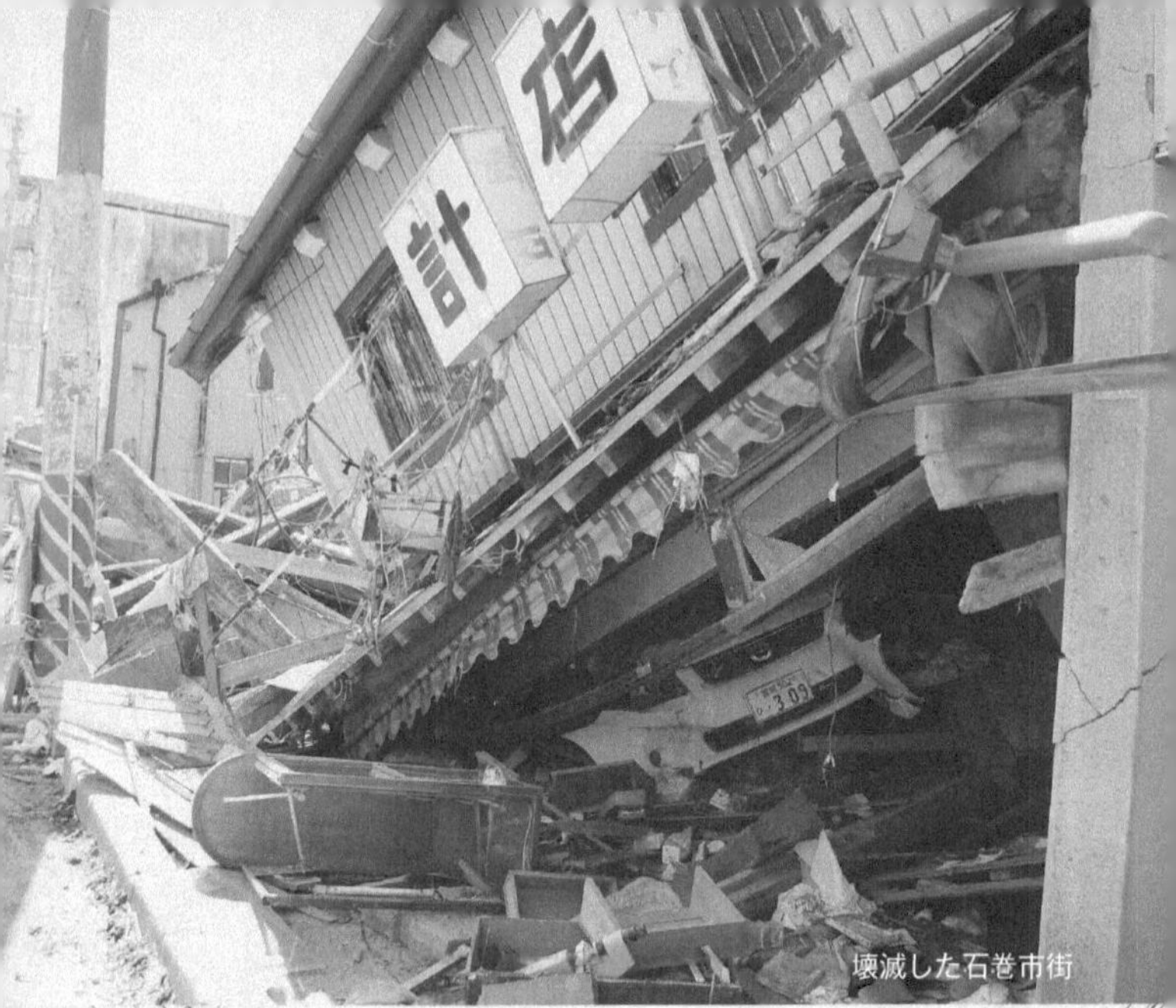

壊滅した石巻市街

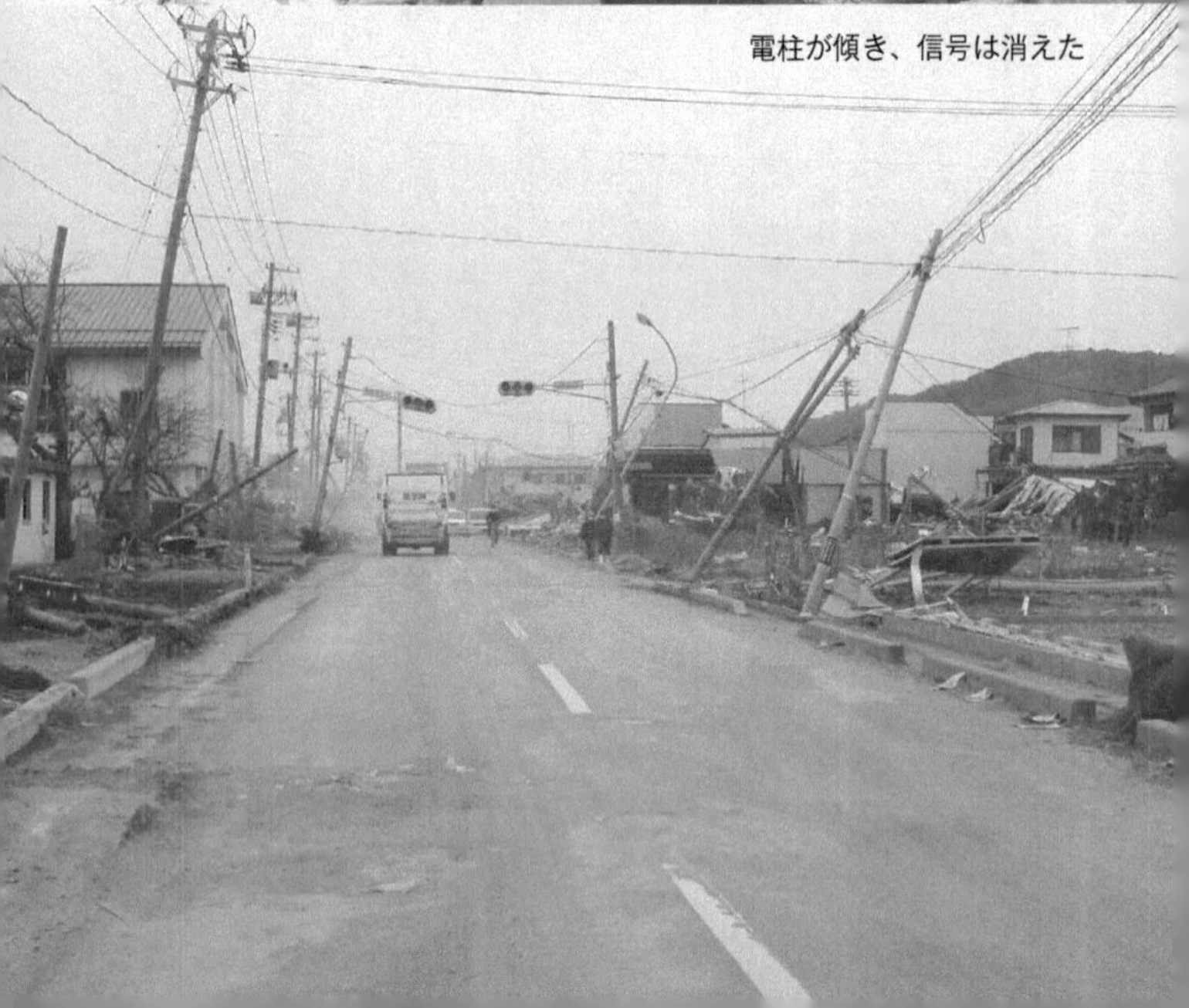
電柱が傾き、信号は消えた

から２００メートルのところまで水が来ていたため、帰れなかったのである。

結局、発生当日の３月11日に搬送された急患数は、わずか99人だった。

自衛隊からもたらされた情報によれば、石巻市内の救急隊３隊のうち２隊が被災し、救急車14台中６台が津波で流されてしまっていたうえ、浸水地域には救急車が入ることができないため、救急患者を搬送したくても搬送できない状態にある——とのことだった。

発生当日の夜、石巻赤十字病院から見える市街地は、停電のため明かり一つなかった。延々と広がる漆黒の闇に、雪がちらついていた。この闇の中でいま、多くの人々が声を潜め、じっと助けを待っているかと思うと、涙が出そうになった。実際、この時点で傷病者の大多数は、雪の中で海水に浸かり、あるいは流された家屋の屋根の上や倒壊家屋の中などで救助を待っていたという。そのうち何人の命が、僕たちのもとに搬送されることなく消えていったかと考えると、いまも無念でならない。

前述の通り、多くの被災地と同様に石巻でも、携帯電話やメール、インターネットなどほぼすべての通信手段が絶たれていたため、発災直後の状況を外部に発信することができなかった。

この震災で問題になったことの一つに、被災地で「広域災害救急医療情報システム＝Emergency Medical Information System」（略称「ＥＭＩＳ」）が稼働しなかったことがある。

ＥＭＩＳとは、被災地の災害拠点病院や救急病院が被災状況、現時点での被災患者の受け入れ状況、受け入れ可能人数などの情報を入力すれば、国や自治体、災害医療従事者らが、各病院の現状をネットで把握できるシステムだ。しかし、宮城県は予算の支出削減の観点から、２００９年度にＥＭＩＳを脱退していた。このため救急に対応する県内約１１０の医療機関が情報を入力できず、被災状況の閲覧もできなかった。

しかし、仮に宮城県がＥＭＩＳへの加入を続けていたとしても、インターネットに接続できない発災直後の状況下ではＥＭＩＳにアクセスすることができず、結果は同じだった。

もし震災直後の石巻の状況が、なんらかの手段で即座に宮城県や中央政府に伝わっていれば、自衛隊のヘリコプター派遣など、救急患者搬送の代替手段を検討できたのではないか……と、いまでも思う。

相次ぐ「想定外」

ところが翌12日になると、一転して救急患者が石巻赤十字病院に殺到した。水が徐々に引けていったと同時に、全国から応援の救急車や自衛隊車両、各種ヘリが投入されたためだった。急患数は７７９人にものぼり、救急車搬送も１００件を超えた。

ちなみに石巻赤十字病院の平常時の平均救急患者数は60人。どれだけ膨大な数の救急患者が搬送されたか理解していただけると思う。外来用のロビーにはいくつも災害用の簡易ベッドが並

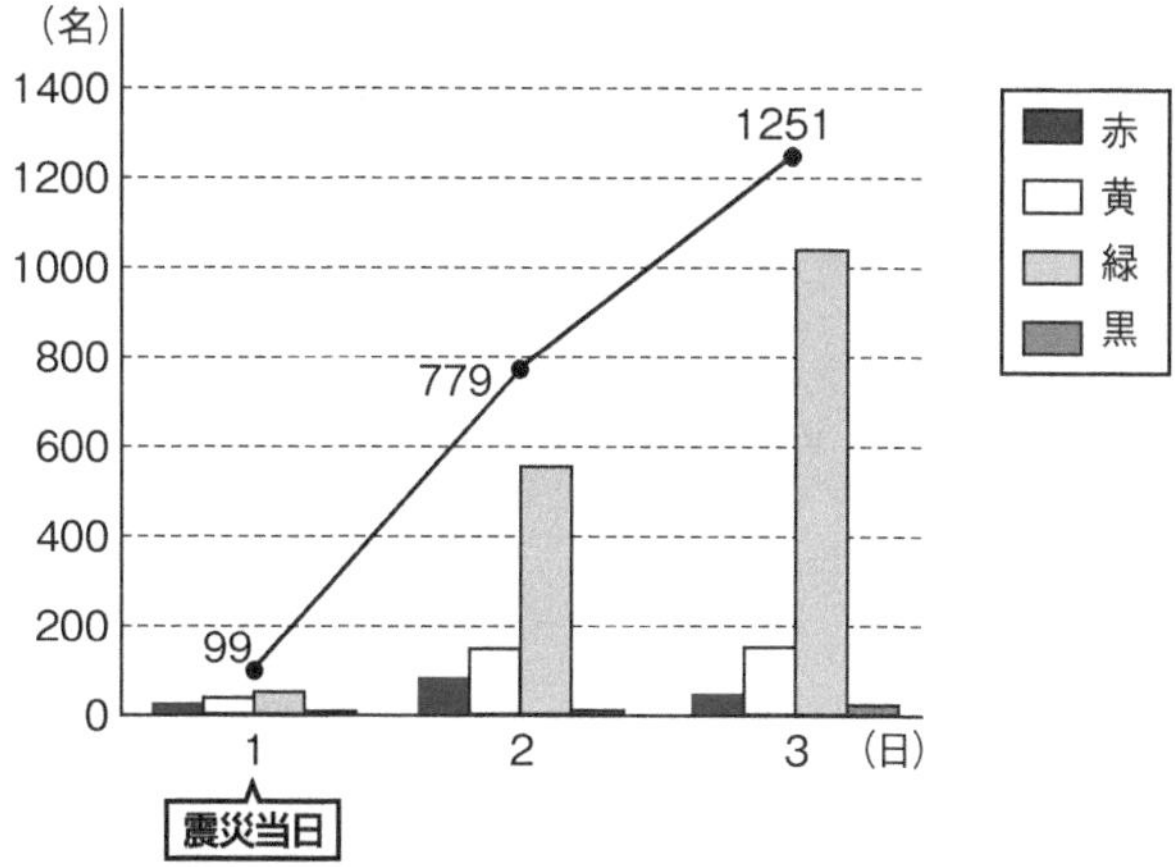

図1−2 発災から3日目までの急患数

び、さながら野戦病院の様相を呈していた。

翌13日の救急患者数は1251人（図1−2）、石巻赤十字病院には63機のヘリが飛来した。これだけの数のヘリが、1日で1医療施設に飛来するのは日本の災害医療史上初めてのことだろう。だが次章で述べるように石巻赤十字病院では、ヘリ発着も交えたリアルな訓練を事前に行っていた。これが奏功し、大きな混乱は免れた。また、急患センターとヘリポートに、消防隊員が救急車やヘリの管制要員として常駐してくれたことが、搬送手段の調整に大きく役立った。

震災発生から48時間までの救急患者のうち、トリアージの「赤」エリア診療患者（緊急治療を要する重症患者）数は115人。そのうち低体温症の患者が30人と全体の26・1％に上り、「溺水」（気道内に液体が入り、肺気腫などの障害を起こす）や「津波

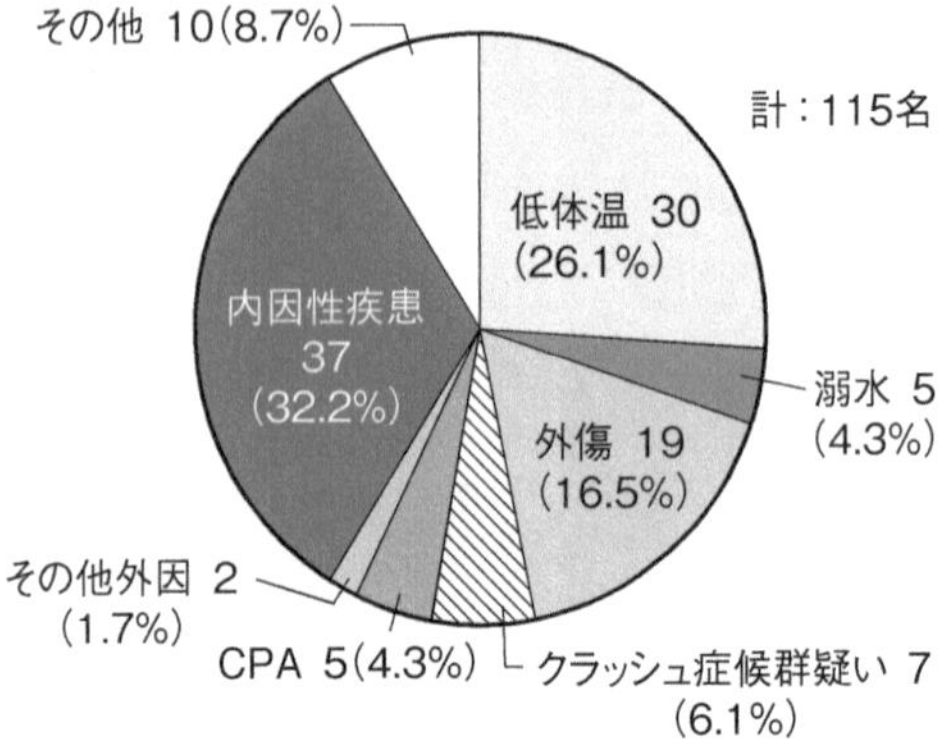

図1－3 東日本大震災発災から48時間までの「赤」エリア患者の内訳
（CPA：心肺停止）

肺」（海水中の病原性微生物や化学物質が気道内に入ることが原因で起こる）のような津波関連傷病の患者5人（4・3%）と合わせると30・4%を占めた（図1－3）。

実際、低体温症の患者が次々と運ばれてくるに至ってようやく、僕たちは今回の災害が「津波」であることを実感した。

看護師らは病院中の毛布をかき集め、運ばれてくる患者の全身を包み、生理用食塩水の点滴バッグを湯たんぽ代わりにして、患者の体を温めていた。

その反面、「クラッシュ症候群」の患者は7人（6・1%）と少数だった。クラッシュ症候群（挫滅症候群）とは、地震などで、四肢など身体の一部が倒壊した建物の下敷きになって長時間圧迫され、その解放後に生じるさまざまな全身障害のことだ。壊死《えし》した細胞から大量の細胞内成分が一気に漏出することによって、急性腎《じん》不全や心不全などの症状を起こし、重症や死に至るケースも少なくない。

阪神・淡路大震災では、のちの検証によっていわゆる「preventable death」（適切な初期治療が行われれば防ぎえた死）を５００人と認め、そのうち約７割の３７０人がクラッシュ症候群による死亡とされていた。このため石巻赤十字病院のマニュアルでも、地震による建物の倒壊で下敷きになったり、押し潰されたりした患者が多数運ばれてくることを想定していた。ところが実際に運ばれてきたのは、海水に浸かったまま一昼夜を過ごして体温が極度に低下した人や、寒さで肺炎を起こした人など、マニュアルで想定していない患者ばかりだった。

また通常の災害現場では、明らかに「黒」（この場合は死亡）とトリアージされた人は病院に搬送されることはない。病院に搬送するのはあくまで、治療によって救える可能性のある命だけだ。ところが自衛隊は、すでに死亡している人、つまりは遺体とわかっていても石巻赤十字病院に搬送してきた。自衛隊から遺体の搬送を依頼された救急隊も同様だった。病院に搬送されてきた遺体は地下ヤード（駐車場）に設けられた「黒」エリアに運ばれ、リーダーの日下潔医師らが死亡診断書を書いたあと、同じ地下にある霊安室に移された。霊安室も地下ヤードも、刻一刻と遺体で埋まっていった。

13日のミーティングでは日下医師から「地下ヤードがそろそろ遺体でいっぱいになるかもしれない」との報告があった。これを受けて僕は石巻市役所に遺体の搬出を依頼し、自衛隊の担当者には「なぜ亡くなっているのが明らかな人まで病院に搬送してくるのか」と尋ねた。その返答は「僕たちも亡くなっているのはわかるのですが、現場に医師がいないため（法的な）死亡確認ができないんです」というものだった。

このため僕は自衛隊と協議し、貞山《ていざん》運河にかかる「中埣橋《なかぞねばし》」と「中浦橋」、そして石巻専修大学近くのトンネル入り口の3ヵ所に救助拠点を設け、そこに新たにトリアージエリアを設置し、翌14日朝から救護班をそれぞれに派遣して、トリアージや死亡確認にあたらせた。

しかし、発災からすでに3日が経過していたため、救助拠点に運ばれて来るのは全員が「黒」、つまりは遺体だった。また再津波警報が発令されたため、半日で撤収を余儀なくされた。もっと早い段階で自衛隊と協働し、院外の救助拠点でのトリアージを行っておくべきだったと反省した。

その後も石巻赤十字病院に搬送される救急患者数は、14日には700人、15日には617人と、13日のピーク時は下回ったものの減る気配を見せず、地震発生から1週間で来院した被災患者数は3938人に達した。

東北大学病院の英断

石巻赤十字病院では、大規模災害の発生時の来院患者数を「3000人」と想定していたこと

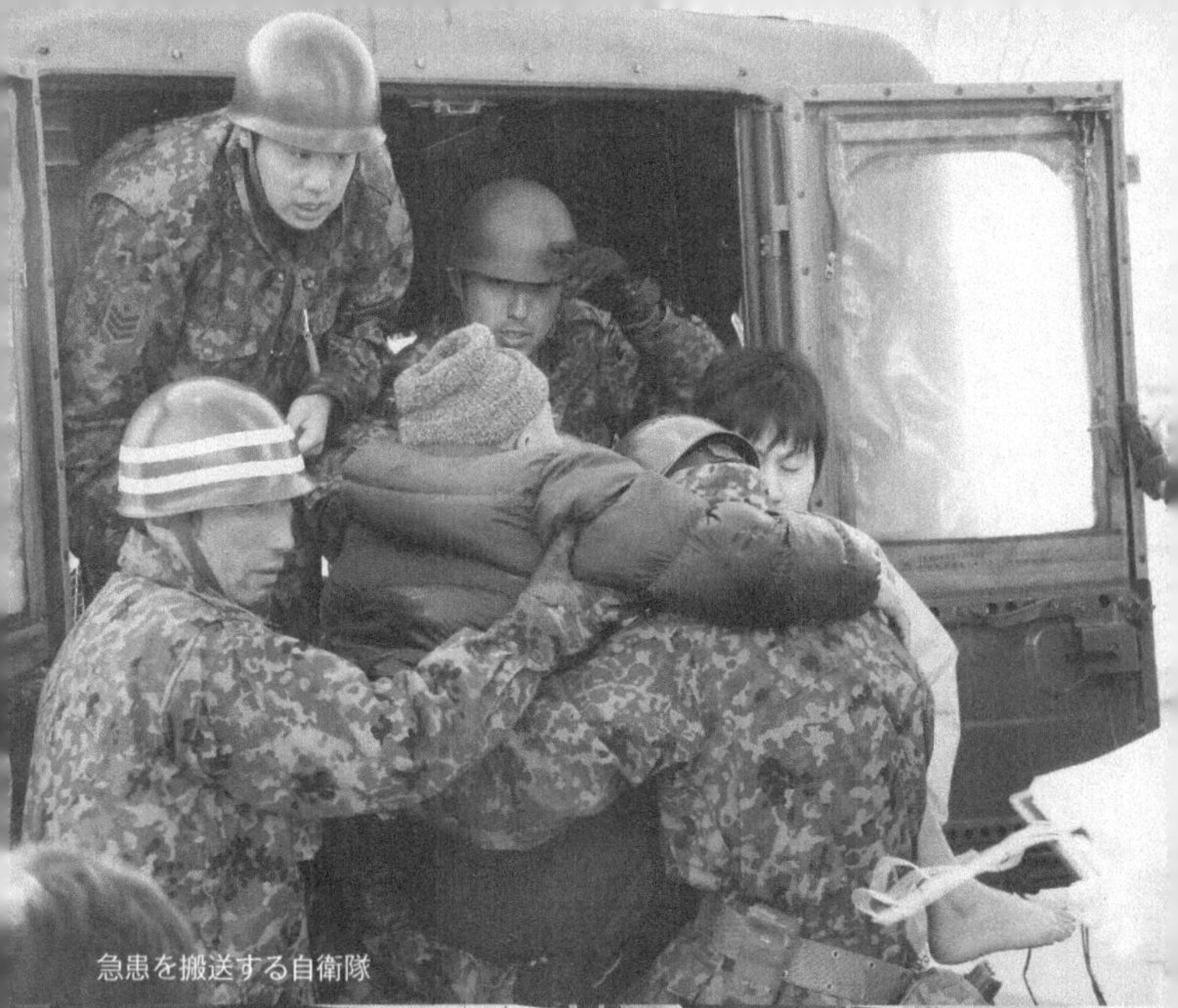

急患を搬送する自衛隊

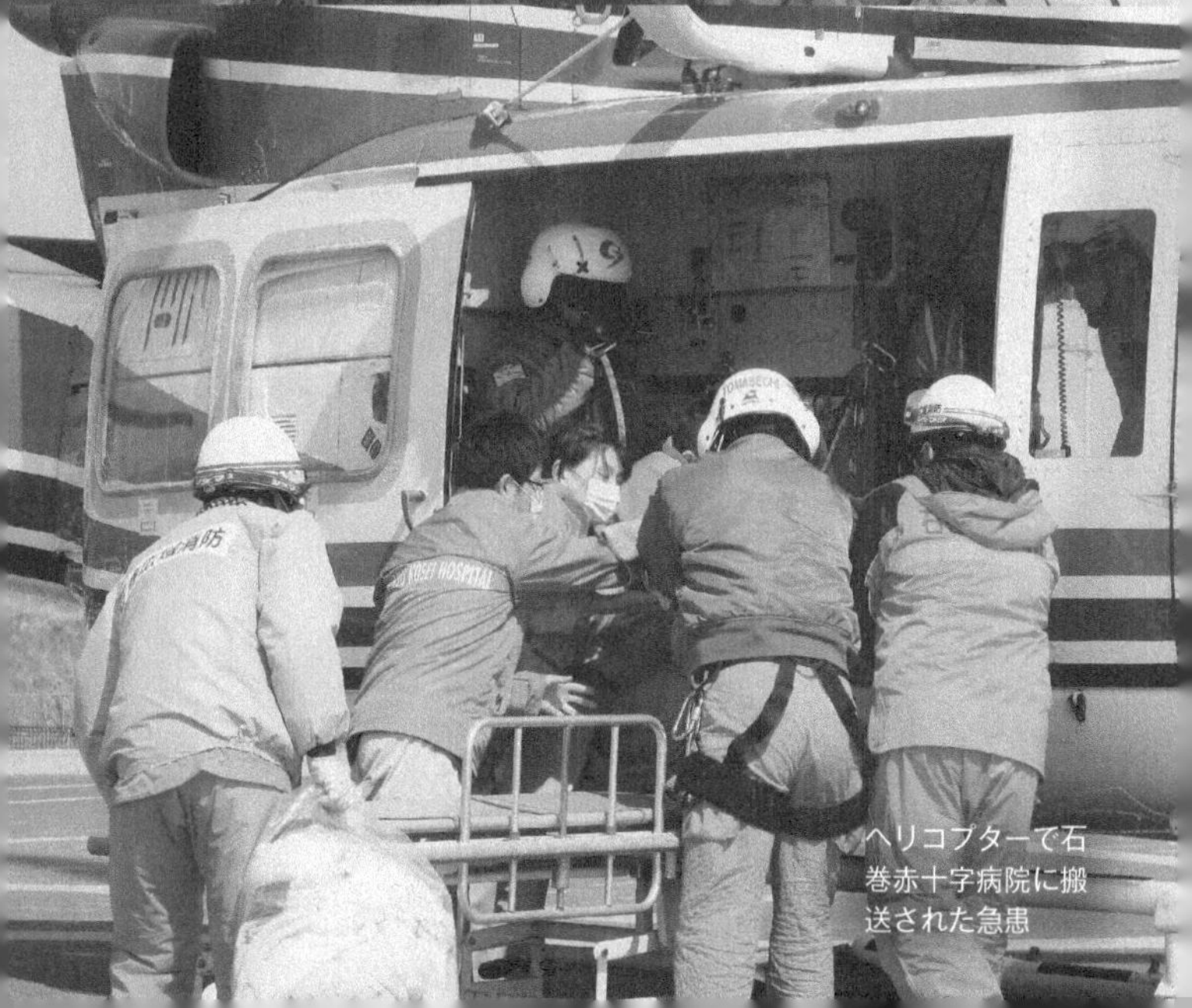

ヘリコプターで石巻赤十字病院に搬送された急患

は前述した。だが、それはあくまで「発生当日」の数だった。発生から1週間が経過しているにもかかわらず、連日200人以上の急患が搬送されてくるなどという事態はまったく想定していなかった。このままのペースで急患の搬送が続けば、床数わずか402床の石巻赤十字病院だけで救護を完結することは不可能であり、後方搬送の〝受け皿〟となってくれる病院がなければ、石巻赤十字病院そのものがパンクし、機能がマヒしてしまうことは明らかだった。

このとき、その〝受け皿〟として多数の患者を引き受けてくれた病院があった。僕の母校の東北大学病院である。東北大学病院では、病院長で災害対策本部長でもある里見進先生の指示で、石巻赤十字病院が各科に個別に連絡・交渉しなくても「災害対策本部一括」で患者を受け入れることを決めてくれたのである。

最終的には3月、4月あわせて受け入れ患者数は198名に上り、それに次ぐ「仙台循環器病センター」の受け入れ数が23人であったことからも、東北大学病院がどれほど多くの患者を引き受けてくれたか理解していただけるだろう。

3月31日に里見先生からいただいたメールを、ご本人から許可を得たので引用する。

〈石巻日赤からの大学病院への入院受け取りについては、従来通り対策本部一括で受け取ります。これまで同様にどのような疾患の患者が何人いるかを連絡していただければ、各科に個別に交渉する必要はありません。割り振りはこちらで行います。日赤の負担をできるだけ少なくする

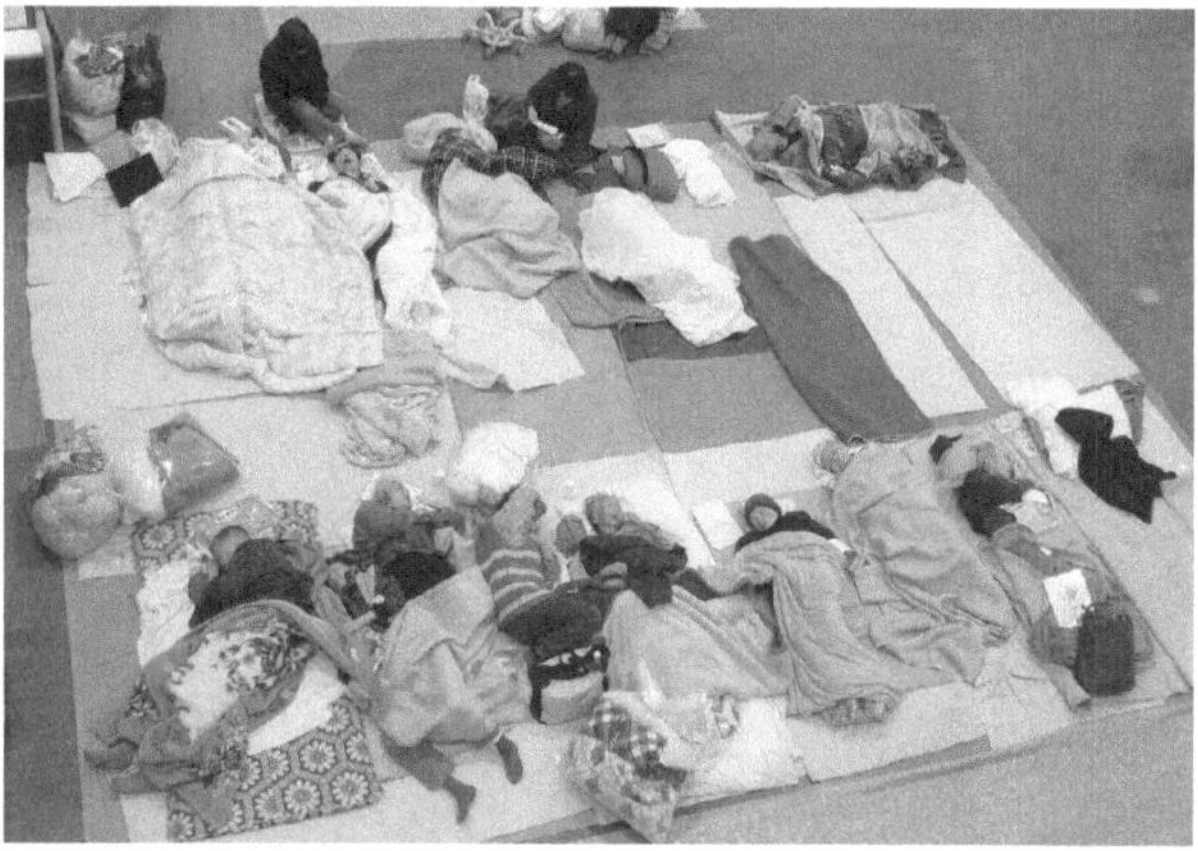
トリアージ「黄」エリアの患者

ことが、今、大学病院にできる最大の貢献であるとの認識で一致していますから、どうぞ遠慮なく困ったときには一報を入れてください〉

後日、東北大学病院副院長で泌尿器科教授の荒井陽一先生に伺った話では、3〜4月の2ヵ月間は、肺炎患者を泌尿器科で診てくださったこともあったという。つまり、空いているベッドがあれば専門を度外視して患者が割り振られていたのだ。さらに、それに異を唱える声が皆無だったというから驚くほかはない。荒井先生がそれを愉快そうに話されるのを聞いて、僕は胸が詰まった。過去に、専門科を度外視したこうした対応をとった大学病院を僕は知らない。東北大学病院は石巻赤十字病院にだけ手を差し伸べたわけではないが、僕は母校が東北大学でよかったと心の底から思った。

この受け入れがなければ、石巻赤十字病院は機能不全に陥り、石巻医療圏の救急医療は崩壊して犠牲者は著しく増加していただろう。東北大学病院はさらに、震災発生3日後の3月14日から4月15日までの約1ヵ月間にのべ221人（30科）の医師をボランティアとして派遣してくれた。

だが、窮地を救ってくれたのは東北大学病院だけではなかった。

震災発生翌日の12日午前2時半、八戸《はちのへ》赤十字病院の救護班が最初の支援部隊として到着すると、その1時間後には長岡赤十字病院の救護チームが2台の救急車で駆けつけてくれた。同院の救急救命センター長である内藤万砂文《まさふみ》先生は災害救護のエキスパートで、以後、長期間にわたって僕を支えてくれることになった。さらに午前5時半には足利《あしかが》赤十字病院の救護チームが到着し、震災発生翌日に全国から駆けつけてくれた救護チームは17チームを数えた。

発災当日の「失敗」

この時点でもまだ、僕たちは情報から遮断されていた。石巻医療圏全体の被害状況など把握するべくもなく、したがってせっかくの救護チームも、自衛隊の要請などに応じて近くの避難所や孤立した地域へ散発的に派遣するしかなかった。

発災当日の11日夜、石巻赤十字病院に臨時本部を設置した自衛隊から「石巻好文館高校に医師の診断を必要としている患者がいるので派遣してほしい」との要請があった。これに対して僕

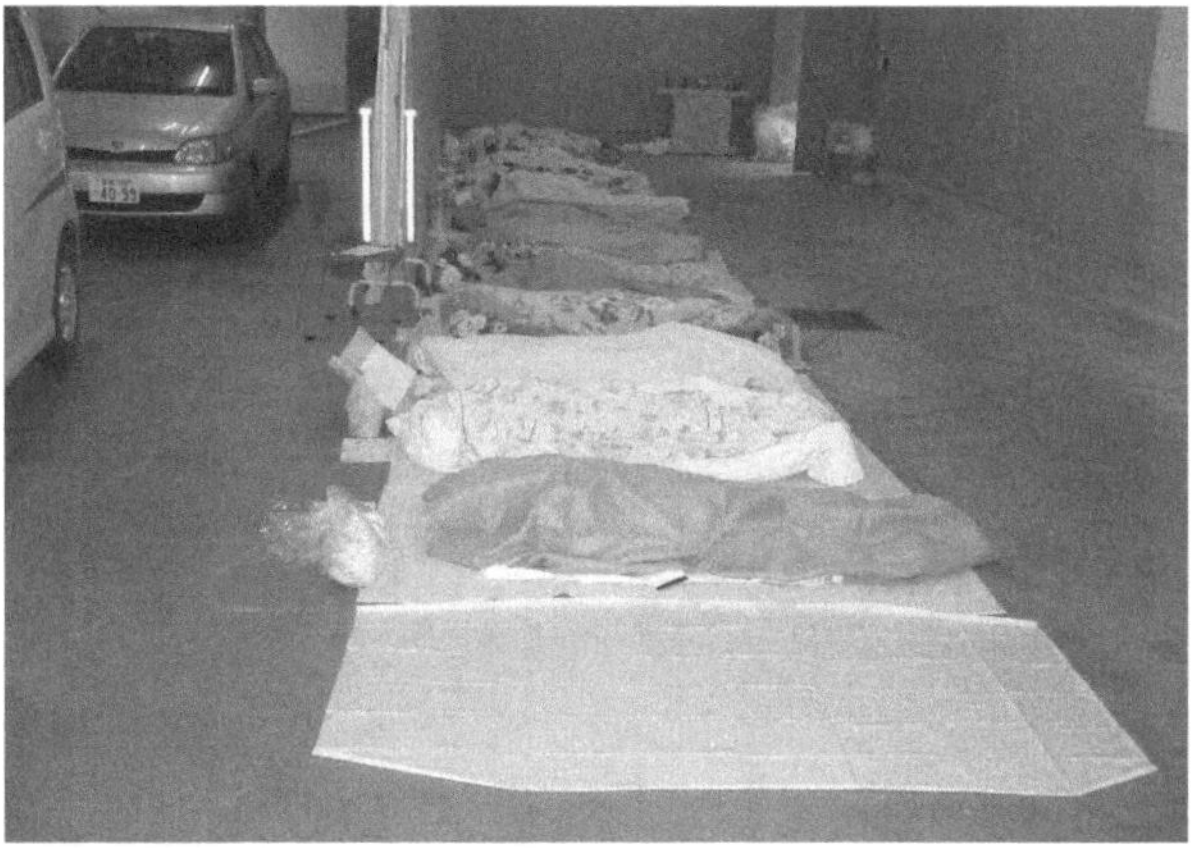

トリアージ「黒」エリアに運ばれた遺体

は、現地が安全かどうか確認しないまま「わかりました」と返事をし、医局に人を探しに行った。医局には研修医を含め、数人の医師がいた。僕は彼らにこう言った。

「自衛隊から、好文館高校に医師を派遣してほしいとの要請があった。好文館高校は周囲が浸水しているので、カヌーでのアプローチになる。身の安全は保障できないが、それでも行ってもいいという奴は手を挙げてくれ」

すると、石巻赤十字病院に研修に来て5年目になる外科の後期研修医、大村拓君が「俺、行ってもいいっすよ」と手を挙げてくれた。

彼は、僕が岩手・宮城内陸地震や宮城県北部地震の際に初動班として災害救護に向かったとき、一緒に連れて行ったことがあった。ふだんから沈着冷静で、手術もうまい。僕がつまらないことで子供じみ

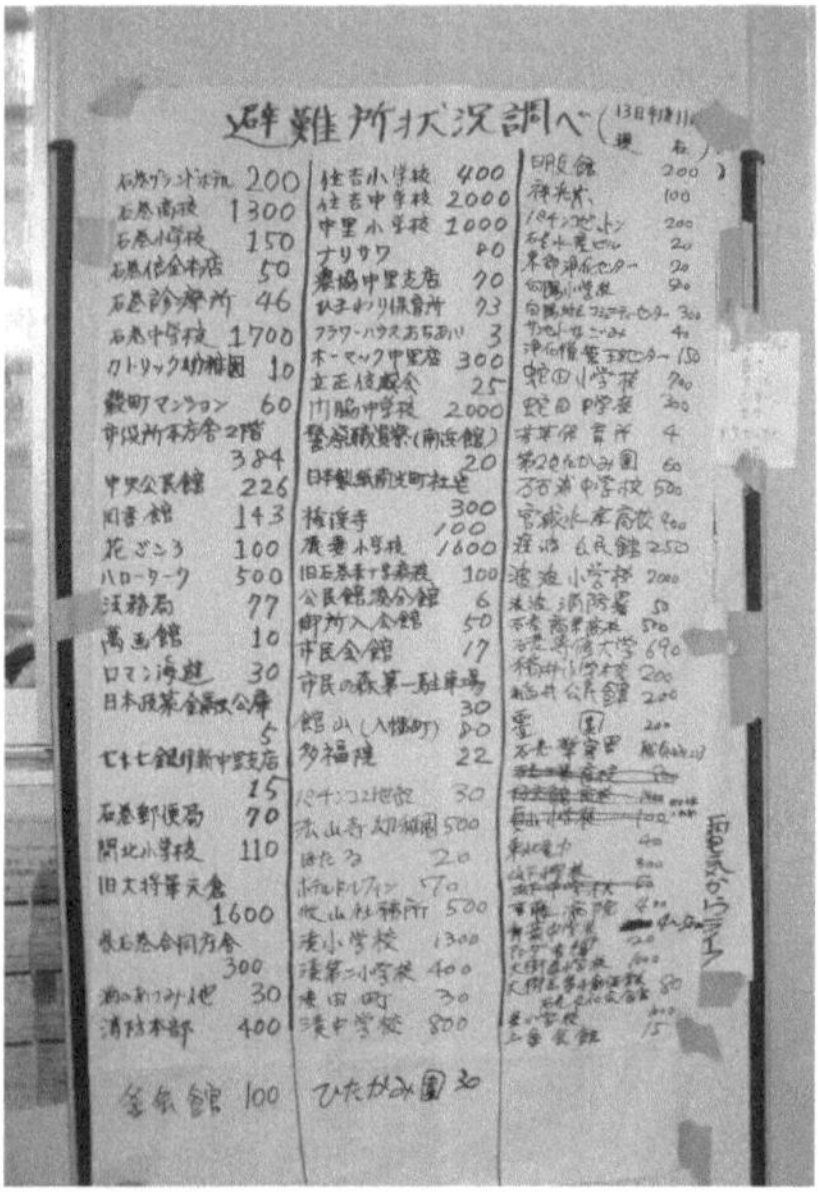

発災直後に貼られた避難所リスト

た文句をぶつぶつ繰り返していると「先生、そんな小学生みたいなこと、もうやめましょうよ」などと、さらっと言ってのけるような男だった。かといって隙がないわけでもなく、ときには寝坊や遅刻もするし、バカな冗談も言う。仕事やプライベートでも気の合うよき後輩で、有り体に言えば「信頼できる奴」だった。

　その彼が志願してくれたので、「頼んだぞ」と、阿部洋子看護師と一緒に行ってもらうことにした。2人はその夜、自衛隊のトラックに乗って出発した。

　ところが、それから数時間経っても2人は帰ってこなかった。

　自衛隊がついているから安心だろう……と最初のうちは思っていたが、だんだん不安になってきた。自衛隊からの要請とはいえ、現地の安全を確認しないまま軽々に引き受けて2人を派遣したことが、時間が経つにつれて悔やまれてきた。

実はこのとき、自衛隊が用意したカヌーが、2人が乗り移った直後に転覆してしまったのである。水没した2人は、あわや遭難という危機に陥ったところをなんとか救助されて、ずぶ濡れになった体を近くの避難所のストーブで乾かしていたのだという。外は雪が降っていてその避難所も大変な寒さだったが、避難していた人々は「せっかく助けに来てくれたのだから」とストーブ前の特等席を2人に譲ってくれたそうだ。

翌12日の未明にようやく帰還して、ふだんと変わらないとぼけた調子で「いやあ、救護しに行ったのに、救護されちゃいました」と話す大村君を見て、僕は泣き笑いになった。そして、もし2人が取り返しのつかないことになっていたら……と思うと心底ぞっとして、同時に自責の念に苛《さいな》まれた。これ以降、僕は安全が担保できないところには絶対に救護チームを出さないと固く心に誓った。

300カ所・5万人のリスト

発生2日後の13日になるとようやく、石巻医療圏内の被害状況が少しずつ明らかになってきた。雄勝町《おがつちょう》が壊滅し、東松島市や石巻市の南浜地区も大打撃を受けていることが判明し、15日には北上町や牡鹿町《おしかちょう》、さらには女川町もほぼ壊滅状況という情報が入ってきた。

そして16日、水没していた石巻市役所周辺の道路の水が引きはじめたため、市役所まで偵察に行った前出の内藤先生と日本赤十字医療センター（東京・渋谷区）の林宗博先生が、庁舎の壁に貼られていた石巻医療圏内の避難所リストのコピーを入手してきた。

そのリストにより、避難所はおよそ300ヵ所あり、約5万人が避難していることがわかった。だが、記載されているのは避難所名と避難者数だけで、食糧事情やライフライン状況の記載はなく、もちろん傷病者数や傷病の内訳もわからなかった。

つまり「300ヵ所」「5万人」という途方もない数字だけが目の前に現れたものの、どの避難所がより早く助けを必要としているのか、どの避難所にどのような医療ニーズがあるのか、などがまったく不明だった。

明らかなのは、このまま時間が経過すればそれぞれの避難所で、助かるはずの多くの命が助からなくなることだけだった。その切迫した状況が、日本の災害医療史上、空前の「避難所アセスメント」に繋がったのである。

第2章

備え

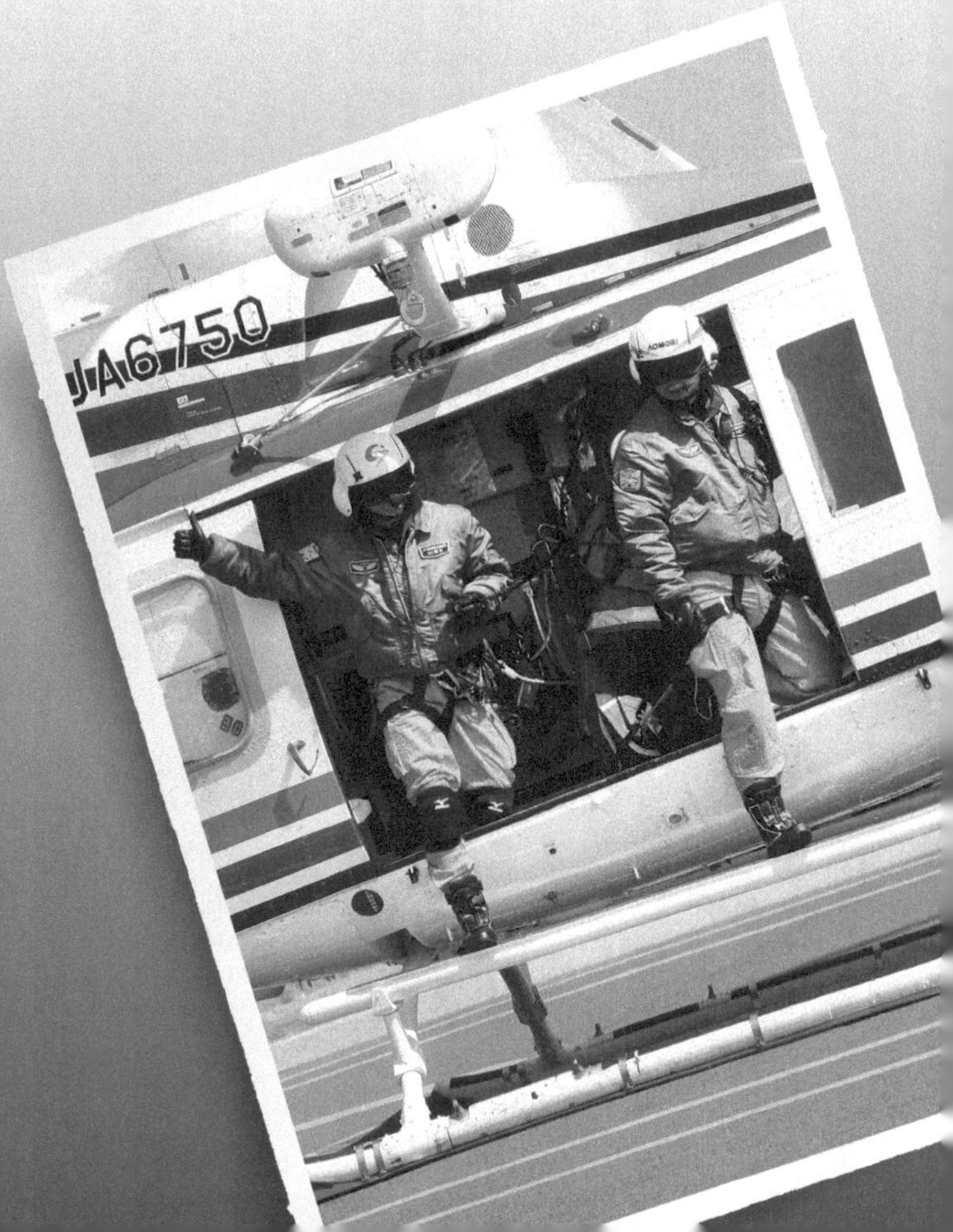

2007年、医療社会事業部長に就任

東日本大震災が起こる5年前の2006年5月、石巻赤十字病院は沿岸部の湊《みなと》地区から、内陸部に移転していた。立地条件として、とくに海から遠いことを意識していたわけではなく、三陸自動車道からのアクセスがよいことが土地選定の理由の一つだった。しかし、結果的にこの移転によって津波による被災を免れたのは、幸運としか言いようがない（図2－1）。

新しい病院は免震構造で、ヘリポートを備えていた。ヘリポートは屋上ではなく、地上に設置された。屋上にあると、災害発生時にエレベーターが停止した際、患者搬送ができなくなるからである。また看護部のアイデアで、災害発生時に多数押し寄せるであろう被災者を診療するスペースを確保するため、病院のエントランスが広く取られた。さらに酸素投与が必要な被災者にも対応できるよう、エントランスの一角の壁に4ヵ所の酸素供給口が取り付けられた（40ページ写真）。これらは第1章で述べた災害拠点病院としての機能を充実させるためのものだった。

そして翌年の2007年4月、僕は石巻赤十字病院の「医療社会事業部長」に任命された。

前任者は乳腺外科部長の古田昭彦医師だった。2010年のハイチ地震では現地に派遣された、石巻赤十字病院きっての災害救護のエキスパートだが、新設された乳腺外科の部長に就任することに決まり多忙をきわめることになったため、後輩の僕にお鉢が回ってきたというわけだ。

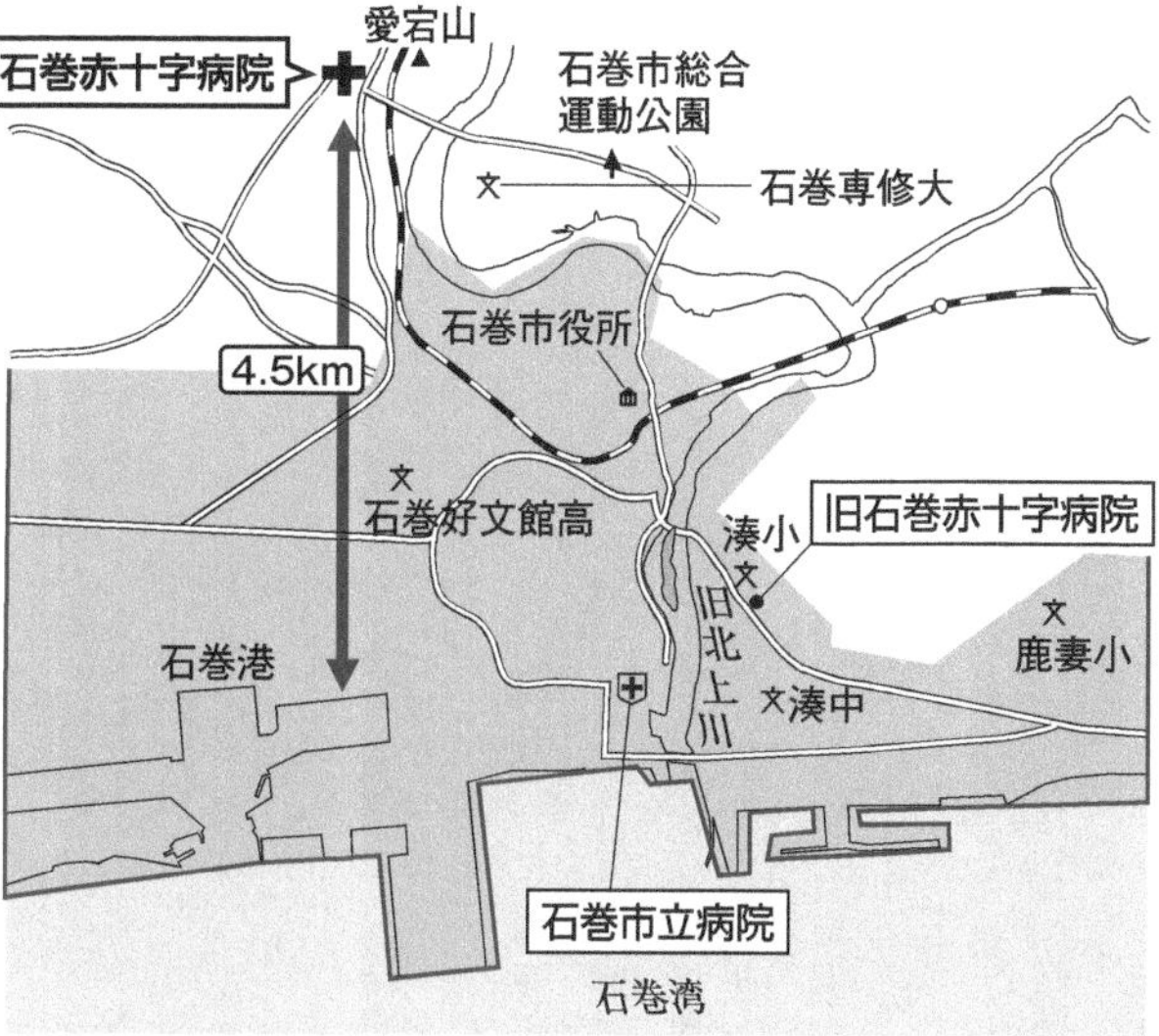

図2-1 内陸部に移転していた石巻赤十字病院（グレーの部分は津波で浸水した地域）

しかし古田医師に比べると当時の僕は災害救護の分野においてはまったくの〝素人〟といってもよかった。東北大学医学部を卒業した僕は、石巻と同じ三陸地方の公立気仙沼《けせんぬま》総合病院（現・気仙沼市立病院）に勤務したあと大学に戻り、岩手県立遠野《とおの》病院勤務を経て、2002年に石巻赤十字病院に赴任した。以後、ずっと災害救護とは無縁のまま、外科医として勤務していた。

　ただ、医師、いや医師に限らず看護師やコメディカル、さらには事務職員を含め、医療に従事する者はすべて「人を助けたい」という思いからこの職を選んだはずだ。その医療従事者に

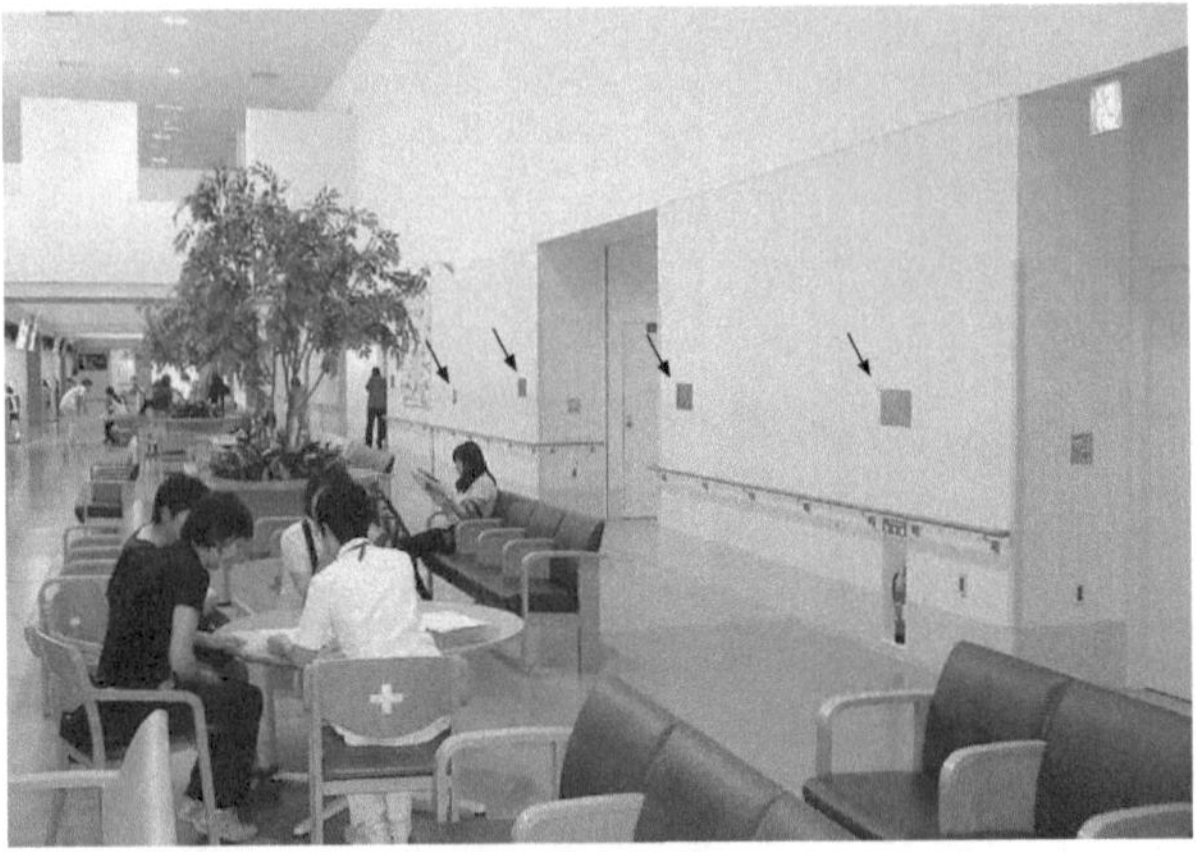

石巻赤十字病院のエントランスに取り付けられた酸素供給口（矢印）

とって「災害救護活動」は〝原点〟ともいえるもので、もちろん僕にもそういう思いはあった。だから引き継ぐからには、自分なりにベストを尽くそうと思った。

石巻赤十字病院は言うまでもなく、日本赤十字社傘下の病院である。日本赤十字社は1877年の西南戦争のとき、元老院議官の佐野常民《つねたみ》が「敵味方の区別なく戦傷者を救護する」という国際赤十字社の精神を導入して設立した「博愛社」を前身とする。1886年、戦争時に捕虜を人道的に扱うことを定めた「ジュネーブ条約」（第1回赤十字条約）に日本が調印したことに伴い、翌1887年にその名前を「日本赤十字社」（以下「日赤」）と改めた。

日赤の最初の災害救護活動は1888年、磐梯山《ばんだいさん》（福島県）の噴火での出動だった。477人の死者を出したこの噴火は明治以降の日本では初の大災害であり、また、このときの日赤の活動はそれまで戦時救護のみだった国際赤十字における初めての平時（災害）救護活動となった。以後は国内外を問わず、戦争や災害の際に救護活動を展開してきている。

現在では全国に94の赤十字病院があり、医師、看護師、主事（事務職）で編成される救護班は470班ある（2010年現在）。災害時にはそれらの救護班を被災地に派遣し、救護所の開設や避難所の巡回診療などの医療救護活動にあたってきた。

「医療社会事業部」の仕事については第1章で述べた通りだが、部長に任命されたとはいえ災害救護活動の専従というわけではなく、平時はそれまで通り外科医としての仕事が大半だった。だが立場上、さまざまな災害医療関係の研修会に出席するようになった。そこでは、よくこんなことが言われていた。

〈宮城県沖地震が30年以内に起こる確率は99％、その場合、石巻を直撃する確率は80％〉

これは本気になって災害対応を考えなければ発生時にまともに動けない、という思いを強くした僕は、まずは院内災害対応マニュアルを見直すことから始めた。それまでの院内マニュアルはただ分厚いだけで、お世辞にも〝リアル〟なものとはいえなかったからである。

僕は院内から数人の有志を募り、毎週のように集まってマニュアルの改訂作業を進めた。新たな、そして〝リアル〟な院内災害対応マニュアルが完成したのは2007年の暮れだった。

僕たちは災害発生時に動く各部門の責任者を、可能なかぎり実名で入れることにした。名指しすることでその担当者に当事者意識を持ってもらうと同時に、災害発生の際に迅速に対応できるよう、平時から準備しておくことを促すのが狙いだった。そもそも、そうしないことには平時に災害対応マニュアルを真剣に読む人間など誰もいないからである。

また、部門ごとに構成人数や活動内容がひと目でわかり、さらにどんな物品がどれだけ必要で、どこに保管され、誰が管理しているかもすぐに調べられるように工夫した。

「阪神・淡路」の反省から生まれたDMAT

翌2008年1月、新マニュアルに基づいて大規模災害発生時の院内対応の机上訓練を行い、さらに7月には実働訓練を行った。その一方で、僕自身は同年11月、「日本DMAT」の隊員になった。

DMAT（Disaster Medical Assistance Team）とは、大規模災害や大事故発生時の「急性期」（災害発生からおおむね48時間以内）に活動できる機動性を持った、専門的な訓練を受けた災害医療派遣チームのことである。1チームあたり医師2人、看護師2人、医療主事1人の計5人で構成される。1995年に発生した阪神・淡路大震災では、現地の医療機関が被災し、被災者への治療態勢が十分でなかったにもかかわらず、ヘリコプターなどによる広域搬送が行われなかった。そのため、preventable deathが５００人に上ると認められたのは前述の通りである。この反省から、厚生労働省が２００５年４月に発足させたのが日本ＤＭＡＴだった。

ＤＭＡＴのチームは、災害拠点病院または救急センターを持つ医療施設ごとに編成される。厚生労働省の定めた研修を受講し、試験に合格して初めてチームとして登録され、２０１０年７月当時では７０３チームが登録されていた。

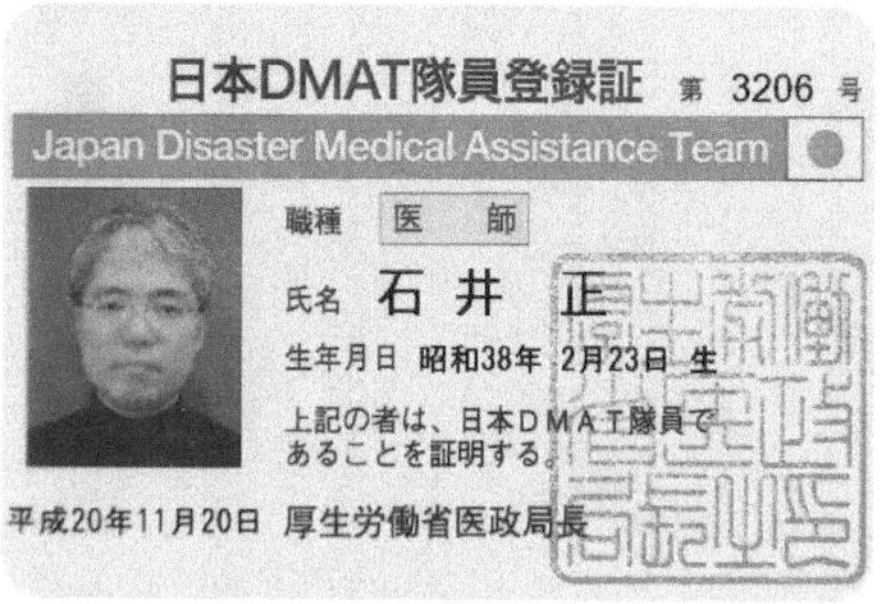

著者の日本DMAT隊員登録証

政府の定める災害対策基本法に基づく防災基本計画によると「急性期の災害医療は災害拠点病院が現地本部となり、日本ＤＭＡＴがその中心的役割を担う」となっている。ＤＭＡＴは政府（厚生労働省）や各都道府県の要請があれば即座に出動し、災害発生後48時間以内の「超急性期」に限定して活動する。被災地域現場の救護活動だけではなく、被災地域内の病院支援や被災地域外への患者搬送なども行う。

発足直後に兵庫県尼崎《あまがさき》市で発生したＪＲ福知山《ふくちやま》線脱線事故（２００５年４月）の際には、阪神・淡路大震災当時の医療体制のままなら明らかに救命できなかった負傷者の命を救い、２００７年の新潟県中越沖地震では約40チームが、２００８年の岩手・宮城内陸地震では発生当日に22チームが現地に参集するなど、DMATはその実績を着実に上げていた。

DMATに圧倒される

一方、日本の災害救護活動において歴史と伝統を持つ日赤は、日本DMATが発足した2005年当初、DMAT活動とは一線を画していた。しかし、国家的プロジェクトであるDMATと協働しなければ円滑な災害救護活動はできないと気づいた日赤の各病院は、徐々に救護班にDMAT研修を積極的に受けさせ、DMATチームとして登録するようになった。

しかしながら、2008年6月の岩手・宮城内陸地震では、日赤は初動段階でDMATに大きく後れをとってしまった。救護班の出動を、各都道府県に置かれた日赤支部の判断を待って決めていたためだった。この反省から、翌2009年に救護班の出動基準を見直し、日赤各病院長の判断で出動できるように改めた。東日本大震災で発災翌日に石巻赤十字病院に参集してくれたDMATは4チーム、これに対し日赤からは13の救護班が駆けつけてくれたのは、このときの出動基準の見直しが功を奏したからだろう。

実は岩手・宮城内陸地震の際には僕も「日赤救護班」として現地に向かったのだが、日赤宮城県支部から初動班の出動要請があったのは、発生から約1時間半も経ってからだった。

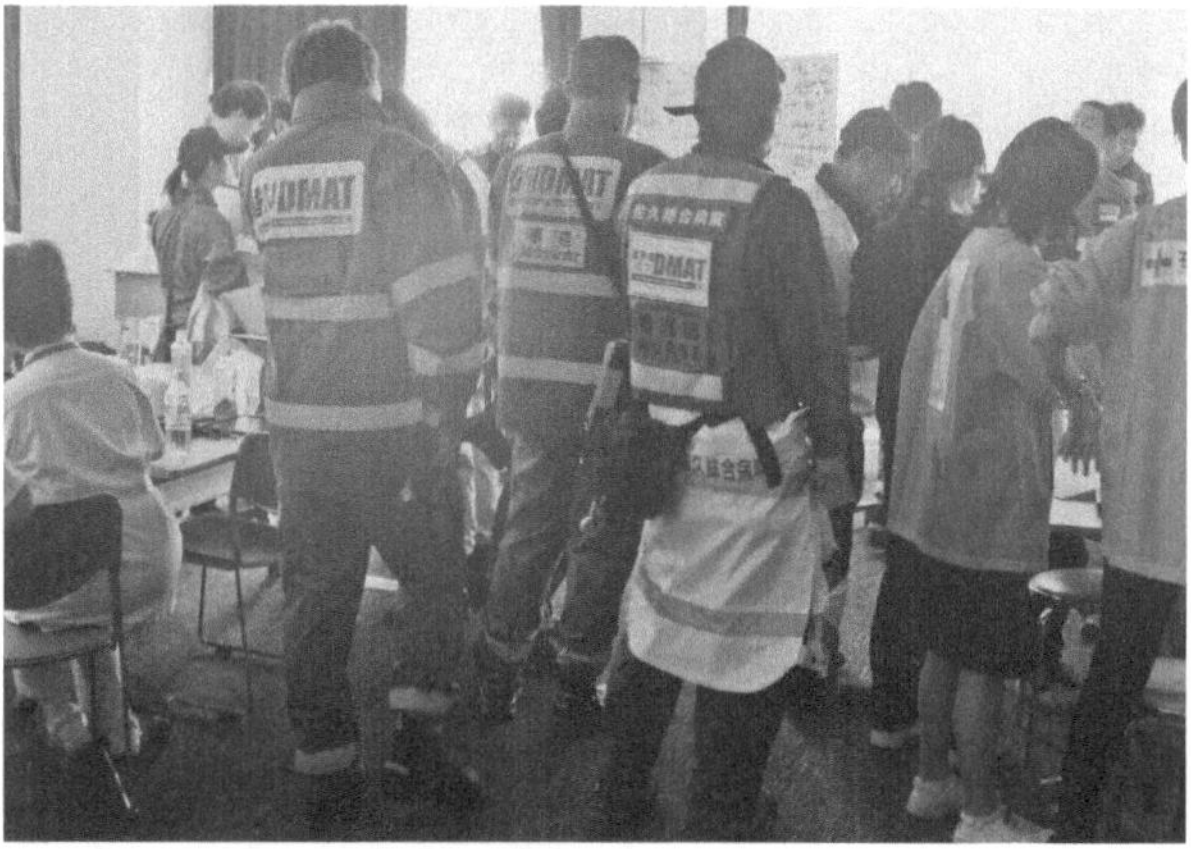

石巻に駆けつけた日本DMATの隊員たち

支部の指示で栗原中央病院（宮城県栗原市）に向かうと、現地ではすでにDMATが現地本部を設置していて、急性期の基本対応である「CSCATTT」を確立しつつあった。

CSCATTTという長い略称のうち「CSCA」とは▼Command & Control（災害医療の指揮・統制）▼Safety（救助者自身、災害現場、傷病者の安全）▼Communication（効果的な災害対応の成否を握る情報伝達）▼Assessment（医療・救護ニーズや医療チームの活動内容を含めた評価）の頭文字を取った概念で、これらが確立されて初めてTriage（トリアージ）、Treatment（治療）、Transport（搬送）の「TTT」が実践できるという考え方が「CSCATTT」である。

すでにその態勢を確立したDMATが仕切っていた栗原中央病院に遅れて到着した僕たちは、もはや出る幕がなさそうだと考え、臨時ヘリポートと避難所が設けられた「花山総合支所」に転進したのだが、そこでも災害対策本部が混乱していて、まったく相手にされないというありさまだった。

ところが、そのあとで同支所に乗り込んできた「医師会DMAT」（現・JMAT）のチームには目を見開かされた。これは日本医師会が結成した災害医療チームで、DMATの活動が災害発生から48時間の「超急性期」に限定されているのに対し、「急性期」（3日～1週間）をめどに派遣されることが多い。東日本大震災でも宮城、岩手、福島の被災地に多くの救護チームを送っている。

花山総合支所にやってきた医師会DMATは瞬く間に災害医療対策本部を設置し、支所の災害対策本部や自衛隊、警察や消防団など関係機関と協議し、医療・救護の窓口を一本化してみせた。それを目の当たりにした僕たちは、災害発生時の関係各機関との連携の重要性を再認識するとともに、医師会DMATの交渉能力に感服し、さらには彼らの押し出しの強さに圧倒された。

DMATや医師会DMATが組織的、戦略的に動いていたのに対し、僕ら日赤初動班の行動はいかにも行き当たりばったり、出たとこ勝負という感は否めなかった。

理想は「江口鶴瓶」

だが、ヘリで迅速に災害現場に急行するのがDMATなら、僕たち日赤には石巻赤十字病院か

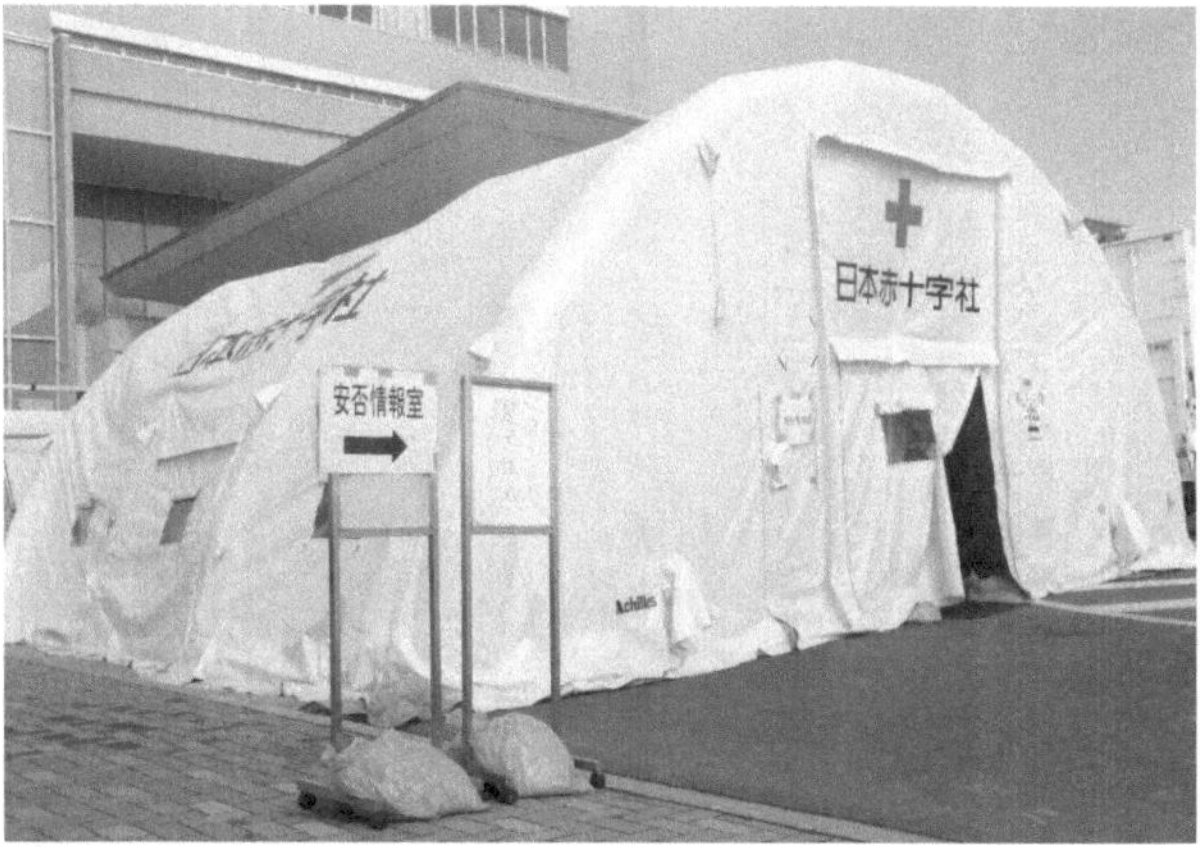

石巻赤十字病院前に展開されたdERU

ら持ってきた「dERU」があった。

dERU（domestic Emergency Response Unit＝国内型緊急対応ユニット）とは、仮設診療所設備とそれを運ぶトラック、自動昇降式コンテナと訓練されたdERU要員、それらを円滑に運用するためのシステムの総称である。エアテントや外科用具など医療資機材のほか、診察台や簡易ベッド、担架や貯水タンクなどを装備し、麻酔や抗生物質などの医薬品が積載されている。

スタッフは訓練を受けた医師、看護師長、看護師、助産師、薬剤師などの医療要員および事務職員（基本は14人）から構成され、約1時間で仮設救護所を設置する。1日に診る軽症・中等症程度の傷病者を約150人と想定し、3日間の治療が可能となっている。これによってヘリで運ばれてくる急患の治療や、避難所の巡回活動などにあたるのである。

3日間が過ぎたあとも、被災状況によっては医療資機材を補給することで治療の継続が可能で、新潟県中越沖地震では現地の地域医療が回復するまで活動した。

この岩手・宮城内陸地震の救護活動を経験して僕が痛感したのは、DMATと日赤救護班との性格の違いだった。情報力とマンパワー、組織力を持つDMATが災害超急性期活動の戦略に長けているのに対して、災害救護の伝統とdERUなどの豊富な資機材を持っている日赤救護班には、急性期以降の活動のノウハウがある。これはもはや〝DNA〟の違いともいうべきもので、いまどきの言葉にたとえればDMATがイケイケの「狩猟民族」あるいは「肉食系キャラ」とすれば、日赤救護班はじっくり構える「農耕民族」、いわば「草食系キャラ」といえる。

押し出しの強さやテンションの高さでは圧倒的にDMATが上であり、また前述の「CSCATTT」や現場救出活動、インテリジェンス（情報収集）でも優《まさ》っている。しかし日赤救護班にも得意な領域はある。巡回診療や心のケア、さらにはdERUを含む救護所活動である。

のちに僕は、この岩手・宮城内陸地震での石巻赤十字病院の初動についてスライドを用いて報告した際に、DMATと日赤のキャラクターをそれぞれある人物にたとえた。

次々とヘリで災害現場に向かうDMATは、1999年から始まった人気テレビドラマ「救命病棟24時」で江口洋介さんが演じた「助けに来たぞ！」と颯爽《さっそう》と救助に向かう主役の外科医、対して救護所を開設し、避難所を巡回していた僕たちは2009年に公開された映画「ディア・ドクター」で笑福亭鶴瓶さんが扮する、過疎地を「何かお役に立てることおまへんか〜」と回り、村人に慕われる医師のイメージだった。そこで江口さんと鶴瓶さんの写真をスライドに使わせてもらったところ、これが受講者にかなり受けた。

ただし、このとき僕はDMATと日赤の違いを説明しただけではなく、これからの災害救護に求められる〝理想の人物像〟は「江口鶴瓶」であるとして話を結んだ。今後は両者のキャラを兼ね備えた救護活動が必要になってくると述べたのである。

30年以内に宮城県沖地震が起こる可能性が99%といわれているときに、その性格が違うからといって「DMATは君だ、日赤は僕だ」などとばらばらに活動している場合ではない、できるだけ早い段階で両者が融合し、お互いの長所を生かし、短所を補い合って活動すべきである、そう僕は考えたのである。

「日赤DMAT」の誕生

やがて、その理想は現実のものとなっていく。

日赤本社は前述のように岩手・宮城内陸地震をきっかけに救護班出動基準を見直すと同時に、災害発生後48時間までは日赤救護班もDMATの指揮下に入って一体となって活動し、48時間以降はシームレス（継続的）にDMATから救護活動を引き継ぐのが最も円滑かつ効果的である、という方針に転換した。

一方、日本DMATの側も新潟県中越沖地震や岩手・宮城内陸地震では、120年の災害救護の伝統を持ち、DMATと違って毎年訓練を行っている日赤救護班の機動力や組織力、さらにはdERUなどの充実した装備を目の当たりにしていた。日赤の底力を知ったことで、日赤に歩み寄ろうとする気運が生まれていた。

こうして2009年3月、大規模災害発生時の急性期にDMATと日赤救護班が協働して救護活動にあたることをめざし「日赤DMAT研修会」が立ち上げられた。DMAT、日赤の両者が「江口鶴瓶」に向かって動き始めたわけだ。

研修会のおもな目的は、日赤の救護班がDMATの活動コンセプトと、さまざまな専門用語を理解することにあった。

超急性期におけるDMATの救護活動では、「START」(Simple Triage and Rapid Treatment＝一次トリアージ・ふるい分け)、「PAT」(Physiological and Anatomical Triage＝二次トリアージ・集積と精度向上)などの基本的なものから、「SCU」(Staging Care Unit＝広域搬送拠点に搬送患者待機のため設置する臨時医療施設)や「CSM」(Confined Space Medicine＝瓦礫《がれき》の下の医療)まで、多くの専門用語が用いられる。災害医療の現場では〈共通の言語〉〈共通の価値観〉そして〈共通の目的意識〉を持つ〝一つのチーム〟として動くことが何より重要であり、お互いの話す言葉がわからなければ話にならないからだ。

研修会は3ヵ月に1度、おもに東京の武蔵野赤十字病院で開催され、多くの日本DMATのスタッフが講師として参加協力する一方、日赤関係者も日本DMATのコアメンバーとして多数が活動するなど、両者の融合がこの研修会によって進んだ。

すでに日本DMATの隊員になっていた僕自身も、災害発生時に現地に参集する日本DMATチームを統括する役割を担う「統括DMAT」になるとともに、日赤DMAT研修会発足と同時にインストラクターとして参加した。

研修会には、日本DMATや日赤から災害救護活動の経験が豊富な医師が多数、インストラクターとして参加していた。そこに自分も参加することによって、災害医療のエキスパートの先生方と自然に人間関係ができていった。**東日本大震災では、このときに築いた人間関係が僕を支えてくれた。**くわしくは後述するが、ここで知り合った先生方が石巻赤十字病院に駆けつけ、僕のブレーンとなってくれたのである。

行政との連携

ＤＭＡＴとの協調と同時に、石巻赤十字病院は「外部」との連携も模索しはじめた。

宮城県沖地震発生当日に想定される来院患者数「３０００人」に対応するには、近隣病院や地元医師会はもちろん、石巻市などの行政のほか、消防や保健所、さらには警察や自衛隊とも連携することが不可欠だった。

そこで、石巻赤十字病院が幹事役となって、これら関係各機関の実務担当者を集めた「石巻地域災害医療実務担当者ネットワーク協議会」を立ち上げることにした。だが、そこに至るまでの道程は決して平坦なものではなかった。

2009年5月、その年度の石巻医療圏（石巻市・東松島市・女川町）の各自治体の地域防災計画を確認したところ、超急性期の具体的なDMAT活動や、急性期以降の救護活動についての取り決め（救護チームの具体的な運用計画、関係機関との連携、活動費用や補償などを定めた協定、災害拠点病院間の連携など）がなく、政府の方針とは著しく乖離《かいり》していた。

もっとも、これは石巻医療圏に限ったことではなく、全国の各自治体でも同様の状況だった。2010年3月時点でDMATとの間で協定を締結していた自治体は47都道府県のうち32にとどまっていた。つまり政府の考えに地方自治体が追いついていなかったわけだ。

さらに石巻医療圏で最大の自治体である石巻市の地域防災計画では、災害時に負傷者を治療する医療救護所の位置づけが曖昧で、地元医師会との災害医療協定も結ばれていなかった。また大規模災害発生時の医療対策本部を海岸に近い石巻市立病院に設定していて（今回の震災では津波で浸水）、宮城県の災害拠点病院である石巻赤十字病院の役割も載っていないという、まさに

「ありえない防災計画」になっていた。

このままではいけないと危機感を募らせた僕たちは石巻市に「もっと現実に則した防災計画に改めてほしい」と陳情した。すると石巻市のほうでも、この防災計画に危機感を持った職員が何人かいた。

当時、石巻市立病院の総務課長補佐を務めていた庄司勝彦さん（現・石巻市健康部健康推進課長）や、石巻市総務部防災対策課の課長補佐を務める浜野淳さん（現職も同じ）たちで、彼らは東日本大震災でも、石巻市による災害救護活動の中心的役割を担うことになった。とくに庄司さんはのちに述べる「石巻圏合同救護チーム」を統括していた僕の石巻市におけるカウンターパートとなり、救護チームのさまざまな要望に応えてくれた。また浜野さんはもともと消防・救急の出身で、災害現場を熟知しており、地元の医療機関とも顔見知りが多かった。その浜野さんがちょうど防災計画の見直しに動いていたので、「それじゃあ一緒にやりましょう」と、まずは石巻市との連携が始まった。

「顔が見えるネットワーク」の確立

しかし当然ながら、連携すべき相手は行政だけではない。きたるべき宮城県沖地震に対応するためには、消防や警察、海上保安庁や自衛隊など、より多くの関係機関と協働できるネットワークが必要不可欠だった。しかもそのネットワークは、単に各組織の長が名を連ねるだけの形式的なものではなく、**災害現場の第一線に立つ実務担当者どうしが、お互いに顔がわかり、密接に連携できる関係でなければ、災害発生時に何の意味もなさない。**

そこで僕たちは警察や自衛隊、海上保安庁などに直接出向き、災害発生時の協働を呼びかけた。だが、最初は各関係機関とも「なぜ行政がやることを一民間病院がやってるんだ?」といった対応で、なかなかこちらの主旨を理解してもらえなかった。

それでも僕と同じ医療社会事業部でロジスティック(後方支援)を担当している災害救護係長の高橋邦治君らが「一緒に訓練に参加してもらえませんか」「研修を一緒にやりましょう」などと粘り強いアプローチを続けているうちに、ようやく各機関にこちらの熱意が伝わった。こうして2010年1月22日、石巻地域災害医療実務担当者ネットワーク協議会(以下「ネットワーク協議会」)が立ち上がったのである。

ネットワーク協議会には石巻市や東松島市などの各自治体をはじめ、石巻地区広域行政事務組合消防本部や宮城県警石巻警察署、陸上自衛隊東北方面衛生隊や航空自衛隊松島基地第四航空団、さらには石巻市立病院や女川町立病院、石巻市医師会や日本DMATなど39関係機関が参加した。メンバーは全員、各機関で現場の第一線に立つ実務担当者ばかりで、その後、3ヵ月に1回程度集まってお互いに顔の見える関係を築いていった。

ネットワーク協議会で話し合われたことは２０１１年度の石巻市の地域防災計画に反映されるはずだったのだが、その直前の3月11日に東日本大震災に見舞われた。しかし、この会議を立ち上げ、関係機関の実務担当者と顔が見える関係が築けていたからこそ、発生直後から自衛隊や警察、保健師ともスムーズに連携がとれたことは間違いない。

石巻市の地域防災計画では、大規模災害発生時には石巻市の本庁舎に災害対策本部が置かれ、自衛隊もそこに前線基地を構えることになっていた。だが、第1章でも述べたようにこの震災では市役所への道路がすべて水没したため、自衛隊は石巻赤十字病院に臨時本部を設置した。病院としても自衛隊が臨時本部を置いてくれたおかげで、どこで救助活動が行われていて、どこの道が通れるかを速やかに把握できた。さらに自衛隊は、アクセスが危険な地域での救護チームの巡回を先導してくれたり、離島の巡回診療のためにヘリを出してくれたりした。

また、警察は避難所情報や治安情報などさまざまな情報を提供してくれたし、石巻市からも救護チームのミーティングには必ず庄司さんが出席し、情報を共有してくれた。これら自衛隊や警察、行政との協働はまさに、事前に築いていたネットワークの賜物だった。

ヘリと連携した大規模訓練

ネットワーク協議会の立ち上げから5ヵ月後の２０１０年6月、石巻赤十字病院は、宮城県や

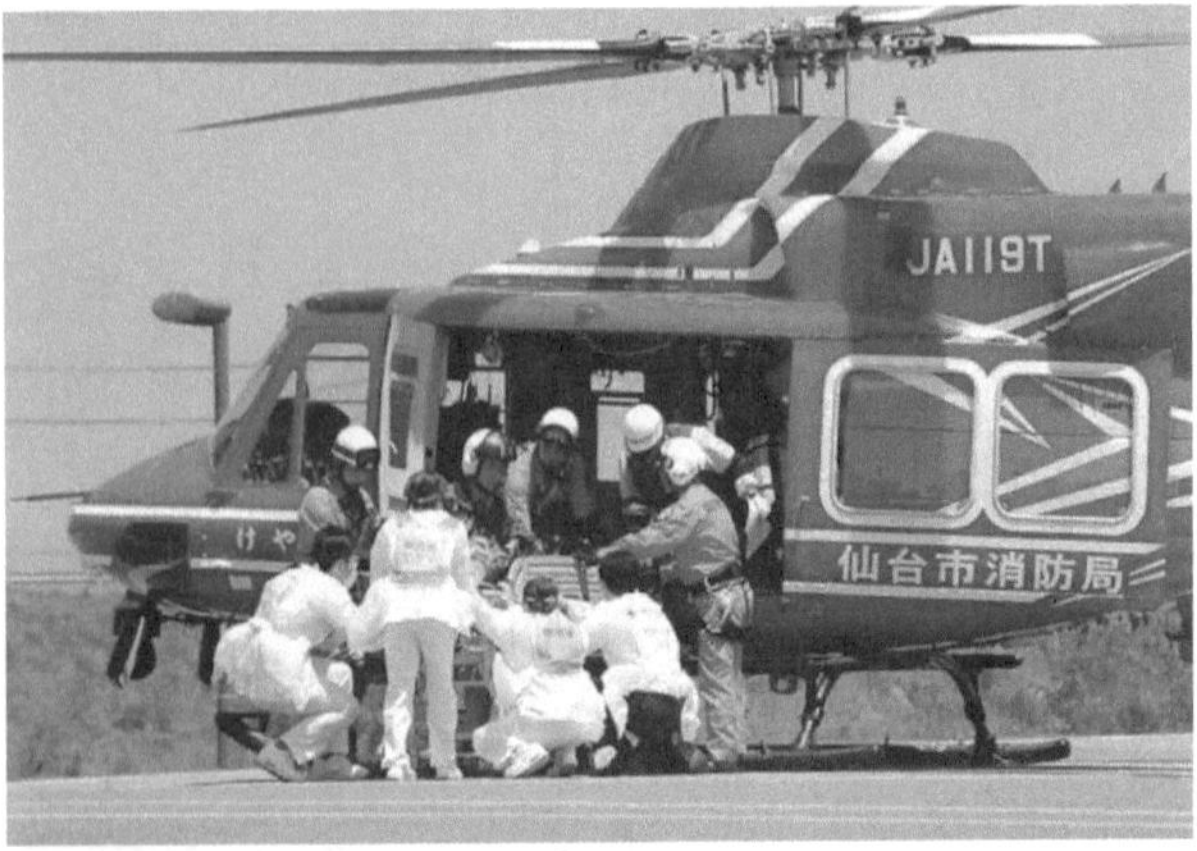

石巻赤十字病院で行われた災害医療訓練

石巻市と協働して「宮城県防災関係ヘリ連携訓練」を行い、大規模災害時のヘリの受け入れや送り出しのシミュレーションをした。全国の日赤病院でも、ヘリと連携した災害医療訓練を行ったのはこれが初めてのことだそうである。

といっても、実は石巻赤十字病院は当初からこの訓練の参加者に組み込まれていたわけではなかった。訓練が行われる2ヵ月前の4月に、宮城県から「宮城県沖地震を想定した防災関係ヘリコプターの災害対応訓練をしたいので、石巻赤十字病院のヘリポートを使わせてほしい」との要請があったのだ。聞けば自衛隊や警察、国土交通省や海上保安庁のヘリなど15機ほどが参加する大規模なもので、宮城県だけでなく山形や岩手などの近隣県、さらには宮城県内の複数の災害拠点病院も参加するという。そこで、病院のほうから「ぜひうちも参加させていただきたい」と申し出て、石巻市にも呼びかけてこの訓練に参加することになったのである。

〈6月6日午前8時30分、宮城県沖を震源とするマグニチュード8と推定される地震が発生。この地震により県内全域にわたって被害が発生し、とくに石巻地域において多数の建物が倒壊、火災、道路崩壊などにより多くの行方不明や死傷者が発生した――〉

訓練はこの事態を想定して行われた。石巻赤十字病院と石巻市役所にそれぞれ災害対策本部を設け、石巻消防本部にヘリ運用調整本部を置き、陸上自衛隊や航空自衛隊、宮城県警や仙台市消防局など多くの機関のヘリがそれぞれ救出・救助活動を行い、災害医療チームを派遣するという大規模かつ本格的なものだった。石巻赤十字病院のヘリポートには関係機関のヘリがひっきりなしに離着陸を繰り返した。

石巻赤十字病院では正面入り口前にテントを張ってトリアージエリアを設置し、ヘリポートに着陸したヘリから酸素吸入器やストレッチャー（担架）を使って院内に救急患者を搬送して救命治療にあたった。一方で、日本DMATのメンバーは航空自衛隊松島基地にSCUを設置し、救急患者を仙台市内の病院などにヘリで搬送する広域搬送を行った。

この**きわめて〝リアル〟な訓練によって、石巻赤十字病院をはじめ自衛隊や警察、消防、海上保安庁など関係各機関がお互いの組織や動きを理解し、連携がとれていた**ことが、東日本大震災で1日に63機のヘリが石巻赤十字病院に飛来するという事態に陥っても、大きな混乱もなく救急患者を搬入・搬送できたことに繋がったと思う。

また第1章で述べたように、消防が救急部とヘリポートに常駐のリエゾン（連絡要員）を派遣し、救急車やヘリ管制を引き受けてくれたことも大きかった。

しかし、この訓練でおもに想定していたのはあくまで「地震」による建物の倒壊、火災などの被害だった。「津波」も想定していないわけではなかったが、その被害は1960年のチリ地震津波（最大6m、死者142名）のレベルと考えられていた。

酒場で生まれた民間企業との協定

きたるべき宮城県沖地震に備えて日本DMATとの関係を強化し、さまざまな機関とネットワーク協議会を立ち上げた僕は、今度は民間企業との連携に乗り出した。

大規模災害発生時、横に繋がれる組織が多ければ多いほど、患者や被災者に対してきめ細かなケアができる。それらの組織に、官や民の隔たりがあろうはずがない。そもそも僕たち自体が「一民間病院」にすぎないではないか——こうした考えから、2010年9月、石巻赤十字病院は「NTTドコモショップ石巻店」や「積水ハウス仙台支店」、さらには石巻中心街の飲食店で組織する「四粋会《しすい》」の三者と「災害時応援協定」を結んだ。

実は、この協定を結ぶに至ったのは酒場でのよもやま話がきっかけだった。旧石巻市街地に僕の行きつけのバーがあり、あるときそのマスター松本敏明さんになにげなく「宮城県沖地震に備えて、病院でもいろいろ準備してるんだ……」などと話したところ、NTTドコモショップ石巻店の萬代店長を紹介してくれたのだった。

その後、萬代店長やマスターと杯を重ねているうちにアイデアが出され、固まったのが、災害時応援協定だったのである。

積水ハウス仙台支店との協定も、きっかけは酒だった。以前、僕が自宅を新築した際の担当者だった安藤さんとは自宅が完成してからもときどき飲みに行くようになっていて、あるときその席で地震の話題になったところ「ぜひ積水にも応援させてほしい」と言ってくれて、協定締結が実現したのだ。

この協定に基づき、NTTドコモショップ石巻店や積水ハウス仙台支店が震災発生直後にいち早く応援に駆けつけ、携帯電話や被災者用テントを提供してくれたことは第1章で述べた。四粋会もまた発生後すぐ、自らも被災しているにもかかわらず、病院職員のために炊き出しをしてくれた。

NTTドコモショップ石巻店についてはこんなこともあった。震災発生から5日後の3月16日、通信手段の不通で情報がほとんど入らないことに参っていた僕は、萬代店長に携帯メールを送った。それさえ届くかどうかという状態だったが、ダメでもともと「ドコモ中継局を当院に

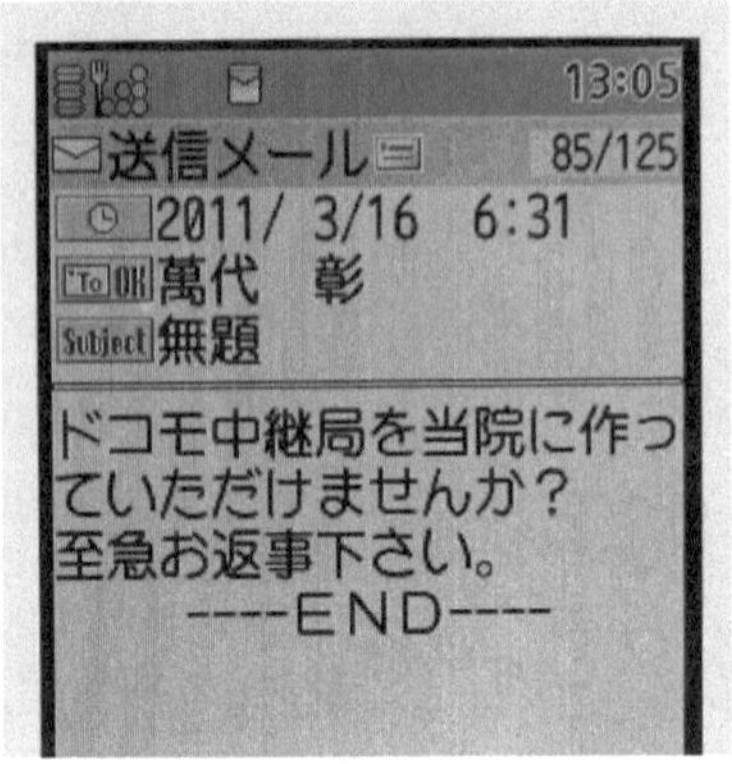

著者がＮＴＴドコモショップ石巻店長に送ったメール

作っていただけませんか？」と依頼してみたのである。すると驚くべきことに、ドコモはその翌日、基地局を近所の高台に設置してくれた。これによって通信は回復し、僕は「さすがはドコモ」と、萬代店長に深く感謝した。と同時に、**ふだんからの、医療業界に限らないさまざまな職種の人たちと交流することの重要性**をあらためて痛感した。

　話は前後してしまうが、この震災では応援協定を結んでいなかった企業からも、本当に多くの支援をいただいたことをここで述べておきたい。インターネット検索会社の「Google」はのちに述べる「石巻圏合同救護チーム」が巡回する避難所の受診者数などの情報が閲覧・検索できるソフトを無料で構築・提供してくれた。流通大手「イオン」はこれもあとでふれる、避難所や救護所を巡回する無料の「医療支援バス」を出してくれた。

　さらに「日本光電」や「メディカルエキスパート」「シーメンス」や「シガドライ・ウィザース」「エムキューブアンドアソシエイツ」などの医療関連企業からは、ＡＥＤ（自動体外式除細動器）や各種検査機器、マットやベッドまで、多大なるご提供をいただいた。本来ならば支援いただいたすべての民間企業の名前を挙げるべきところだが、紙数の関係上、割愛することをお許し願いたい。

これらの支援企業の関係者の方々には感謝の言葉もないが、これも石巻赤十字病院が震災前から民間団体、とくに一般企業との連携に積極的だったことが、双方の間の〝垣根〟を低くしたのではないかと思っている。

災害医療コーディネーターになる

話は震災発生直前に戻る。

2011年2月12日、僕は石巻市役所や保健所の推薦を受け、宮城県知事から同県では6人目となる「宮城県災害医療コーディネーター」を委嘱された。おそらくそれまでの「ネットワーク協議会」や民間企業との「災害時応援協定」締結などの活動が認められてのことだろう。

災害医療コーディネートシステムは、阪神・淡路大震災などの過去の災害の教訓を受けて、まず新潟県と兵庫県が設けたものである。

たとえば新潟県では、2004年の中越地震で医療救援活動が混乱・停滞した反省を踏まえ、「被災地を所管する保健所長」に災害医療コーディネーターを委嘱した。これによって3年後の中越沖地震では、救護チームの受け入れや関係機関との連携がコーディネーターを窓口にしてス

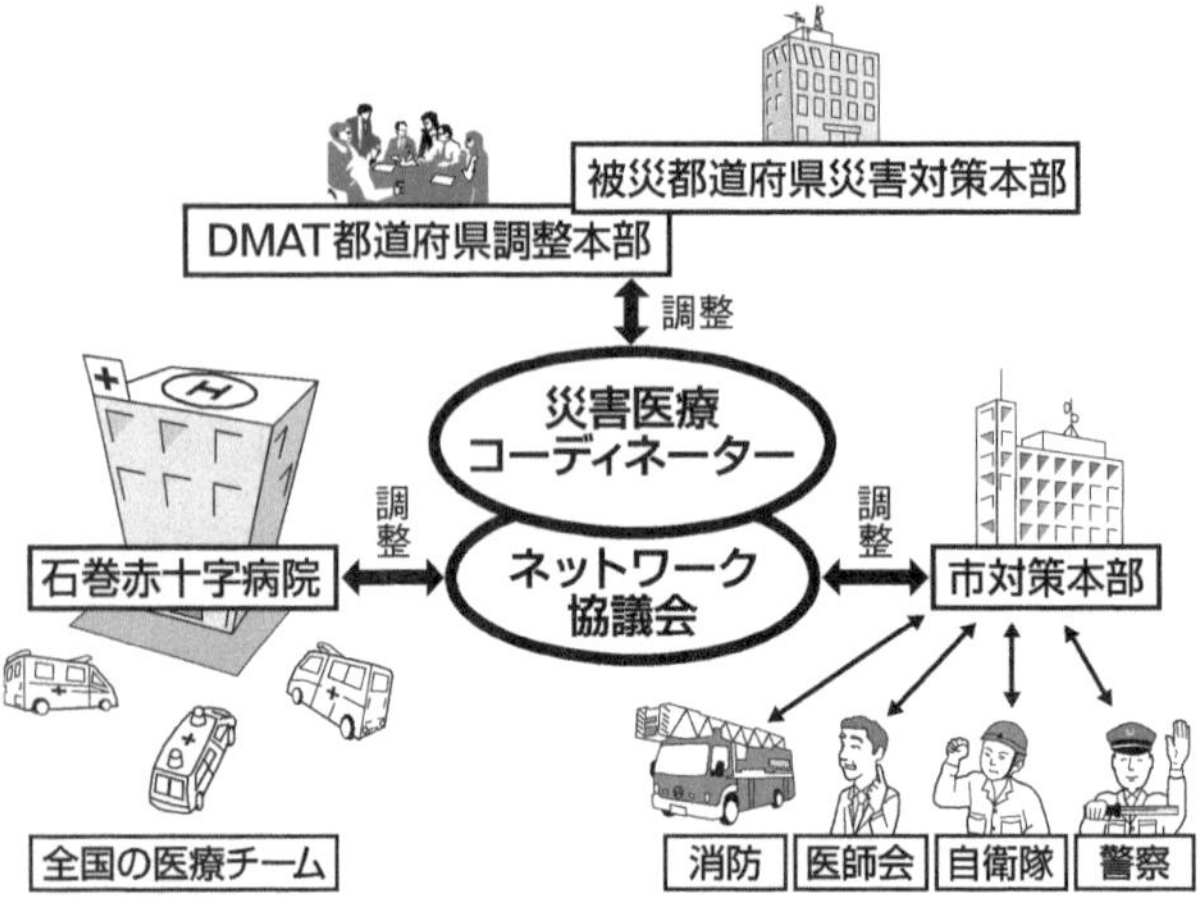

図2-2 宮城県災害医療コーディネーターの役割（著者のイメージ）

ムーズに進んだという。また、阪神・淡路大震災を経験した兵庫県の災害医療センターでは、災害拠点病院の災害担当者や保健福祉事務所長らに定期的に研修を行い、災害医療コーディネーターを常時、育成している。

この両県にならって導入された宮城県の災害医療コーディネーターは、大規模災害発生時に県知事の要請のもと、県庁や現場に設置される災害対策本部に入る。そして、災害の状況に応じた医療態勢が構築されるようDMATの受け入れや派遣について災害対策本部に助言し、傷病者の受け入れ確保のために関係機関と調整を行う――とされていた。6人の災害医療コーディネーターのうち、僕は沿岸ブロックの担当とされた。沿岸地域で災害が起これば現地で災害対応の調整業務を行い、それ以外の地域で起これば県庁に入るように、とのことだった。

しかし、これは県の担当者から口頭で伝えられたものにすぎず、任務の具体的な取り決めについては4月から本格的に協議される予定だった。僕自身がこの頃、自分なりにイメージしていた災害医療コーディネーターの役割は図２－２のようなものである。

東日本大震災が発生したのは、災害医療コーディネーターを委嘱されてからちょうど1ヵ月後だった。まさにぎりぎりのタイミングで、最低限の準備が間に合ったというほかない。

平時から考えうる最悪の事態を想定して、それに対する準備（ハードやライフラインの保全、初動体制の確立、関係機関との連携強化など）やマニュアル化、そして訓練をしておくことはもちろん重要だ。しかし、それらはすべてリアルでなければ意味がない。

たとえばマニュアルは▼災害発生直後の被害状況やライフラインのチェックは「どの部署の」「誰が」「どのような手順で」行うか▼災害対策本部の指揮命令系統や連絡体制はどうなっているか▼各部署に所属する職員はどのように動くのか▼必要な物資はどこに、どのくらい保管して、誰が管理し、どこに配備するのか――などがきわめて具体的で、災害発生時に一目でわかるものでなければならない。

そして訓練とは、そのきわめてリアルなマニュアルをもとに、担当部署や職員が本当に機能するのかを実際に検証、確認するのが目的である。でなければ、いくら訓練を重ねても「訓練のための訓練」でしかない。

僕たちはリアルなマニュアルを準備し、それに基づいたきわめてリアルな訓練を積み重ねた結果、震災発生後48時間の超急性期、さらに発生から1週間の急性期はなんとか乗り切ることができた。だが、第1章でも述べた通り、東日本大震災はそれまでの災害医療の常識を覆す「巨大災害」だった。1週間後から、僕たちはマニュアルに想定しなかった事態に次々と直面することになったのである。

第3章

避難所ローラー

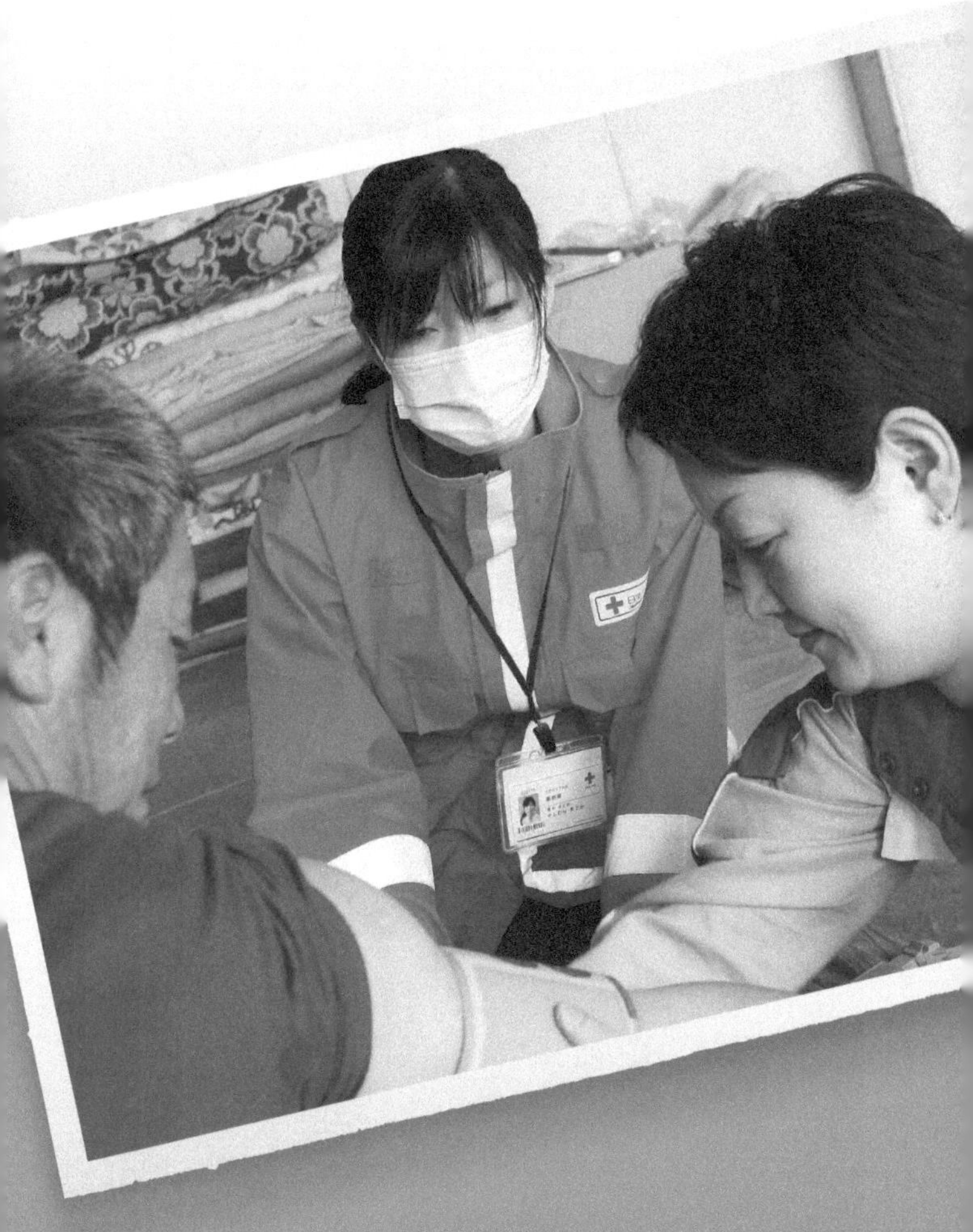

状況不明の300ヵ所

2011年3月16日。東日本大震災の発生から5日が経っても、石巻赤十字病院に搬送される急患の数は316人と、ピーク時には及ばないものの平常時の5倍以上にものぼっていた。

通常の災害なら、発生から数日も経てば急患の数は平常時に近づくものだ。だが発災から1週間近く経っても、搬送される急患の数は平常時の3倍近くで推移していた(図3－1)。それはこの震災が災害医療の常識をはるかに超えた「巨大災害」であることを意味していた。

急患が減らない原因が避難所の劣悪な環境にあることは、震災発生直後から散発ながら避難所を巡回していた救護チームや、石巻市の保健師さんたちからの報告から明らかだった。

だが、第1章でも述べたようにこの3月16日、僕が統括していた石巻赤十字病院内の救護チーム本部に数枚のペーパーが届けられた。石巻市の職員が、自らが被災しながらも調べ上げた避難所のリストのコピーだった。

リストは津波で1階部分が水没した石巻市役所の壁に張られていたもので、この日になってようやく市役所周辺の道路の水が引きはじめたため、応援に来てくれていた長岡赤十字病院の内藤先生と日赤医療センターの林先生が市役所まで行ってコピーを取ってきてくれたのである。

それによって初めて、石巻市内に約300ヵ所の避難所があり、約5万人が避難していること

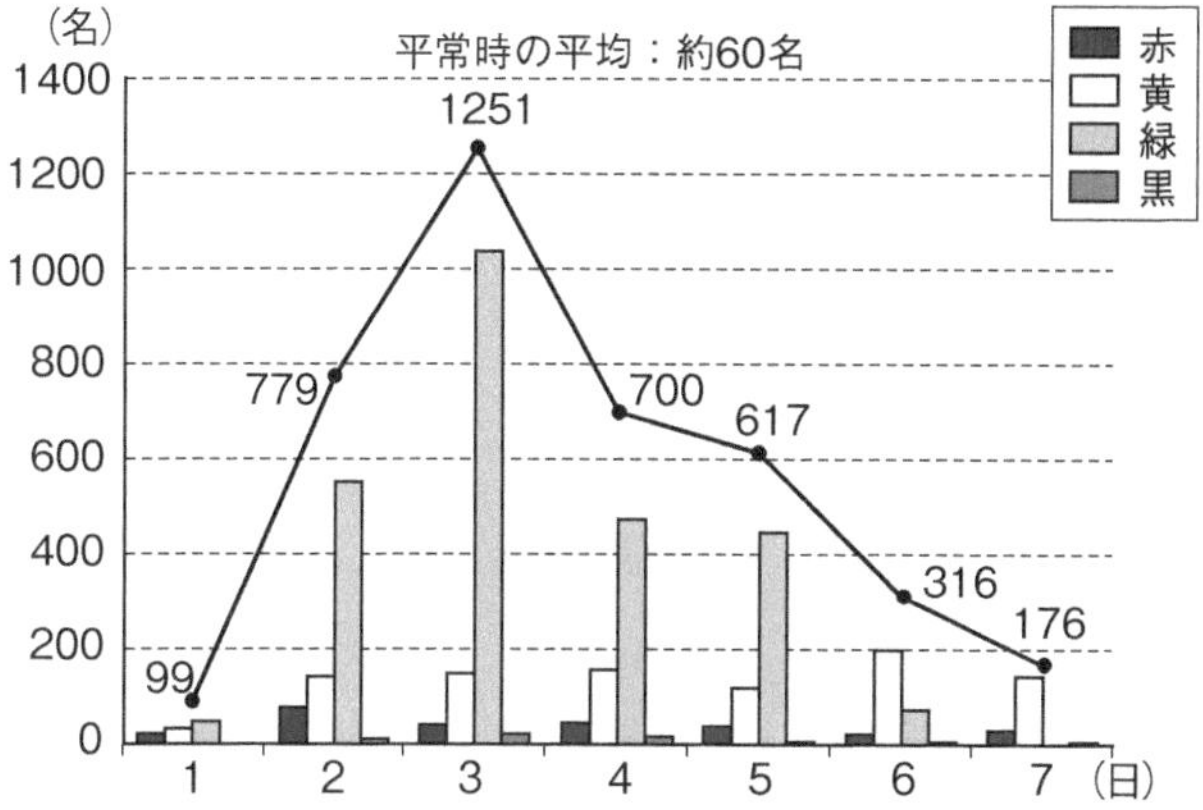

図3−1 発災後１週間の急患数の推移

がわかった。だが、リストには〈石巻グランドホテル　２５０人〉、〈石巻高校　５３０人〉、〈開北小学校　７００人〉のように避難所名と避難者数が書かれているだけで、飲み水や食糧の有無、電気・ガス・水道などのライフラインの状況、衛生状態や暖房の有無などの基礎情報に関する記述は一切なかった。もちろん負傷者や病人の情報などが記載されているはずもなかった。

繰り返すが、「石巻市に約３００ヵ所の避難所があり、約５万人が避難している」という全体状況は把握できたものの、はたしてどの避難所が飲み水や食糧に困窮し、衛生状況が劣悪なのか、どの避難所にどれだけの数の傷病者がいて、どのような医療ニーズがあるのかはまったく不明だったのである。

しかし、行政を頼りにするわけにはいかなかった。なにしろ石巻市役所も被災しているのである。

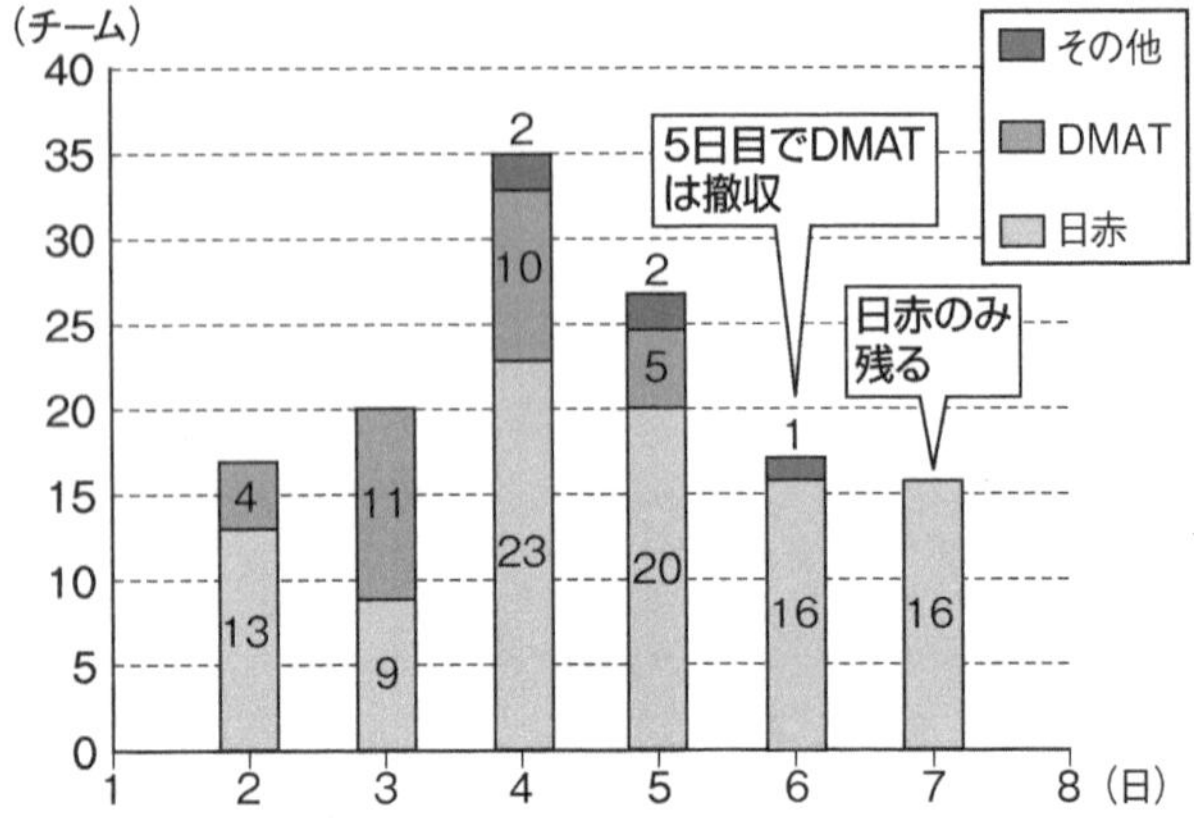

図3-2 発災後1週間の救護チーム数の推移

固定電話や携帯電話、インターネットも依然として不通の状態にあり、外部の情報は遮断されていた。しかも石巻赤十字病院に参集してくれたDMATは災害発生から48時間の超急性期を過ぎていたため、16日にはすべて撤収していた。このDMATの活動コンセプトはクラッシュ症候群を含む急性外傷を念頭に置いた「阪神・淡路大震災対応型」であり、クラッシュ症候群はほとんど認められないかわりに、長期にわたって急患数が高いレベルで推移した東日本大震災への対応としては、適切なものとは言い難かった。今後、見直しが必要な点である。

また、発災直後に全国から宮城県に派遣された60チーム近くのDMATの中には、県庁所在地の仙台に集結したまま「情報不足」などを理由に留まり続けたことも反省材料だろう。結局、石巻赤十字病院に参集したのはわずか4チームだった。

この震災と、その後の救護活動を経験して僕自身があらためて認識したことの一つが「情報は向こうからやってこない」ということだった。翻って言えば、災害救護に関わる者には「情報がないからできなかった」という言い訳は通用しないということである。**「HELP」の声が聞こえない、見えないのは、そのこと自体が「HELP」のサインだと捉えるべき**だと思う。

発災から1週間の時点で石巻赤十字病院に残っていたのは、日赤救護班の16チームのみ（図3-2）だった。この限られた〝医療資源〟を最大限、効率的に避難所に投入しなければならない。手をこまねいていては、助かるはずの命も助からないことはわかっていた。しかし、「300ヵ所」「5万人」にいったいどう立ち向かうのが効率的なのか。救護チーム内で、議論は分かれた。

「石巻赤十字病院に近い避難所から順次回って、徐々に巡回範囲を広げていけばいいのではないか」という意見が出された。まっとうな提案ではある。しかし、それでは病院に近い避難所の人たちだけが救護を受けられ、離れている避難所は当面放置されることになる。それは理不尽なことだと思い、却下した。

僕の考えは決まっていた。300ヵ所すべての避難所をローラー調査し、医療ニーズなど必要な情報を入手（アセスメント）して、救護の優先順位をつけていく「避難所のトリアージ」を、僕たち自身の手でやるしかない——。

もちろん葛藤はあった。16チームが300ヵ所の避難所を回るのに、どれくらいの時間を要するか、皆目見当がつかなかった。アセスメントが長引けば長引くほど、本格的な救護活動は遅れることになる。

しかし、僕のボスでもある金田石巻赤十字病院副院長や、救護本部に応援に入ってくれていた前出の内藤先生、高知赤十字病院の西山謹吾先生ら災害救護のプロに相談したところ、返ってきた答えはみな同じだった。「まずはアセスメントを優先すべき」。これで僕は腹を括《くく》った。300ヵ所の避難所を、時をおかず一気に回ることにしたのである。

3月17日朝のミーティングで僕は、石巻赤十字病院と16チームのメンバーにこの方針を伝え、最後に全員にこう呼びかけた。

「いまこそ、極寒の中で助けを待つ被災者の方々に〝災害救護の日赤〟の底力を見せるときです」

アセスメントシートの「進化」

17日から始まった「避難所アセスメント」の調査項目は以下の通りである。

▼避難所の人数とその内訳（たとえば高齢者や超高齢者、乳児・幼児の数など）▼傷病者や慢性疾患を持っている人、インフルエンザなどの急性疾患者、発熱や咳《せき》、下痢や嘔吐《おうと》、呼吸困難など有症状者の数▼飲料水・電気などのライフライン状況▼手洗い用の水の有無やトイレの汲み取

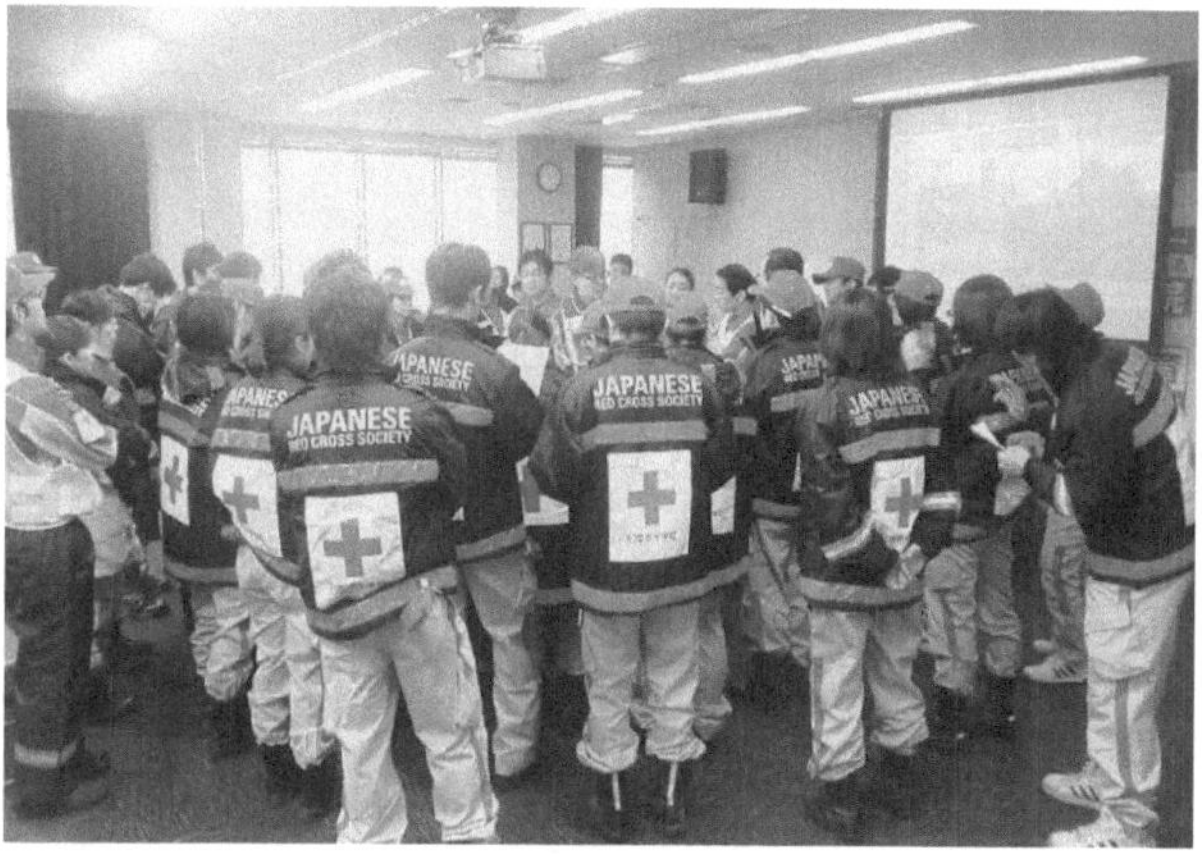

日赤救護班のメンバーを前に話す著者（中央）

り状況などの衛生状態▼食糧事情と食事の状態（1人当たり1日にどれくらいの量、数の食事が提供されているか）▼毛布や暖房器具などの有無▼避難所リーダーの連絡先、など。

当初は、アセスメントの必要性を教えてくれた、日赤医療センター国内医療救護部長の丸山嘉一先生のアドバイスに基づいて即席で作成したアセスメントシートを使っていた（図3－3）。このシートでは、各調査項目にみなが自由に記入する。調査が散発的で、巡回する避難所が少なかったときは、この様式でも調査結果にさほど不備は感じなかった。

だが、避難所アセスメント開始前夜の午前3時ころ、一人でなにげなくホワイトボードに貼られた避難所リストを眺めていて、気がついた。

「いまのアセスメントシートでは、この300ヵ所の状況を迅速に評価・分析するのは無理だ」

どうしたもんかと、ホワイトボードの前でしばし思案するうち、ふと思いついた。調査項目を◎・○・△・×の4段階で評価すれば、300ヵ所であろうと迅速に状況が把握できるのでは？すぐさま、脇でまだ仕事をしていた秘書の狩野幹子さんに、アセスメントシートの各項目に「◎・○・△・×」欄を付け足すようにお願いした。

しかし僕は、◎・○・△・×を決めるための基準は、あえて設けなかった。細かい基準を決める時間的な余裕がなかったこともあるが、それだけではない。

このような調査では、その調査基準を厳密に設定するあまり、実際に現場でアセスメントを行う救護チームのやる気をそぐことが一番怖い。また**非常時では、調査結果の精度よりも、いち早くそれを把握し、救護活動に生かすスピードこそが重要だ。**僕はミーティングで「救護本部としては◎・○・△・×の基準は設けません。その判断は各チームの主観で結構です」と救護チームの医師や看護師たちに告知した。

医療のプロが現場に出向き、直接見たうえで×や△をつけたのであれば、その避難所はよほど劣悪な状態に置かれていると見て間違いない。本部としてはそれを拾い上げればよいと考えた。救護チームの判断を信じたのである。

3月17日から始まった初期段階のアセスメントは、高知赤十字病院の西山先生の陣頭指揮のもと、16チームの奮闘もあり、わずか3日間で終えることができた。

(　　　　　　　　　　　　　　　　)　　平成23年3月　　日　　:　　現在	
人数全体	
内訳	
年令75歳以上	
年令5歳以下	
傷病者	
慢性疾患	
水	
電気	
トイレ	
食事	
リーダー連絡先	
暖房	

図3-3 最初に使用されたアセスメントシート

Ver.20110402

アセスメントシート

（避難所名：　　　　　　　　）　平成23年4月　　日　　：　　現在

（地区名：　　　　　　　）

重要度	凡例：◎全員、○50%以上、△50%未満、×皆無		（救護チーム名：　　　　）				
◎	支援チーム責任者の氏名と職名						
	常駐/巡回チームの構成人数	（職種）	医師	看護師	薬剤師	事務	
		救護支援チーム	人	人	人	人	人
		現地スタッフ	人	人	人	人	人
◎	人数全体	人	受診人数（　　　）人 発熱（38℃以上）（　　）人、咳（　　）人、嘔吐（　　）人、下痢（　　）人 ｲﾝﾌﾙｴﾝｻﾞ（　　）人【※A（　　人）B（　　人）】呼吸器疾患（　　）人、呼吸困難（　　）人 ※インフルエンザにつきまして迅速診断をされた場合はその結果をお知らせください。				
◎	水	◎・○・△・×					
◎	食事	◎・○・△・×					
◎	電気	◎・○・△・×					
◎	毛布	◎・○・△・×					
◎	暖房	◎・○・△・×					
◎	衛生状態/トイレ	◎・○・△・×	水道　有・無	汲み取り　◎　○　△　×			
	派医療	□日赤　□東北大　□医師会　□その他（　　　）					
○	小児科ニーズ	◎・○・△・×	1歳未満（　　）人				
○	精神科ニーズ	◎・○・△・×	不眠・不安（　　）人、精神科疾患（　　）人				
○	産婦人科ニーズ	◎・○・△・×					
○	妊婦情報	（　）ヶ月（　）人 （　）ヶ月（　）人 （　）ヶ月（　）人					
	歯科ニーズ（該当するものに○）	◎・○・△・× 痛み有 痛み以外（入れ歯失くした等）					
	リーダー連絡先						
	その他						

図3-4　4度目の改良後のアセスメントシート（4月より、活動終了まで使用）

以後も避難所のアセスメントは救護活動を終了する9月30日まで継続し、毎日、データを更新した。そして有症状者数の変化などさまざまな状況の傾向を把握するため、これらのデータはすべて時系列に沿って保管した。また、調査の進行や時間の経過にともないアセスメントシートを改良する必要が生じればそのつど、小まめに変更していった（図3－4）。

これはあとになって聞いたことだが、発災直後からの避難所のデータが時系列に沿って継続的に記録されたのは、日本の災害救護活動史上、初めてのことだそうだ。

劣悪をきわめる衛生環境

初期段階の3日間のアセスメントの結果、震災発生から1週間以上も経過しているにもかかわらず、食糧がまったく届いていない避難所が35ヵ所もあることがわかった。ただちに石巻市役所にその情報を提供し、早急に改善してもらうよう要望した。

避難所のローラー調査に向かう救護チームもみな、石巻赤十字病院に支援物資として届けられた水や食糧を車に積めるだけ積み、食糧に困窮している避難所を見つければ配布していった。

避難所への水や食糧の配給は、本来なら行政の仕事である。だが、石巻市役所そのものが被災し、また災害の規模が彼らの能力を超えてしまったために手が回らず、結果的に避難所に食糧が行き渡っていないというのが現実だった。そのようなとき、医師や看護師、コメディカルや事務職員ら医療従事者の中で、食うや食わずの避難生活を余儀なくされている被災者を前に「私たちの仕事は『医療』であって、避難所に水や食糧を配給することではない。それは行政の仕事だ」などと言える人間が、はたしているだろうか。**緊急時や非常時に自らの活動を自己限定するほど、ナンセンスなことはない。**

さらに3日間の避難所アセスメントで、トイレ環境などの衛生状態が劣悪な避難所が100ヵ所もあることもわかった。

僕自身も時間の許すかぎり、問題がありそうな避難所などの現場に赴き、現状把握に努めた。

3月25日には、津波で甚大な被害を受けた石巻市の東南部の湊《みなと》、鹿妻《かづま》、渡波《わたのは》地区の3ヵ所の避難所を回った。市街地から旧北上川を渡ったところに位置するこれらの地区はいずれも海に近く、港には水産物卸売市場や魚市場をはじめ、水産加工業者の工場や倉庫が集中していた。それらがすべて津波で倒壊したため、保管されていた魚介類が地区全体に散乱し、強烈な腐臭を漂わせていた。

湊地区では、石巻市立湊中学校をはじめ避難所の大半は、1階部分が浸水し、床や階段が津波で運ばれてきたヘドロや粉塵《ふんじん》で汚れ、また上水道が被災したため水道から水が出ず、手さえ満足に洗えない状態だった。

さらには下水道も被災したため、排便などの汚物が流せず、校内のトイレの便器内には汚物が溜《たま》りっ放しになっていた。避難住民たち自らが便器に溜まった汚物を回収し、ビニール袋に詰め、校庭の隅に仮置きするというありさまで、これではいつ腸炎や肺炎が蔓延《まんえん》してもおかしくなかった。鹿妻地区の避難所となっていた鹿妻小学校、渡波地区の避難所だった市立渡波小学校（1階部分が浸水）の衛生状態も同様に、劣悪きわまりないものだった。

チーム派遣をめぐり激論

ところで渡波小の避難所への救護チーム派遣をめぐっては、救護本部で議論があった。石巻赤十字病院には、震災発生から数日が経過しても、安否が確認できない職員が2人残っていた。渡波地区に住む看護師長の津田佐都子さんと、看護師の佐々木恵美さんだった。

ところが、3月15日になってようやく、実は2人とも渡波小の避難所にいたことがわかった。自宅近くのお年寄りを病院まで車で送ろうとしていたところで津波に襲われた津田師長は、2日後には渡波小で、女川町立病院や石巻市立病院の看護師らと即席の救護所を立ち上げていた。そこへ、車で逃げる途中で津波に呑まれ、なんとか一命をとりとめた佐々木さんも合流し、傷病者の手当てに奮闘していたのである。

しかも、これはあとになって津田師長自身から聞いた話なのだが、僕たちが無事を確認できたその同じ日、彼女は避難先の渡波小に近い「鈴木整形外科クリニック」の鈴木廣先生が鹿妻小学

避難所に貼られていた注意書き

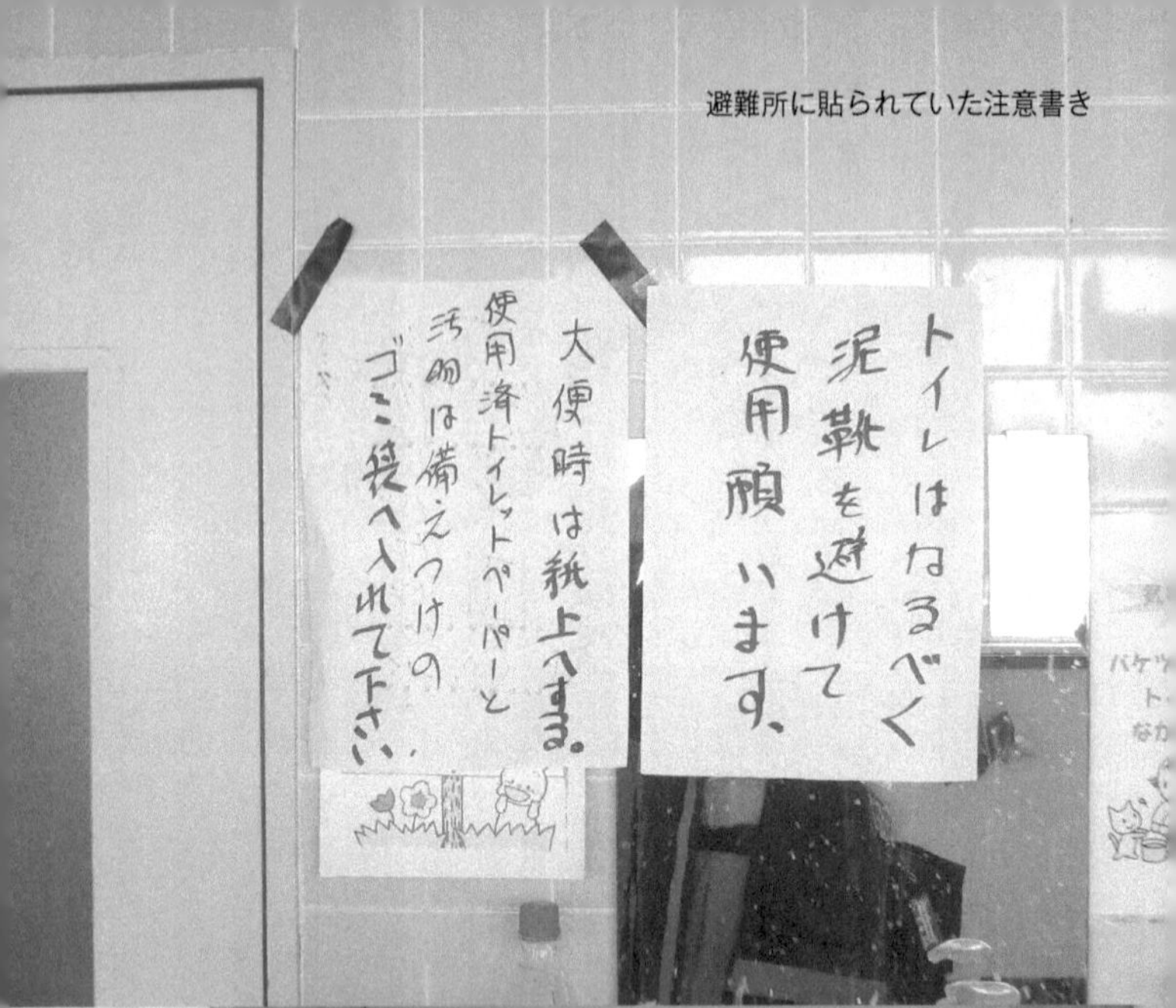
トイレはなるべく
泥靴を避けて
使用願います。
大便時は紙上へする。
使用済トイレットペーパーと
汚物は備えつけの
ゴミ袋へ入れて下さい

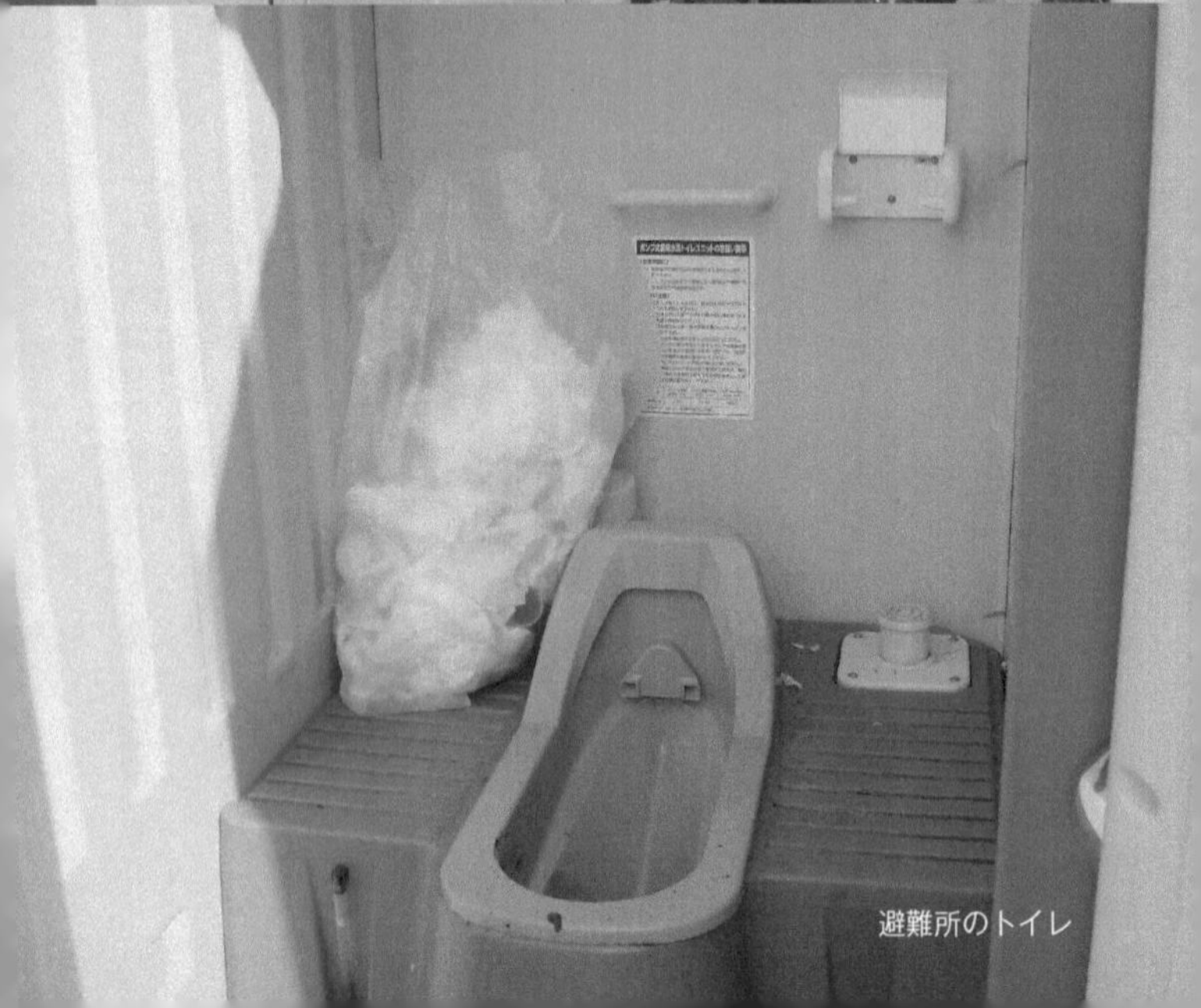

避難所のトイレ

校に避難しているらしい、との情報を入手するやいなや、近くにいたテレビ局の車に乗せてもらって鹿妻小まで鈴木先生を訪ねたという。点滴セットの手配を依頼するためだった。すると鈴木先生もすぐさま渡波小に駆けつけ、被災者に点滴を打ってくれたという。

さらに津田師長は、再びテレビ局の車で鈴木先生とともに、医師会館に詰めていた石巻市医師会の舛眞一《ますしんいち》会長に会いに行った。医師会で渡波小へ巡回診療するよう、直談判するためだった。医師会もこれに応え、自らも被災しているにもかかわらず、翌16日に医師5人、薬剤師1人などからなる救護チームを編成し、渡波小で終日、救護活動を行ったという。医師会の真摯な対応もさることながら、あくまで被災者を守ろうとする津田師長の執念には凄まじいものがある。

3月15日、2人の看護師が無事であるとの吉報がもたらされると、僕はさっそく広島赤十字病院の救護チームに渡波小への巡回を依頼し、翌日以降も渡波地区への救護チーム派遣を継続した。渡波地区に出向いたチームの報告によると、「瓦礫を自衛隊が片づけ、新たな道を作っているため、カーナビの指示通りの道ではなくなっている。その道路も、路上にトラックが倒れたまま放置してあったり、冠水していたりでアクセスが非常に困難だ。当然、避難所も水は出ないし、下水も機能していないので、いつ感染症が起きてもおかしくない」とのことだった。

その一方で、本部にはこんな情報も入っていた。

〈渡波地区は治安が悪化しており、殺人さえも起きかねない状態だ〉

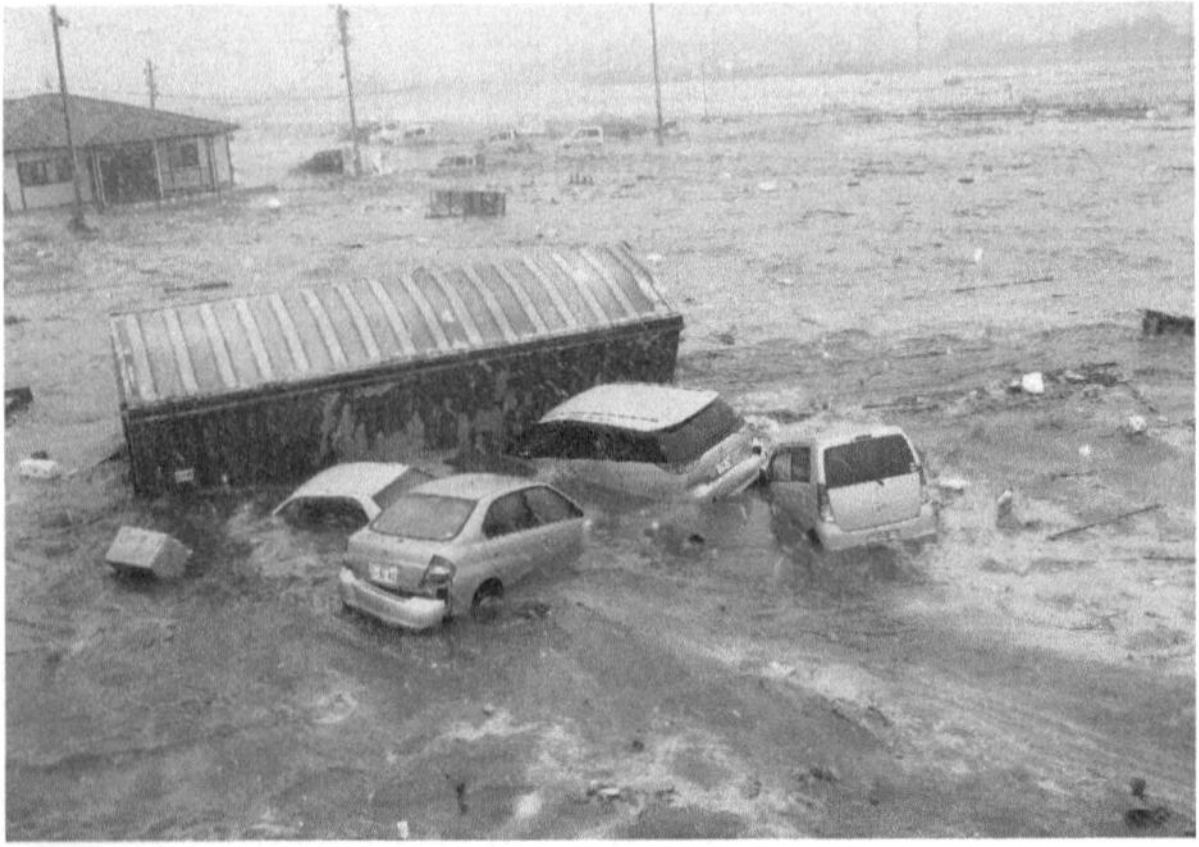
発災直後、車や貨車が津波に流される渡波地区

もしこの情報が事実ならば、そんな地区への救護チーム派遣を継続するわけにはいかないと思った。

第1章で述べた、発災当日に現地の安全を確認しないまま救護チームを行かせた苦い経験があった。しかも〝医療資源〟は限られている。仮に1人の医師が500人の命を救うことができるとして、その医師が死んでしまったら500人の命が救えなくなってしまう。そう考えると僕は、渡波小への救護チーム派遣継続には反対せざるをえなかった。

17日夜のミーティングで「救護チームの安全が担保できないので、渡波地区への救護チーム派遣を控えたい」と提案したところ、すぐさま渡波小に行った救護チームから反対意見が相次いだ。

「電気もガスも使えず、とてもひどい状況で耐えている渡波の被災者を見捨てるのか」「そんなことは人道上、断じて納得できない」

救護本部では僕の提案に対する批判が集中し、「救護班を送れ」「いや送れない」の議論は堂々巡りの様相を呈した。

僕はいったんこの案件を保留とし、ミーティング終了後、救護チームのリーダーだけを集め、渡波地区への派遣を継続するか否かをあらためて協議した。その席上、当時ブレーンとして本部に入っていた内藤先生がこう発言した。

「圧倒的に支援が遅れた地域が出現するということが、この日本でも起きてしまっているのだろう。もしかしたら、そのために渡波は治安が悪化しているのかもしれない。だとすれば、われわれにできることは、むしろ率先して医療支援の手を入れることではないのか」

この意見に反対する者は誰もいなかった。ただし、慎重には慎重を期して「渡波小に派遣するメンバーはいずれも屈強な男性で編成しよう」ということになった。

その夜、午後10時半頃、不安が拭《ぬぐ》い去れなかった僕は、石巻警察署に向かった。渡波地区の治安状況がどのようなものかを、警察に直接、確認するためだった。石巻赤十字病院の災害救護係長の高橋君と、臨床工学士の魚住拓也君が同行してくれた。日赤救護班として数々の派遣経験を持ち、ＤＭＡＴ隊員でもある２人は、震災発生直後から救護本部専属ロジスティック担当として僕を支えてくれていた。

応対した石巻署の生活安全課長は、僕の質問にこう答えた。

「こちらでも定期的に渡波地区を巡回しています。被災したコンビニなどから飲料水を盗むくらいの事案はないことはないが、殺人などはありません。大丈夫です」

つまり、あの情報はデマだったわけだ。さらに課長からは、

「本当に治安が悪化しているのであれば、ギャング団などが跋扈《ばっこ》して、弱肉強食の世界になっているはずです。それが、殺人など起きていない何よりの証拠ではないですか。もともと渡波は人情が厚く、みなで助け合って生きている地区であることは、先生だってご存じのはずです」

と、たしなめられてしまった。思わず僕は椅子から立ち上がり「その通りです」と頭を下げると、すごすごと警察から引き揚げたのだった。

翌18日朝のミーティングで僕はこの情報を全員に伝え、渡波地区の定期巡回継続を決定した旨を告知した。

この日は石巻赤十字病院の金田副院長も、救護チームに同行して津田師長と佐々木看護師の安否確認のために渡波小を視察した。ところが、帰還するなり金田副院長は、教護本部の僕のところへやって来て、ギロッと僕の顔を見すえながらこう言ったのである。

「彼女たちは『救護チームが定期的に派遣されないかぎり、渡波小に残って救護活動を続ける』と言って聞かないんだ。だから俺は『必ず救護チームの派遣は続ける』と約束してきた。万が一、渡波を巡回する救護チームが1チームもいなくなったとしても、うち(石巻赤十字病院)の

職員で救護チームを編成してでも必ず、渡波に救護チームを出すように。いいか、これは命令だ」

震災から7ヵ月間の僕の活動期間中、金田副院長は「チームの運営はすべて石井にまかせる」という姿勢を貫いたのだが、このときばかりは違った。救護チームの具体的な活動内容について金田副院長が僕に命令したのは、後にも先にもこのときだけである。

こうして、僕たちは津田師長らから渡波小の避難所を引き継ぎ、渡波地区への派遣を継続した。

眠っていた「新式トイレ」

僕が渡波小の避難所を訪れたのは、それから約1週間後のことだった。震災発生から2週間が経過しているにもかかわらず、トイレ環境は前述の通りの劣悪ぶりだった。下水が流れないため、住民は和式トイレに新聞紙を敷き、そこに大便をし、それを新聞紙でくるんでポリ袋に入れ、1ヵ所に集める——という処理をしていた。もちろんそのあと手を洗う水もなく、感染症の蔓延が懸念された。

その5日後、山形県立中央病院から応援に来てくれた森野一真《かずま》先生とともに再び湊、鹿妻、渡波地区の避難所を回った。湊中学校には仮設トイレが設置されているだけで、校内のトイレの汲み取りはいまだになされていなかった。鹿妻小学校や渡波小学校はかろうじて汲み取りはされていたものの、衛生状況は相変わらず劣悪だった。

その調査の途中で僕は、渡波小の廊下の片隅に、段ボール製の小部屋のようなものが置かれているのを見つけた。ドア付きで、中をのぞいてみると洋式のトイレがある。つまり、室内設置が可能な仮設トイレだった。

たまたま近くにその仮設トイレを提供した「日本セイフティー」の担当者がいたので尋ねたところ、この仮設トイレは「ラップ式トイレ」といい、排便の際は便を受ける袋にあらかじめ薬剤をまいておくのだという。そこに排便すると、便や尿が薬剤の作用でゲル化するのだそうだ。さらにトイレに付いているボタンを押すと、ゲル化した便や尿を包む袋が熱シールで密封・梱包されるというものだった。これなら臭いも漏れず、きわめて衛生的だ。

通常、災害時に避難所に設置される仮設トイレは屋外に置かれ、おまけに和式で狭い。しかもこの震災では沿岸部の避難所はどこも1階部分が浸水しており、屋外の校庭やグラウンドはヘドロなどでぬかるんでいて、夜間に暗闇の中を歩いてトイレにたどり着くのは至難の業だった。

さらに和式トイレは、とくに足の悪い年配者にはかなりの負担がかかる。このため避難所アセスメントを続けている救護チームからは「夜、トイレに行きたくなるのを恐れて水分摂取を控える被災者もいる」との報告が上がっていた。いわゆる「エコノミークラス症候群」の原因となる「深部静脈血栓症」や膀胱炎《ぼうこうえん》のリスクが増すことが懸念された。

このラップ式トイレなら衛生問題とともに、それらのリスクも回避できる――そう考えて、日

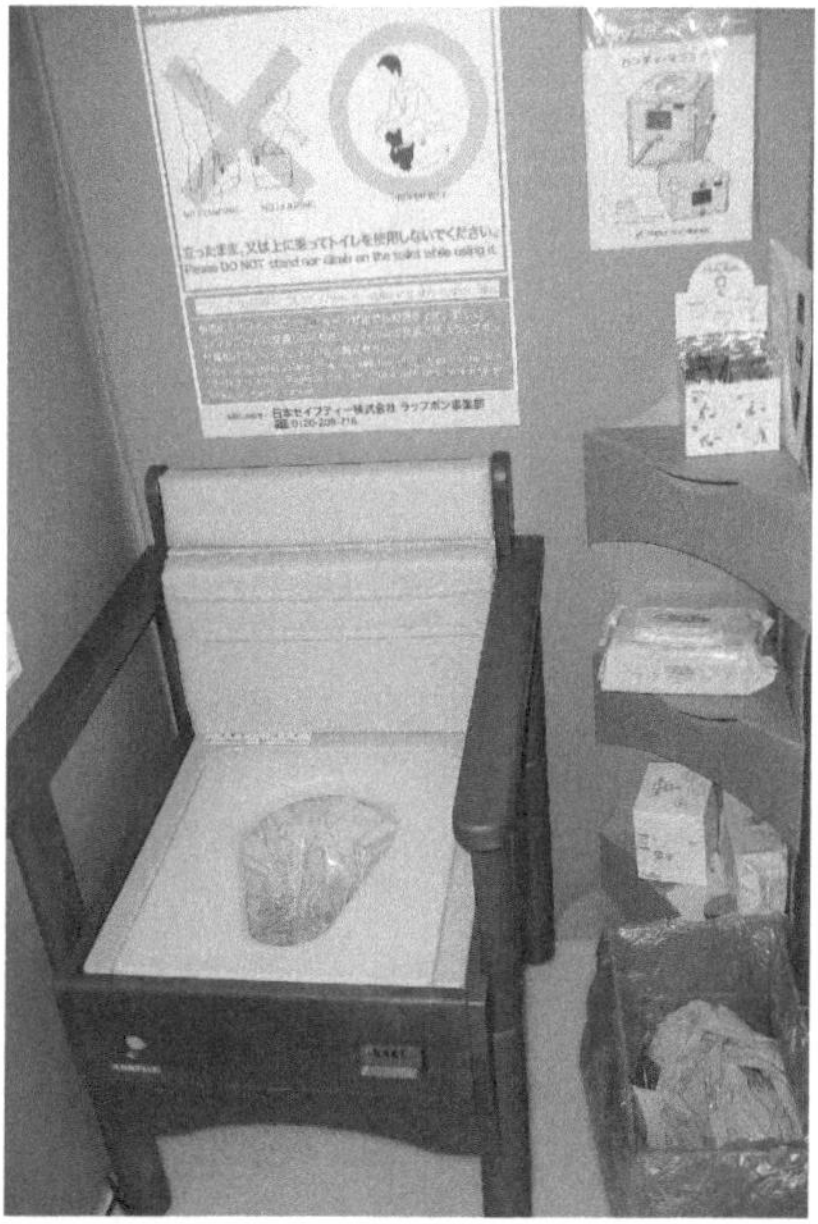

ラップ式トイレ

本セイフティーの担当者にこのトイレはどうすれば入手できるのかを尋ねると、これは国から石巻市に10台、東松島市に１００台配布されたものだという。石巻市に配布されたその10台のうち１台が渡波小学校にあったわけだ。さらに、東松島市では必要がなかったのか、あるいは設置や使用の方法がわからなかったのか、まだ90台が未使用のまま保管されているという。

そこで僕たちはさっそく、アセスメントデータをもとに石巻医療圏でラップ式トイレが必要な避難所を選定し、石巻市、東松島市の担当者に連絡して許可をもらい、日本セイフティーや自衛隊の協力を得て90台を避難所に配布した。

このラップ式トイレをめぐっては、後日談がある。僕が４月７日に女川町へ視察に行き、町の保健師さんと今後の救護活動について協議した際、保健師さんから「女川では断水が続いているため、沢の水でトイレを流している」という話を聞いた。そこで、なにげなく「ラップ式トイレという優れモノがありますよ」という話をしたところ、その2日後、日本セイフティーから「女川町より33台の発注がありました」との電話をいただいた。

ところが、そのときすでに東松島市のラップ式トイレ90台はあいにく配布先が決まっていて、もう余っていなかったのだ。

僕は宮城県の医療整備課に連絡し「国が追加でラップ式トイレを提供してくれないだろうか」と相談した。しかし、その答えは「国が施策としてラップ式トイレを配布するのは昨年度限り、つまり3月末までのことであり、追加発注はできない」というものだった。

そこで再び日本セイフティーに相談したところ、同社の佐久間快枝さんがいろいろと便宜をはかってくれた。最終的には「日本財団」からの支援という形で、女川町にラップ式トイレが届くことになった。これも被災地のために民間企業が懸命に動いてくれた例の一つである。

難民キャンプの手洗い装置

石巻赤十字病院には疫学や微生物学、感染症学などの専門知識を身につけた「感染管理認定看護師」がいる。西條美恵さんと板橋美絵さんの2人だ。西條さんは専従の感染管理者として院内の感染予防を担当し、板橋さんは救急救命センターを担当している。この震災で2人は、院外での衛生指導や啓蒙活動を展開してくれていた。救護チーム本部では、毎日更新されるアセスメントデータで各避難所の衛生状態をモニタリング（継続監視）していたが、それによって下痢や嘔吐などの有症状者が増加した避難所を認めると、即座に彼女たちが衛生指導に入ってくれた。

震災発生から1週間以上が過ぎても、石巻赤十字病院では下痢や嘔吐、発熱や脱水症で受診する患者が減らず、職員の疲労もピークに達していた。避難所での感染を制御しなければ患者の数は減らせないと判断した2人は、アセスメントデータで衛生環境が劣悪とされていた避難所すべてを、1日平均4ヵ所ほどのペースで巡回し、綿密な衛生指導をしてくれた。

しかし彼女たちによると、いくら速乾性アルコール手指消毒剤で手指を消毒しても、流水で手を洗わないかぎり不十分で、アウトブレイク（感染爆発）の危険性は高い、とのことだった。

「なんとか手洗い用の清潔な水を確保できないものだろうか」。救護本部のメンバーが思案していたところ、当時、本部に詰めていた日本赤十字社国際部国際救援課長の森正尚さんが「こんなものがありますよ。海外の救援活動ではよく使っているんです」と教えてくれたのが、「簡易手洗い装置」だった。

森さんがいる国際救援課は、海外での災害地や紛争地帯で難民の医療救援活動などをしている部署で、アフガンやイラク戦争、東チモール紛争での難民救済や、2004年に起きたインドネシア・スマトラ島沖地震・津波の被災者救援などの活動を展開していた。

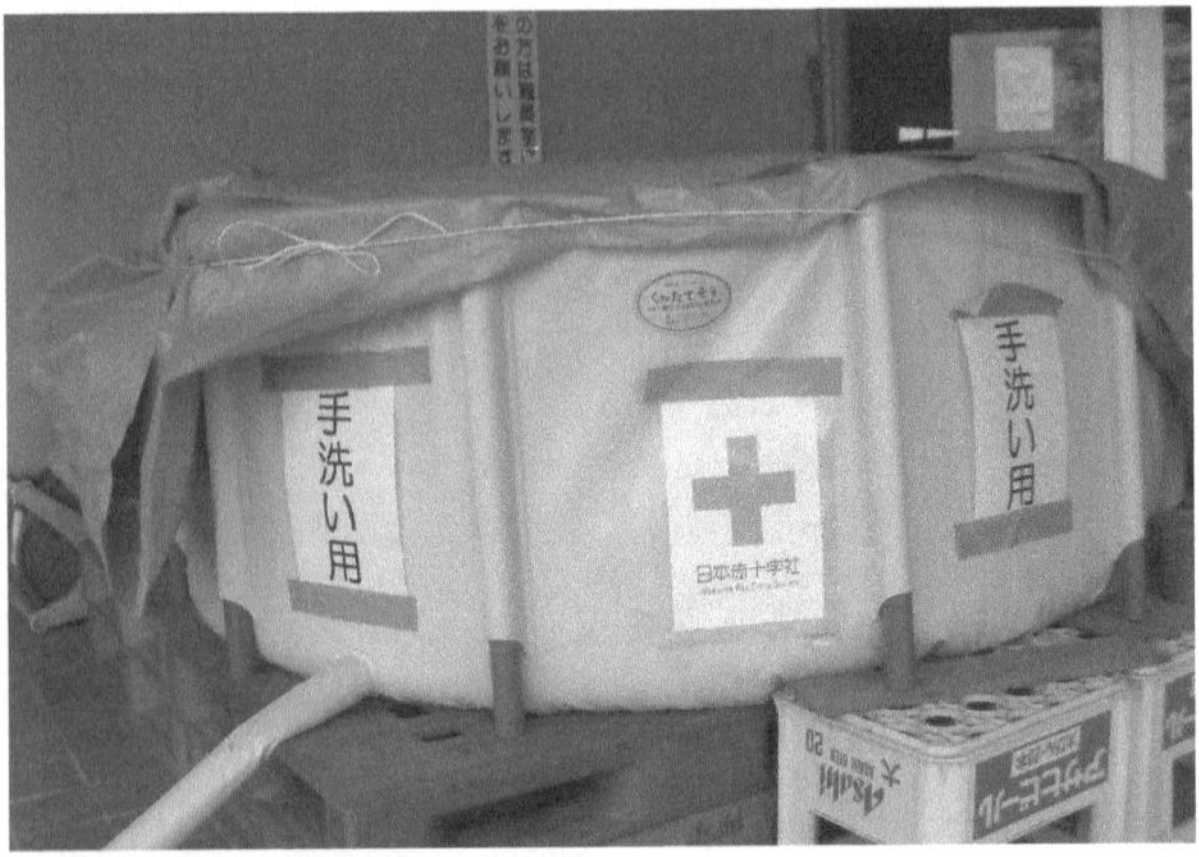

避難所に設置された簡易手洗い装置

そのスタッフの森さんがいう簡易手洗い装置とは、布製の貯水タンクに水を入れ、蛇口のついたパイプを接続するというもので、難民キャンプでの救護活動などでよく使われているという。森さんは業者を知っていて設置のノウハウもある、さらには設置に伴う財源は海外からの救援金を充てることができるというので、即そのプランを採用した。

それまでのアセスメントデータに基づき、この装置がとくに必要と思われる避難所を11ヵ所リストアップし、手分けして設置した。設置に際しては、救護チーム本部の事務支援のため、1ヵ月間の長きにわたる予定で参集してくれていた京都第一赤十字病院の柿本雅彦君に責任者になってもらった。僕は勝手に彼を「水道部長」と命名した。

また、設置の現場では、国士舘大学のボランティアの学生たちが大活躍してくれた。彼らはいずれも同大学の「スポーツ医科学科」で学ぶ救急救命士の卵で、実際の救助隊員が着用しているのと同じオレンジ色のユニフォームに身を固め、実にきびきびと動いてくれた。その疲れを知らない働きぶりには、救護チームも圧倒されたほどだった。

学生たちだけではなく、彼らが学ぶスポーツ医科学科の教授で、救急専門医でもある田中秀治先生を団長とした国士舘大学救護チームは、発災直後に石巻赤十字病院に駆けつけ、ヘリ搬送患者のトリアージを一手に引き受けてくれた。

また、同大の救急システム研究科助手の高橋宏幸さんらスタッフは、救護チームがアセスメントしてきたデータを毎日、後述する「Google」が開発したシステムにアップデートしてくれた。高橋さんに至っては大学に戻ってからも、救護本部と電子メールでやりとりし、このアセスメントデータのアップデートを、合同救護チームの活動が終了する日（9月30日）まで続けてくれた。

「Google」の熱き志

これらのアセスメントデータに基づく避難所の情報が閲覧・検索できるソフトを開発・提供してくれたのが、世界最大のインターネット検索会社「Google」だった。Googleによる支援はこんな具合に始まった。

4月に入ったばかりのある日、合同救護チーム本部の入り口で、内科の杉村和彦医師に呼び止められた。

「あのさ、お願いがあるんだけど」

「なんですか？」

「実は、家内の知り合いにGoogleの人がいて、先生に会いたいらしいんだけど、会ってくれないかな？」

あのGoogleが、いったいどんな用件で僕に会いたがっているのかと聞くと、

「よくわからないんだけど、何か災害支援がしたいんだって」

と言う。Googleといってもまさか本社ではなく、その子会社か関連企業だろうと思って気軽に
「へぇー、そうですか。いいですよ」などと適当に答え、それっきり忘れていた。

ところが4月5日、夜の全体ミーティングを終えて2階の本部に戻ろうと廊下を歩いていたところ、外来受付のあたりに立っていた4人組に声をかけられた。全員、ジャンパーにジーンズ、スニーカーという姿だった。

「あの、杉村先生のご紹介で来た者ですが……」

「どちらさまでしたっけ？」

ちょうどそのころ、こうした面会希望の業者がたくさん来ていて、正直「またか」と思った。

彼らのうちの1人が「Googleの者です」と名乗った。「そういえば杉村先生に頼まれてたな

……。でも本当に（Googleの）社員なのかな……」。僕がさぞかし怪訝そうな表情を浮かべていたのだろう、1人が「本社から来ました」と六本木ヒルズの住所が書かれた名刺を差し出すと、ほかの3人も次々と「部長」や「マネージャー」などの肩書がついた名刺を出してきた。

（ほう、すごいじゃん。本物の「世界のGoogle」、しかも幹部クラスだ。だけどこんな田舎まで、何しに来たんだろう？）と思っていると「私どもで何かお手伝いできることはないでしょうか？」と尋ねてきた。真意を測りかね、思わず「うーん、ＵＳＢ（メモリー）とかもらってもなあ……」と、トンチンカンなことを口走ってしまった。

でもせっかくGoogleの人たちが来てくれたんだし……と思案する僕を、4人は黙って見つめていた。ふと、ある考えが浮かんだ。

僕は「ちょっと、本部まで来ていただけませんか」と彼らを2階の合同救護チーム本部に招き入れ、石巻医療圏の各避難所のアセスメントデータを「エリア」（エリアについては後述）ごとに集計して日付順に綴《と》じた分厚いファイルを彼らに見せて、こう尋ねてみた。

「これらのデータをパソコン上で、調査項目ごと、あるいはエリアや避難所ごとなど、簡単な操作で自由に並び替えることができて、さらに各避難所の衛生環境やエリアの受診傾向の変化が時系列で、かつひと目でわかるようなシステムというかソフトというのか、そういうものがあると便利なんですけど。しかも毎日、データ更新ができればなおいいんですが……」

彼らは僕の説明を聞きながら、僕がどんなものを要求しているのかをつかむために、いろいろと質問をぶつけてきた。僕も自分が望むシステムはどのようなものか正確に伝わるよう、言葉を尽くした。次第に彼らのテンションが上がってくるのがわかった。

説明が終わると、4人のうちの1人が「できますよ」とあっさりと答えた。

「既製のソフトを少し改造すれば可能で、さほど難しいことではありません。さすがに2~3日ではできませんが、2~3週間あれば完成させます。お役に立つのであれば、ぜひやらせてください」と言うのである。

思わず「こんなこと頼んじゃって、お金はいいんですか?」と尋ねると「結構です。無料でやらせてください。そのために、被災地支援のために、東京から来たんですから」と、彼らはその場でソフト開発の約束をしてくれた。

後日、彼らにくわしく話を聞いたところ「なんとしても石巻など被災地の支援がしたかったのだが、被災地とのコネクションがなく困っていた」という。そこで自分たちであちこち糸口を探し、僕の記憶が間違っていなければ、杉村医師の奥さんが通っている料理教室の先生の息子さんがGoogleの社員……という細いコネを頼りに、「蜘蛛《くも》の糸をつかむような気持ちで」石巻赤十字病院にたどり着いたそうである。被災地支援にかけるすさまじいまでの気概だった。

その後は、カウンターパートとなったGoogle「シニアエンジニアリングマネージャー」の賀沢秀人さんとメールや電話で連絡をとっていた。

ある日、携帯電話で賀沢さんと打ち合わせをしていて、なにげなく「すみません、こんなことを頼んでしまって。ふつうなら、Googleさんにシステム開発なんて頼んだら1億円くらいかかるんじゃないですか？」と軽口を叩いた。すると賀沢さんに、バカにするなとばかりにこう叱られてしまった。

「先生、Googleは社会貢献を旨としている会社です。支援活動で金を稼ごうなんて考えていません。金は別のところで稼げと社長にも言われていますし、それが社の理念でもありますから、ご心配なく」

4月22日、Googleは僕の希望した通りの、インターネットでアクセス可能な、アセスメントデータに基づく避難所情報の閲覧・検索ソフトを完成させてくれた。

Googleについては、さらにこんな話がある。

賀沢さんとは「今後も連携しましょう」ということになり、5月28日に日赤医療センターで開かれた日赤DMATの報告会に、賀沢さんと、同じくGoogleの製品開発本部長・徳生健太郎さんを招く機会を得た。

お2人には、今回の震災に対するGoogleの取り組みについてさまざまな話をいただいたのだが、なかでもとくに印象に残った言葉がある。

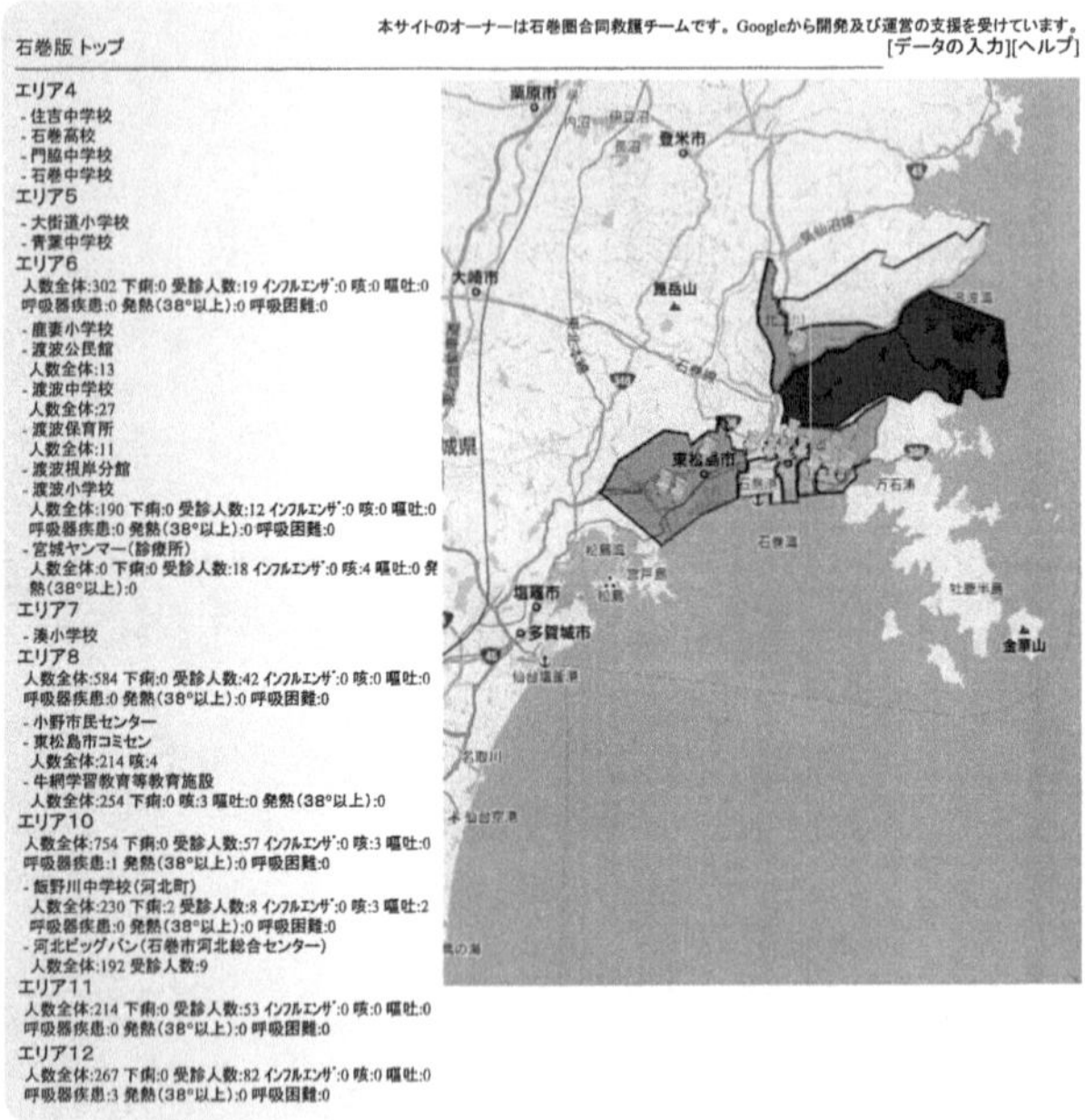

Googleの避難所情報検索ページ

それまで災害医療・救護関係の研修会などでは「発災後、まず何をしますか？」といったワークショップがしばしば開かれ、そこではいつも「情報収集が最も大切なことの一つです」という話になり、「では、必要な情報とは何か」という議論がなされていた。これは「情報を取る側が、必要な情報の種類を決定し、それに従った情報収集を行うのが最も効率的である」という、当然の考え方に基づいているためだ。

ところが、グーグルの2人の考え方は違った。

「どんな情報でも構いませんか

ら、とにかく集めることができる情報はすべて集めてください。『これは必要ではないな』と思う情報でも構いませんし、『何が重要か』などと気にする必要もまったくありません。集まった情報を〝料理〟するのはわれわれ専門家の仕事ですので、ありとあらゆる情報を集め、あとはおまかせください」

災害医療に携わる者がこれまで持っていた「情報」というものに対する認識を、根底から覆す発言だった。これには報告会の参加者もあっけにとられ、会場は静まり返った。さすがは「世界のGoogle」、情報のプロとはこういうものなのかと思わずにはいられなかった。

「評論家」は必要ない

前述したラップ式トイレの配布や、簡易手洗い装置の設置などの感染症対策も、避難所への水や食糧の配布と同様に、本来なら石巻市や保健所などの行政が担当する「公衆衛生」の分野であり、「医療」の範囲を超えていることはいうまでもない。だが、災害救護活動の現場に「そもそも」論を唱える「評論家」は不要だった。

さらにいえば、災害時には「平時のシステムや考え方」は通用しない。行政が被災し、機能停止に陥っている状況下で、劣悪な衛生環境に置かれ、手を洗う水にも困窮している人たちを目の前にして、それを放置していいはずがない。何より、まさにそこにあるアウトブレイクの危機

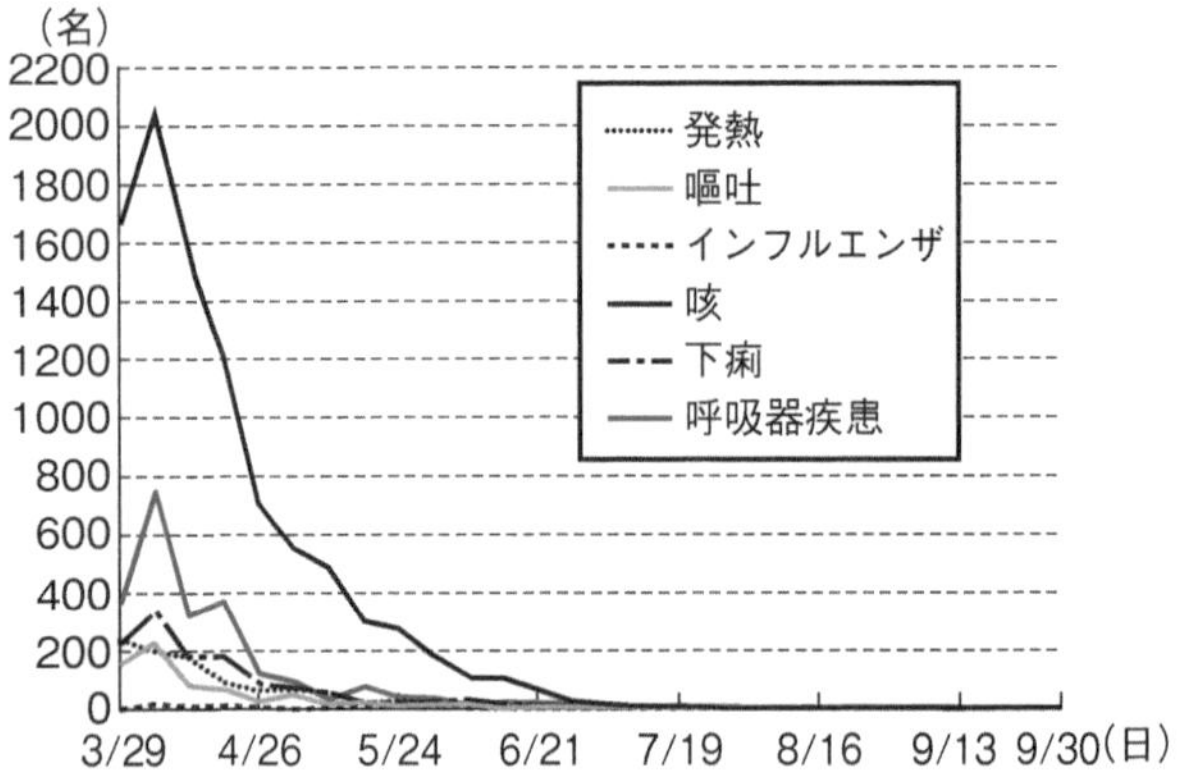

図3−5　発災直後から７ヵ月間の避難所・救護所受診者の症状推移

を、医療に携わる者として見過ごすわけにはいかない。

誰かがやらなければならないのなら、自分たちで知恵を絞ってやるまでである。そして、その状況を少しでも改善するために僕たちは自ら情報を取りに行き、行政とも、民間企業とも交渉し、協働した。

僕たち医療に従事する者の至上命題は、「救える命を全力で救う」ことに尽きる。救護チームの誰もが自らの活動を「医療」のみに限定せず「被災者が必要とすることなら何でもやる」という姿勢で臨んでいた。

救護チームによるこれらの活動が、石巻医療圏内の避難所の感染症防止にどれくらい寄与したのかはわからない。しかし、図３－５に示すように、震災発生直後から、石巻医療圏内のすべての避難所が解消されるまでの７ヵ月間、感染爆発は起きなかったし、もちろん、それが蔓延することもなかった。

第4章

エリアとライン

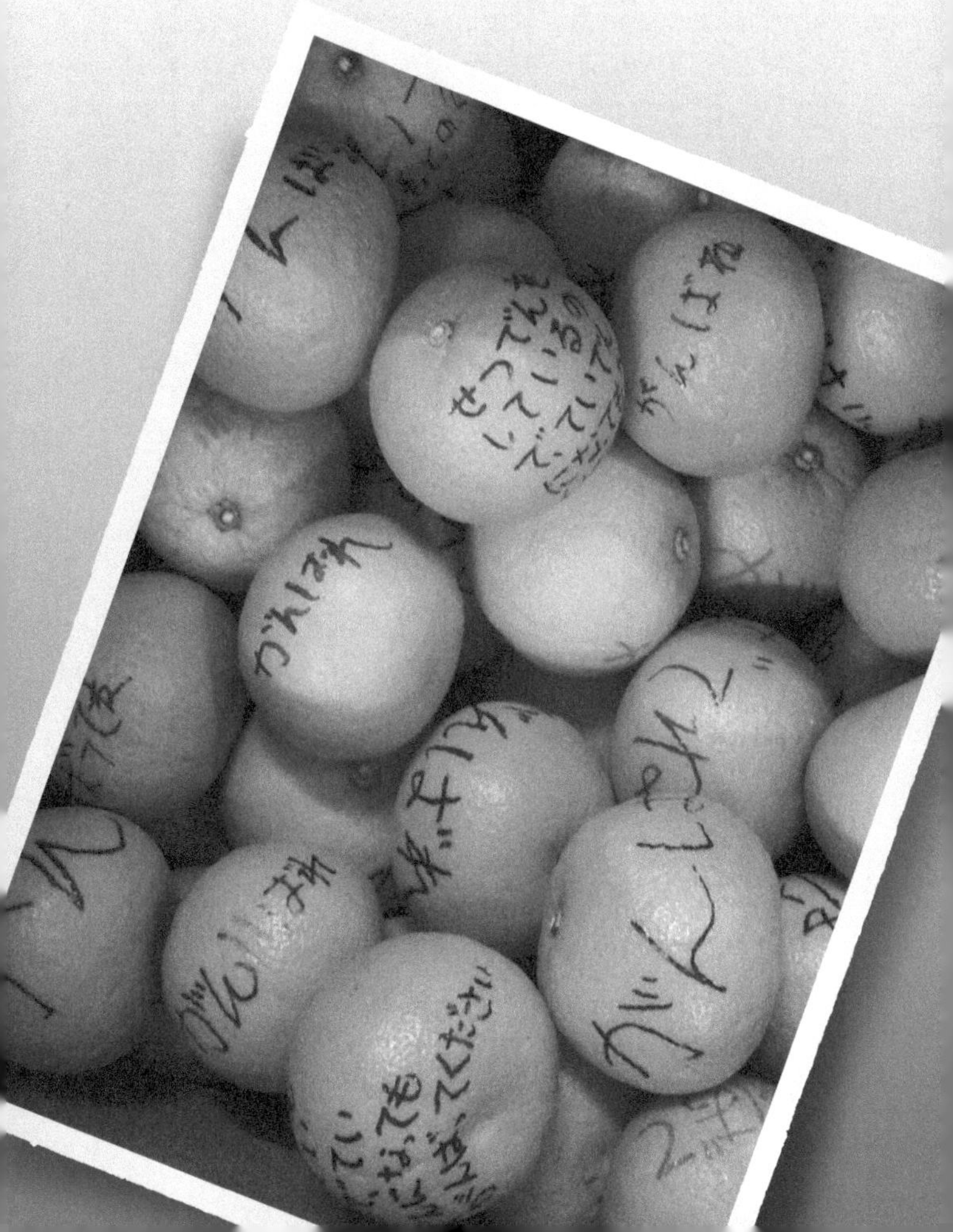

石巻圏合同救護チーム

震災発生から1週間目までの時点では日赤救護班の16チームのみだった石巻医療圏（石巻市・東松島市・女川町）に、8日目以降、全国の公立病院や医師会、大学病院などからさまざまな救護チームが救援に駆けつけてくれた。心強い援軍であったことはいうまでもないが、ここで新たな問題に直面した。

それらの中には石巻赤十字病院に参集したチームもあれば、宮城県の指示で直接、現地に入ったチームもあり、せっかく救援に来てくれたにもかかわらず統制がとれていなかった。ある避難所では複数の救護チームがバッティングする一方で、別の避難所には救護チームがまったく来ないという状況が生まれていた。

これらの救護チームはいつまでも石巻に残ってくれるわけではなく、彼らもまた貴重な〝医療資源〟である。この震災に対応するには、各避難所や救護所の医療ニーズに応じて効率的にチームを投入することが重要だった。何より、このまま各救護チームがばらばらに活動していては、まちがいなく救護の〝空白地帯〟が生じ、「震災関連死」（震災後、避難生活などの生活環境の急激な変化で体調を崩したり、病状が悪化することによって命を落とす死）が増加しかねないとの危機感が募った。

災害医療コーディネーター

統括

- 医師会・歯科医師会医療チーム
- 東北大医療チーム、石巻市立病院（地元）
- 東北大学との取り決めで派遣された大学医療チーム
- 県どうしの取り決めで派遣された病院医療チーム
- 日赤救護班
- 精神科医師団
- 自衛隊医療班
- 薬剤師会
- NPO医療組織（あとから参加）

図4−1　石巻圏合同救護チームの編成

そこで僕は3月18日から、宮城県や石巻医療圏の自治体、医療圏内の医師会・歯科医師会・薬剤師会、さらには東北大学や自衛隊などの関係各機関を回り、担当者の方々と直接会って、あるいは電話で調整を重ねた。こうして3月20日に立ち上がったのが、「石巻圏合同救護チーム」である（図4−1）。

これは、日赤救護班、各大学病院から派遣された救護チーム、宮城県を通して石巻医療圏に入る各都道府県の公立病院を中心とした救護チーム、宮城県や石巻市などの医師会や歯科医師会から派遣された救護チーム、さらにはＤＭＡＴや自衛隊など、すべての救護チームを、宮城県の災害医療コーディネーターである僕が一元的に統括し、すべてのチームが協働して震災と闘うためのコマンド（部隊）だった。

石巻圏合同救護チームを立ち上げるに際し、わずか数日間で自治体や地元医師会の合意と全権委任を取りつけることができたのは、やはり僕が震災1ヵ月前というぎりぎりのタイミングで、宮城県知事から災害医療コーディネーターを委嘱されていたことが大きかったと思う。また、第2章で詳述したネットワーク協議会により、自治体や地元医師会、さらには自衛隊などの関係機関と「顔の見える関係」を構築できていたことも奏功した。

これ以降、全国から石巻圏に集まった救護チームは、すべて石巻圏合同救護チームに参加することになった。参加チーム数は3月26日には最大59チーム（医師の数は100人）にまで増加した。北は北海道から南は沖縄まで、全国各地から参集してくれた、まさしく「オールジャパン」のチームである。

困難をきわめたチームの割り振り

だが、問題はこのチームをいかに効率的に運用するか、だった。

26日現在で石巻市内の死者は2127人、行方不明者は約2700人を数えていた。また合同救護チームの把握している圏内の避難所は302ヵ所で、避難所暮らしを余儀なくされている住民の数は4万3596人に達していた。さらに旧石巻市街では、浸水を免れた自宅の2階や3階で避難生活を送っている住民も多く、石巻市の推定では、それらの住民も合わせた避難者総数は約7万人にのぼっていた。

石巻赤十字病院に搬送される患者の数も1日平均300人と、震災発生から2週間以上が経過しているにもかかわらず、一向に減る様子を見せなかった。

これまでの災害医療の常識では、発生から2週間も経てば急患数は平常時に戻るとされていた。2004年の新潟県中越地震や、2008年の岩手・宮城内陸地震でもそうだった。このため僕自身も「2週間乗り切れば何とかなる」と思っていたのだが、その2週間が過ぎても、急患が減る兆しは見えなかった。ここに至って僕は初めて、今回の震災はもはや災害医療の常識を超えた「巨大災害」であることを認識し、これは相当に長期的で、大規模な救護活動が必要となることを覚悟した。

ところが、救護チームの1チーム当たりの平均活動期間はせいぜい4〜5日である。さらに、これだけ多くの救護チームが参加したため、たえず数チームが短期間で出たり入ったりする状況が続いていた。したがって、各救護チームの活動状況を合同救護チームの本部がつねに把握し、管理・運営することは至難の業だった。

もう一つの大きな問題は、チームの「割り振り」だった。合同救護チーム発足当初は、石巻赤十字病院内での診療支援や、300ヵ所を超える避難所の巡回、さらには病院に近い蛇田《へびた》地区と石巻専修大学に設けた「拠点救護所」をどのチームに担当してもらうかを毎日、本部で決めてい

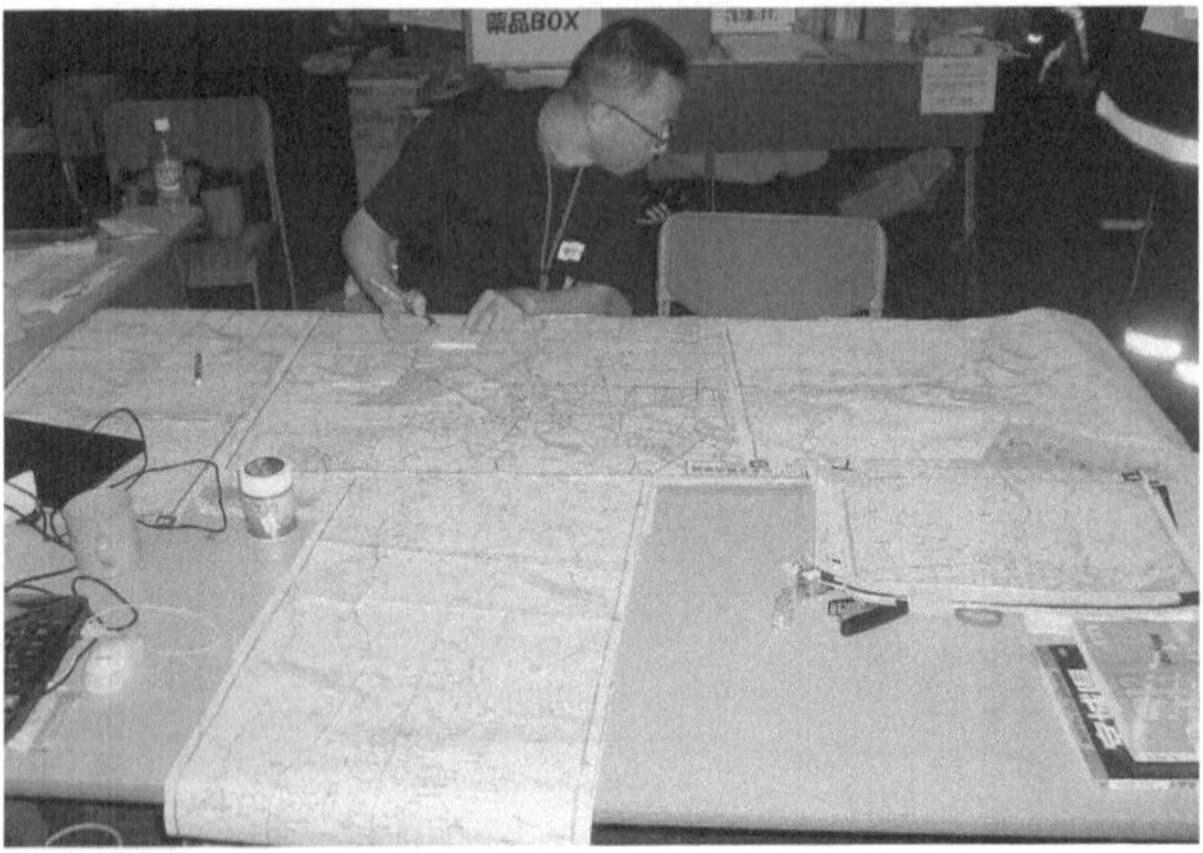
チームの割り振り作業は煩雑をきわめた

た。
蛇田地区と石巻専修大に拠点救護所を設けたのは、石巻赤十字病院に殺到する患者のうち、とくに「緑」エリア、つまり「軽症」の患者数が膨大で、ほかのエリアのトリアージに支障をきたしていたからだ。病院の負担を軽減するため近くに救護所を設け、「緑」の患者は救護チームが治療にあたることにしていたのである。
各救護チームは、避難所の巡回や救護所での活動を終えると、夕方に石巻赤十字病院内の合同救護本部に戻ってきた。それから本部で地図を広げ、ほかのチームとバッティングしないよう、また〝空白地帯〟ができないよう、ブレーンの先生方を中心に翌日巡回する避難所や救護所を割り振っていた。この割り振り作業は膨大な手間と時間を要し、作業は連日、深夜まで及んだ。

想定をはるかに超えた「巨大災害」である以上、救護活動の長期化は避けられず、このままでは本部要員の体力がもたないのは明らかだった。

さらに、たとえばある県の大学病院から派遣された救護チームが担当していた避難所を、その救護チームの撤退後、まったく別の県の医師会から派遣された救護チームが引き継いだ場合、その避難所の衛生状態や医療ニーズなどの情報がうまく伝達されないということも起こっていた。

エリア・ライン制の確立

なんとかしてこの状況を改めなければならないと考えた僕は、まず、内藤先生や丸山先生らと協議し、避難所の分布状況や、救護ニーズの高い重点避難所の数などをもとに、石巻医療圏を14の「エリア」に分けることにした。このエリア分けについては、長岡赤十字病院の江部《えべ》克也先生が3月22日に作成してくれた「避難所レポート」が大変役に立った。

江部先生は3月22日時点での医療ニーズや各救護チームの巡回状況を、石巻医療圏内の各地区に点在する避難所ごとにリサーチし、それらが一目でわかるような一覧表にしてくれたのだ。

たとえば前述の渡波小学校の避難所については、受診ニーズは〈連日必要だが、Dr（医師）が3名なら、2日に1回のローテーションでも可〉、湊小学校なら〈3～4日に1回の受診で可だが、できれば（巡回診療の）予告を〉などと、各避難所の受診ニーズや必要な巡回ペースがきわめて簡潔に記されていた。

また渡波中学校では〈島根県医師会の救護チームが3月24日までの予定で診療していたが、当面は定点（救護）の方向で考えている〉など、レポートには各救護チームの予定や、意向も記されていた。

さらに各避難所のある地域の全体状況も、地区ごとに総括がなされていた。たとえば3月22日時点で医療ニーズが低かった〈石巻駅周辺〉を例にとれば〈この地区は、こちらから派遣する重点避難所はありません。3日（に1回の巡回）ローテーションにするなら、蛇田地区と組み合わせても、よろしいかと思います〉といった具合である。

この江部先生のレポートを参考に、図4-2のようにエリアを分けた。

さらに、合同救護チームに参加してくれる医療チームには、少なくとも1ヵ月程度、継続的な救護活動を行ってもらうようお願いして、派遣元（病院や医師会など）であらかじめ「第1班」「第2班」「第3班」……というように複数班で参加してくれるよう調整を依頼した。たとえば近畿地方の大学病院なら「近畿地区大学ライン」として一つにまとめ、「大阪大―京都大―滋賀医科大」と、現地入りの順番を派遣元のほうで調整してもらうのである。これは東北大学病院長の里見先生の発案で、里見先生はこの班体制を「柱」と呼ばれていたが、先生より若い僕たちはカッコをつけて「ライン」と呼ぶことにした。

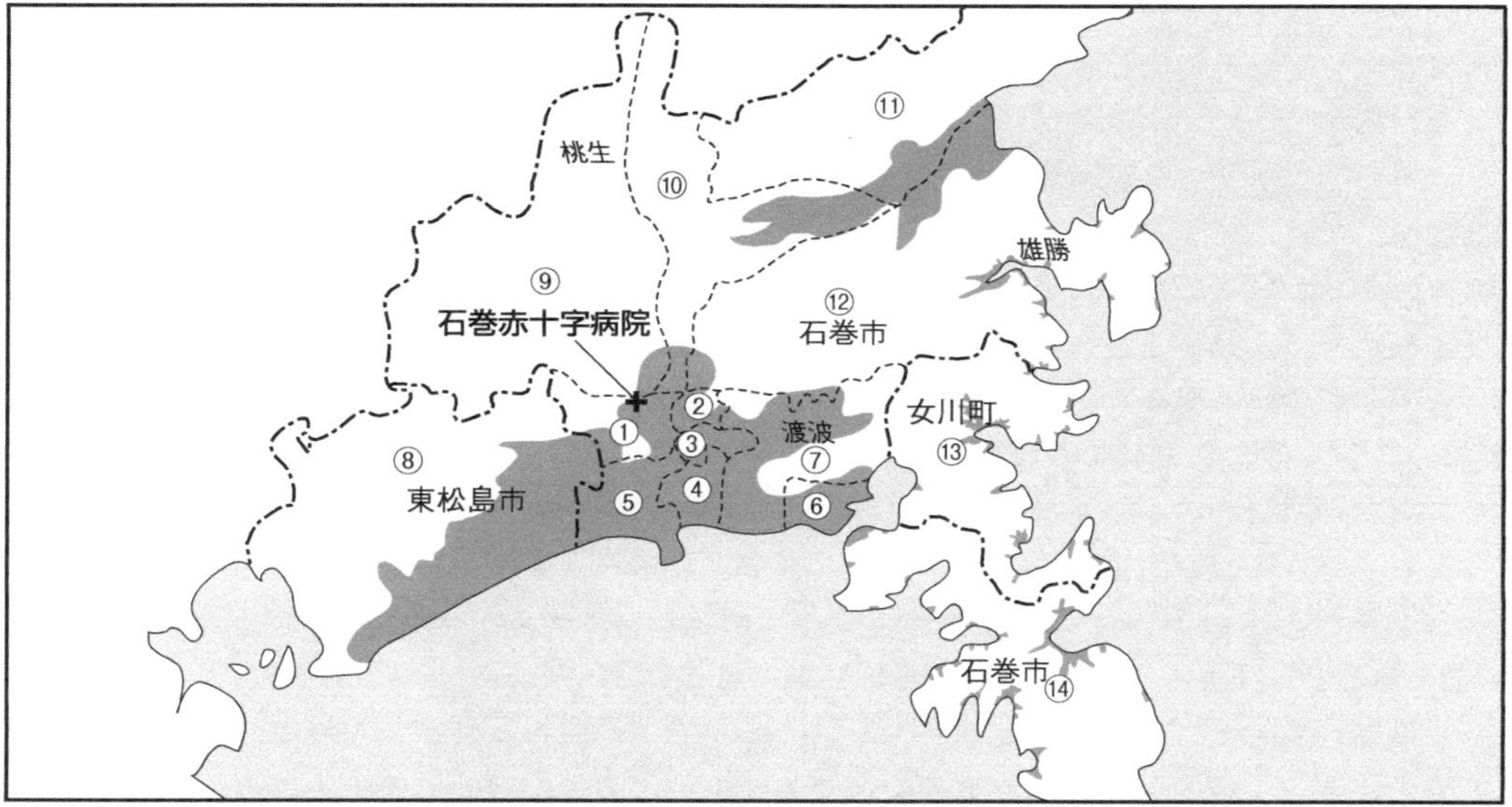

図4-2 エリア・ライン制発足当初のエリア（グレーの部分は浸水地域）

こうして、医療ニーズの高いエリアは4〜5ライン、低いエリアは2ラインというように、ニーズに応じてエリアごとに必要なライン数を決め、割り振っていく「エリア・ライン制」を確立したのである。

エリアごとのライン割り振りは、合同救護チーム本部が一元的に管理し、継続的に記録された（図4-3）。

さらに各エリアを担当するラインの中で、継続的な医療支援が可能と表明してくれたラインには「幹事ライン」に就いてもらった。避難所の巡回順序、チームのローテーション、アセスメントシートの取りまとめなど、エリア内の活動はすべて各エリアの幹事ラインに一任して、いわば「活動の自治」を行ってもらうことにした（図4-4）。

3月28日を例にとると、▼エリア1、2、3は日赤の救護班、エリア4は兵庫県医師会の救護チーム▼エリア5は長野県ライン（3ライン派遣）のチーム▼エリア6は「日赤3ブロック」ライン（日赤は全国を6ブロックに分けていて、3ブロックは北陸と近畿の一部）▼エリア7も「日赤3ブロック」ライン▼エリア8は熊本赤十字病院ライン▼エリア9と10は「日赤医療センター」ライン▼エリア11は愛媛県ラインと広島県医師会ライン▼エリア12は石川県ライン▼エリア13は鳥取県ライン▼エリア14は熊本大学の救護チームが、それぞれ幹事を担ってくれた。

また救護チームの中には「土日のみ参加可能」「ライン化はできないが個別の救護チームとし

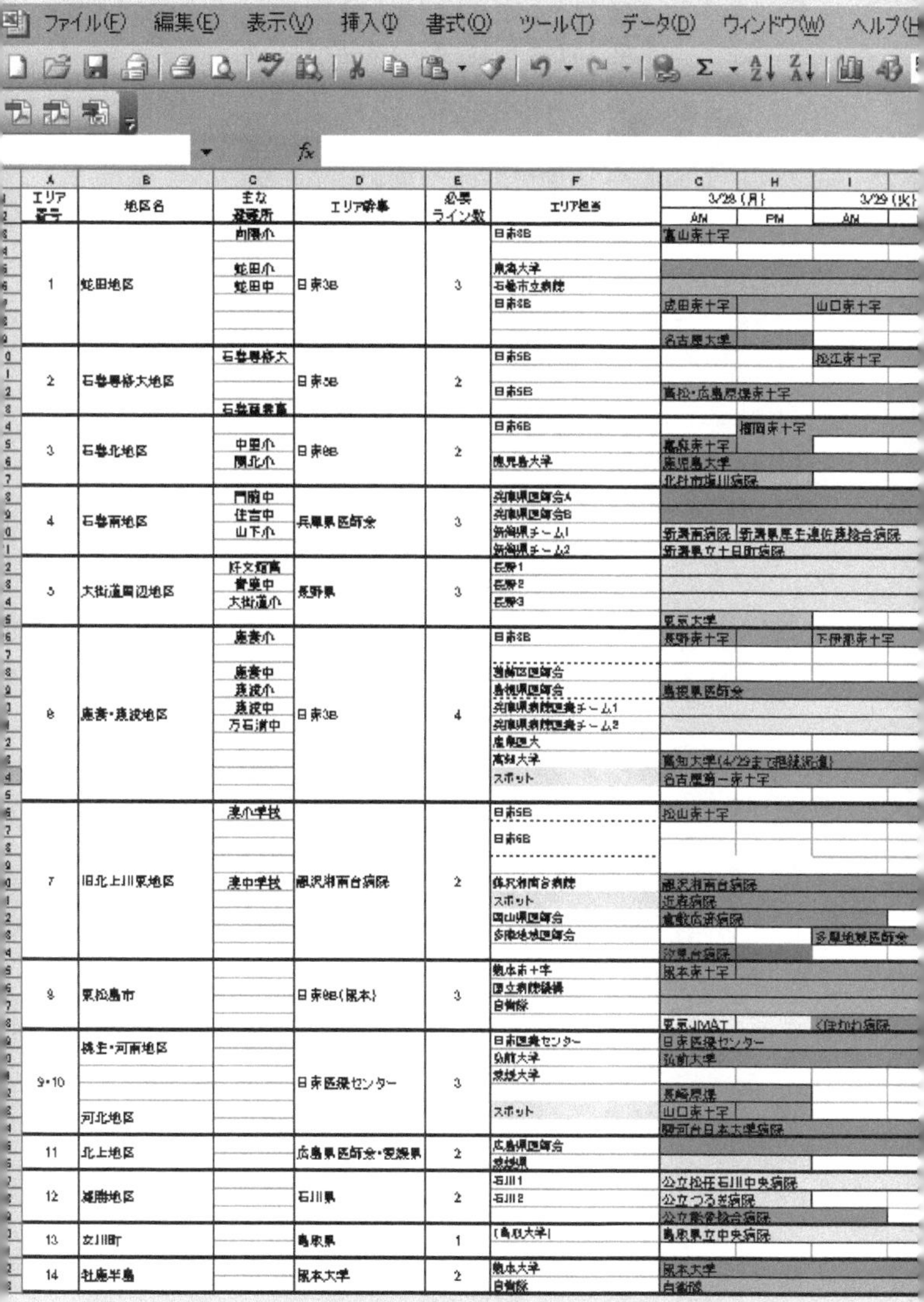

エリア番号	地区名	主な避難所	エリア幹事	必要ライン数	エリア担当	3/28(月) AM	3/28(月) PM	3/29(火) AM
1	蛇田地区	向陽小	日赤3B	3	日赤3B	富山赤十字		
		蛇田小			東海大学			
		蛇田中			石巻市立病院			
					日赤3B	成田赤十字		山口赤十字
						名古屋大学		
2	石巻専修大地区	石巻専修大	日赤5B	2	日赤5B			松江赤十字
					日赤5B	高松・広島原爆赤十字		
		石巻商業高						
3	石巻北地区		日赤6B	2	日赤6B		福岡赤十字	
		中里小				高槻赤十字		
		開北小			鹿児島大学	鹿児島大学		
						北杜市塩川病院		
4	石巻南地区	門脇中	兵庫県医師会	3	兵庫県医師会A			
		住吉中			兵庫県医師会B			
		山下小			新潟県チーム1	新潟南病院	新潟県厚生連佐渡総合病院	
					新潟県チーム2	新潟県立十日町病院		
5	大街道周辺地区	好文館高	長野県	3	長野1			
		青葉中			長野2			
		大街道小			長野3			
						東京大学		
6	鹿妻・渡波地区	鹿妻小	日赤3B	4	日赤3B	長野赤十字		下伊那赤十字
		鹿妻中			[illegible]医師会			
		渡波小			島根県医師会	島根県医師会		
		渡波中			兵庫県病院医療チーム1			
		万石浦中			兵庫県病院医療チーム2			
					[illegible]医大			
					高知大学	高知大学(4/29まで継続派遣)		
					スポット	名古屋第一赤十字		
7	旧北上川東地区	湊小学校	藤沢湘南台病院	2	日赤5B	松山赤十字		
					日赤6B			
		湊中学校			藤沢湘南台病院	藤沢湘南台病院		
					スポット	近森病院		
					岡山県医師会	倉敷広済病院		
					多摩地域医師会			多摩地域医師会
						汐見台病院		
8	東松島市		日赤8B(熊本)	3	熊本赤十字	熊本赤十字		
					国立病院機構			
					自衛隊			
						東京JMAT		くぼかわ病院
9・10	桃生・河南地区		日赤医療センター	3	日赤医療センター	日赤医療センター		
					弘前大学	弘前大学		
					愛媛大学			
						長崎原爆		
	河北地区				スポット	山口赤十字		
						駿河台日本大学病院		
11	北上地区		広島県医師会・愛媛県	2	広島県医師会			
					愛媛県			
12	雄勝地区		石川県	2	石川1	公立松任石川中央病院		
					石川2	公立つるぎ病院		
						公立能登総合病院		
13	女川町		鳥取県	1	[鳥取大学]	鳥取県立中央病院		
14	牡鹿半島		熊本大学	2	熊本大学	熊本大学		
					自衛隊	自衛隊		

図4-3 合同救護チーム本部が記録するラインの割り振り

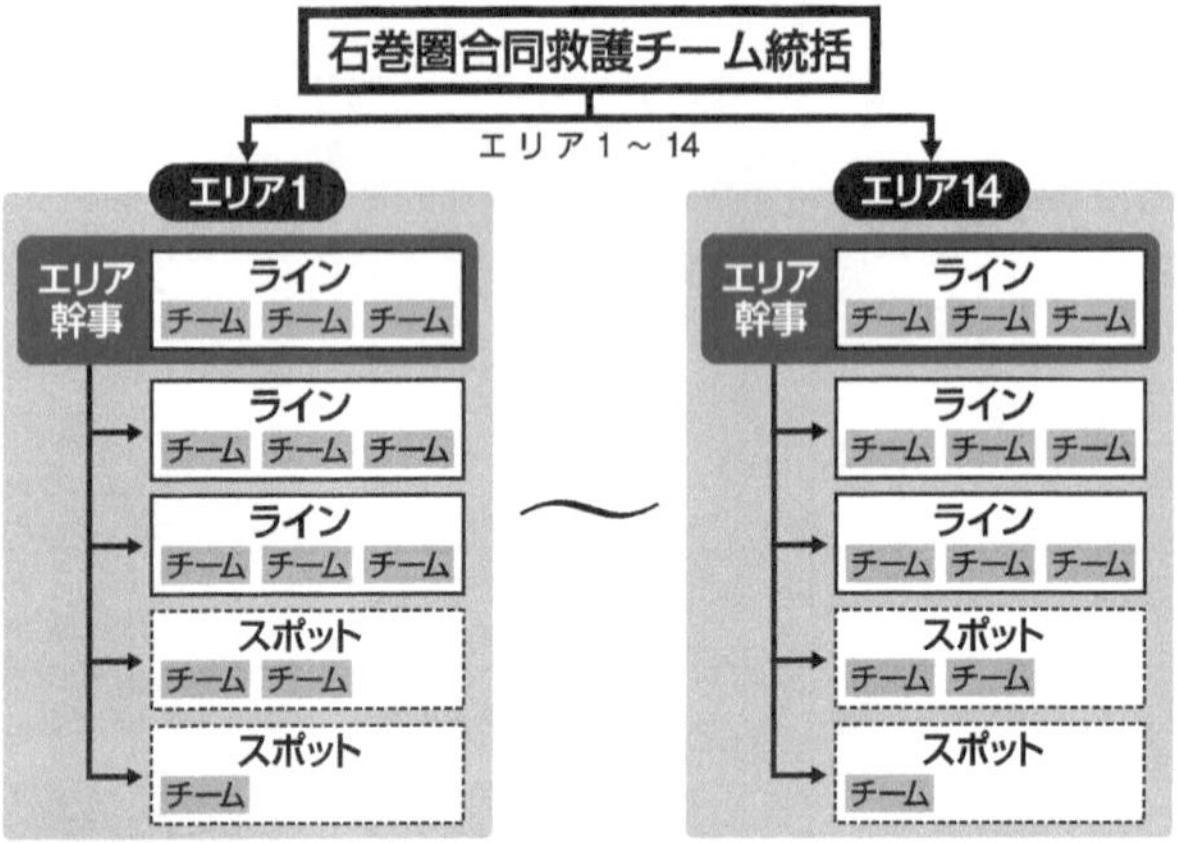

図4−4 エリア・ライン制の編成

てなら参集可能」というチームもあったので、それらの短期参加型のチームは「スポット」と呼んで、そのつど各エリアに割り振った。

このエリア・ライン制を3月28日に導入して以降、それまで本部に連日、課せられていた〝列車ダイヤ調整〟並みのチーム管理・運営業務の負担は大幅に軽減された。また、後続チームへの申し送りや情報伝達もスムーズになった。

それまでは毎日、朝と夕方の2回、救護チーム全員が本部に集まって開いていたミーティングも、朝のミーティングはエリアごとで行い、全体ミーティングは夕方のみとすることができた。全体ミーティングではエリアごとの要望や意見を集約し、各エリアにフィードバックするとともに、チーム全体の活動方針を決めていった。

「エリア15」は「ショートステイベース」

3月末からは、圏内の中でもとくに避難所の衛生環境が劣悪で医療ニーズが高いエリア6とエリア7の避難所に、拠点救護所を新たに設けることにした。

というのも、そのころ避難所で生活していた被災者の中には、昼間は自宅やその周辺の片づけに出かけ、夕方になって避難所に戻るという生活をしている人が多かったからだ。このため、救護チームが巡回診療に訪れても受診できない人が多いというミスマッチが生じていた。これらの避難所に救護所を設け、救護チームが常駐すれば、ミスマッチが防げるだけでなく、避難所周辺の住民も受診することができる。

3月29日に市立万石浦《まんごくうら》中学校、4月5日に渡波小学校と湊小学校、11日に松並地区の4ヵ所に新たに拠点救護所が開設され、診療はそれらの救護所があるエリアのラインが担当した。ちなみに松並地区に設けられた救護所は地元企業「宮城ヤンマー」の社長で、石巻商工会議所の会頭でもある浅野亨さんが、松並の本社敷地内に建てたプレハブを提供してくれたものだった。このため僕たちはこの救護所を「松並ヤンマー」と呼んでいた。

また4月8日には、新たに「エリア15」が加えられた。

当時、石巻市内では避難所の衛生状態が悪いために体調を崩したり、喘息《ぜんそく》の症状を悪化させた

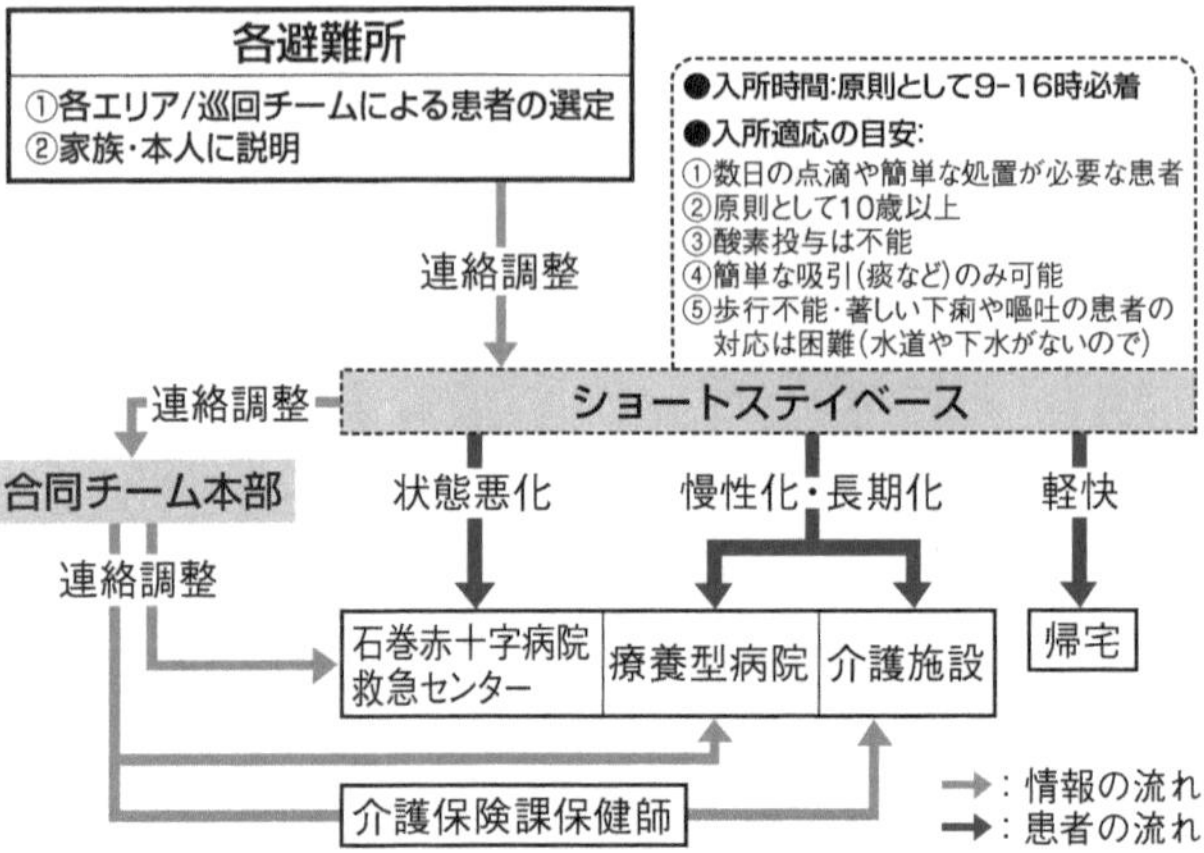

図4-5 ショートステイベースへの搬送の流れ

りする子供たちが相次いでいた。ふだんなら治療後、自宅で療養すれば回復に向かう程度の症状でも、避難所に戻ったため悪化するというケースも続いていた。

この惨状を見かねた「日本看護協会」の看護師らの訴えで、経過観察を要し、数日間の点滴や簡単な処置などが必要な被災者のために、石巻ロイヤル病院の4階フロアを「ショートステイベース」(病院ではなく質のよい避難所)として開設し、これを「エリア15」としたのである。石巻ロイヤル病院は療養型の民間病院で、4階フロアを使用していなかったため宿泊可能な救護所として使わせてもらったのだ(図4-5)。もともとは倉庫代わりにしていたため水は出なかったが、食事は石巻市から弁当などが支給されることになった。

「エリア15」の責任者には、石巻赤十字病院救命救急センター長の石橋悟医師に就いてもらった。

実はこの「エリア15」を新設した狙いはもう一つあった。３００ヵ所の避難所でいざ、インフルエンザなどの感染症が発症したとき、この「ショートステイベース」に患者を数日間隔離すれば、感染爆発を防ぐことができると考えたのである。

現状に合わなければ「即変更」

しかし、これらのエリアやライン数は固定しなかった。限られた数の救護チームをより効率的に運用するためである。各エリアから上がってくる避難者数や衛生環境、受診者数などのアセスメントデータ、さらにはエリアごとの個別ヒアリングによって医療・救護ニーズを毎日、把握・評価していき、必要に応じて複数のエリアを統合したり、あるいは一つのエリアを複数に分割したりした。また、医療ニーズのなくなったエリアはただちに活動を終了した。

エリア・ライン制を導入した3月28日の夕方には、「エリア９」のライン幹事を務めた日赤医療センター救護チームの報告により同エリアの医療ニーズが少ないことが早くも判明したため、その日のうちに「エリア９」を「エリア10」に吸収することを決めた。

逆に医療ニーズが高い「エリア６」は3月31日に2分割、４月６日には3分割した。さらに27日には▼鹿妻地区を６―A▼渡波地区を６―B▼渡波小学校に設置した拠点救護所を６―C▼

エリア番号		地区名	主な避難場所と必要なライン数		エリア担当	4/28(月)の担当 AM PM
4		石巻南地区	門脇中 住吉中 山下小 石巻中	3	兵庫県医師会A 兵庫県医師会B 新潟県チーム1 新潟県チーム2	兵庫県医師会A 兵庫県医師会B 新潟県チーム1 新潟県チーム2
5		大街道 周辺地区	好文館高 青葉中 大街道小	3	長野A 長野B 長野C	長野A 長野B 長野C
6	6－A	鹿妻地区	鹿妻小	2	兵庫県病院医療チーム1 兵庫県病院医療チーム2	姫路医療センター 県立尼崎
	6－B	渡波地区	万石浦中	1	徳島県	徳島県
	6－C	渡波 小救護所	渡波小 渡波中	3	愛媛大学 高知大学 鹿児島大学 産業医科大学 日赤3ブロック ジャパンハート	愛媛大学 高知大学 鹿児島大学 産業医科大学 富山赤十字 ジャパンハート
	6－D	松並ヤンマー		1~2	産業医科大学	

図4-6 4分割されたエリア6（4月28日時点）

「松並ヤンマー」救護所を6―Dと4分割した(図4―6)。また、4月に入って医療ニーズが減少した「エリア3」は5日に「エリア2」に吸収合併し、その「エリア2」の医療ニーズも10日にはなくなったため、同エリアでの活動は終了した。

これらエリアの統合、分割や医療ニーズの変化に合わせ、投入するラインの数も調整した。

たとえば4月27日に4分割したエリア6では、エリア内で最も避難者が多く、渡波小の救護所も抱える6―Cに当初は4ラインを投入したが、翌28日には、状況と人員のバランスを見直し、3ラインに変更している。

エリア・ライン化によって一つのチームがその地域に継続的に関わることができるようになったことは、新たな医療ニーズの発見、発掘に繋がった。夕方の全体ミーティングで上がってくる各チームからの報告、要望によって、活動方針を変更することもたびたびあった。

一例として、震災発生からちょうど2ヵ月を迎えた5月11日にはこんなことがあった。夕方の全体ミーティングで、岡山県医師会から派遣されたＪＭＡＴの救護チームからこのような提案がなされた。

「避難所には咳の症状を訴える被災者が多くみられますが、それらの咳患者には抗生剤を処方するよりも、マスクを配布したほうが有効なのではないでしょうか」

それまで救護チームでは、避難所に蔓延する咳の原因をウイルス性の感染症などによるものと判断し、抗生剤を処方することが多かった。しかしこの日、岡山チームのリーダーで、国立療養所「長島愛生園《あいせいえん》」の耳鼻科医である江谷勉先生は、湊小学校の救護所で、咳の症状を訴える被災者全員に喉頭《こうとう》ファイバー（耳鼻咽喉科などで用いられる鼻腔、咽頭、喉頭、食道を観察する喉頭内視鏡）検査を実施した。その結果によれば、咳の多くは、ウイルス性の感染症などからくるものではなく、瓦礫や乾いたヘドロの粉塵などに含まれる化学物質によるなんらかの物理的・組織的障害が原因ではないかとみられる、というのである。

この岡山チームによる報告と提案を受け、以後は咳患者への抗生剤の配布を控えることにした。さらに各救護チームが診察する患者の中に抗生剤を長期間投与している人がいる場合はいったん中止し、去痰剤《きょたんざい》と鎮咳剤《ちんがいざい》を出すことを決めた。また「N95」という防塵（微粒子用）マスクの備蓄を確認したところ3000枚あることがわかったので、これを積極的に避難所に配布することにした。

ところがミーティングに参加していた、ある自治体から派遣されていた保健所の方が、この決定に異を唱えた。その理屈はこうだった。

「N95マスクについてはその使用方法が避難所に十分伝わっていない。また数に限りがあるので、むやみやたらに配布すべきではない」

しかし、僕はこの異論を即座に却下した。岡山県医師会チームの検査によって、咳の原因が粉塵などに含まれる化学物質による物理的・組織的障害の可能性が高いと判明した以上、最優先すべきは防塵マスクの配布だった。

そもそも医療従事者で構成される救護チームが不必要なところにマスクを「むやみやたらに配布」するはずがなく、「使用方法が避難所に十分伝わっていない」のなら、各救護チームが配布の際に指導すればいいことである。そして万が一、3000枚の防塵マスクの備蓄が尽きたとしても、そのときは新たに調達するまでの話だ。事実、合同救護チームは震災から2ヵ月、そうやって幾多の難局を乗り切ってきた。

災害救護の現場に、「数が揃ってから配る」という〝お役所的な発想〟は不要である。実際に

3日後の14日、宮城県薬剤師会を通じて民間企業の「興和《こうわ》」から2万5000枚ものN95マスクの提供があり、防塵マスクの備蓄が尽きることはなかった。

エリア・ライン制のメリット

この防塵マスクの例のように、チームの活動範囲をエリアに限定することで、そのエリアでの情報収集を継続的に行えるようになり、先入観にとらわれずに各避難所の実情に即した対策がとれるようになった。さらに、ライン制によってチームどうしの情報伝達が容易になったことで、それらの貴重なデータをライン内で共有しやすくなった。エリア・ライン制の最大の「効果」はここにあると言っていいと思う。

また、宿泊や移動の手配などをルーティン化しやすいため、派遣元の業務が軽減されるのも小さくない利点である。だが、そのほかにもエリア・ライン制には、実施してみて初めて気づいた意外なメリットがあった。

それは、チームは変われども特定の地域のメンバーが継続して接することは、被災者の人たちにとっては精神的に「安心できる」ということである。これがたとえば、ある週は近畿のチーム、その翌週は九州のチームと、方言や文化が異なるメンバーが、目まぐるしく入れ替わりながら避難所にやってくるのでは、被災者は少なからずストレスを感じることになる。同じラインに属する一定の地域のチームと継続的に接することで、被災者もその地域への親近感が湧き、より早く、深く、チームのメンバーと心を通わせることができる、ということがわかったのである。これはエリア・ライン制を立ち上げた僕も予想しなかった効能だった。

なかには、避難所生活を終えた被災者がその後、親しくなったラインの地域を訪ねていき、メンバーと再会して〝旧交〟を温めたというケースもあったそうだ。

「われわれも何も食べていない」

エリア・ライン制の導入後、各救護チームからの提案や要望は、より多岐にわたるものとなった。僕は合同救護チームの統括として、それらの提案や要望が合理的で、かつ実行可能なものであれば、即採用、即実行することに決めていた。しかし、その中には「要望のための要望」「提案するだけの提案」としか思えないようなものもあった。

ある医師会から派遣された救護チームの中に、こんな〝要望〟をする医師がいた。

「避難生活の長期化が予想される状況下では、避難所の中でDV（ドメスティックバイオレンス＝家庭内、夫婦間暴力）が起こる可能性がある。DVを予防するために救護チームで被災者を啓蒙すべきだ」

これに対し、僕はこう答えた。

「それは結構なお話です。ではまず先生自らパンフレットを作って配布するなり、実現可能で具体的なプランをお示しください。そうしていただけましたら、救護チームでお手伝いいたします」

こう言うと、その医師は黙ってしまった。

また宮城県内のある医師は「救護チームで避難所の喫煙率を〝アセスメント〟し、その結果をもとに禁煙を推進する啓蒙活動を展開しろ」と〝提案〟してきた。その先生にはメールでこう回答した。

「あくまで救護チームの任務は『被災地の救護活動』であると考えています。まずは先生方で禁煙推進チームを結成して避難所を巡回し、各避難所で講演など行われてみてはいかがでしょうか。その際はぜひとも石巻圏合同救護チームにご登録いただければ、避難所のご案内など、最大限のご協力をさせていただきます」

その後、この医師からは「禁煙推進チームは断念します」とのメールをいただいた。

そして震災発生当初からだが、ことあるごとに「それは行政のやるべきことだ」「地元の医師会は何をしているんだ」と繰り返すチームもあった。

そのたびに僕は、石巻市や地元医師会も被災していることを説明した。実際、石巻市の職員は自ら被災しながらも住民のために懸命に働いていた。確かに僕自身も、震災後もなお、平時のような〝縦割り行政〟からなかなか抜け出せなかった石巻市の硬直的な対応に苛立《いらだ》ったことはあっ

日赤の救護服に身を包みミーティングを主宰する著者

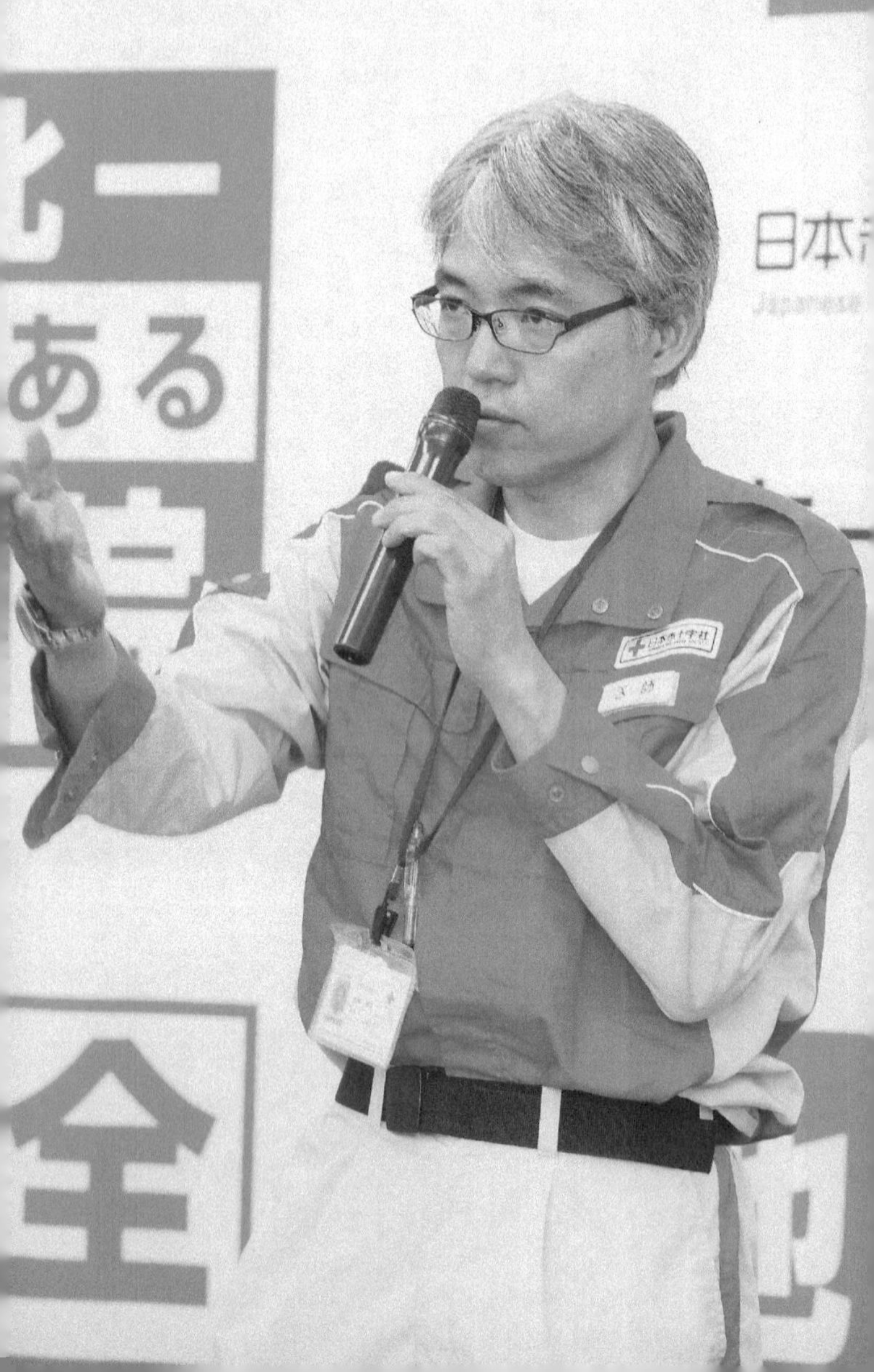

た。しかし、実際に目の下に隈《くま》をつくりながら被災者の対応にあたっている職員の姿を目の当たりにすれば、そんな文句を言う気も失せた。

そして現に、健康部健康推進課課長の庄司さんら市職員は、合同救護チームのカウンターパートとして、さまざまな要望に応えてくれていた。合同救護チームにとっては行政も重要な〝協働〟のパートナーだった。また追って詳述するが、合同救護チームの活動は、石巻市医師会や桃《もの》生《う》郡医師会など地元医師会の全面的な協力があったからこそ成り立っていたのである。

さらに津波で浸水した石巻市立病院の医師や看護師、そして保健師さんたちも合同救護チームに加わり、懸命に働いてくださった。

石巻赤十字病院が、石巻市立病院のスタッフと連絡が取れたのは発災から5日後、3月16日のことだった。翌日、発災後に散り散りになっていた市立病院のスタッフが石巻専修大に集まると聞き、僕も出向いた。地元の状況に精通する市立病院のスタッフにはぜひとも合同救護チームに加わってほしかったからである。伊勢秀雄院長にお会いすることができたので、「これから立ち上げる合同救護チームとぜひとも協働していただきたい」とお願いしたところ、快諾していただいた。

伊勢院長によれば、市立病院のスタッフは発災以降、市の方針により要介護の被災者を優先的に収容している市立稲井中学校と、旧河南《かなん》町にある市の施設「遊楽館」に設けられた避難所を運営するとともに、牡鹿半島にある市立牡鹿病院への診療支援を行っているという。このため「協働はするが、救護チームを組織して避難所を巡回することは難しい」とのことだった。

そこで僕は、市立病院には当時、定点救護所として運用していた石巻専修大と蛇田中学にスタッフを派遣してもらい、定点救護所での診療支援をしてもらおうと考えた。

というのも、定点救護所では当時、麻薬処方の問題を抱えていたからである。オピオイド鎮痛薬などの医療用麻薬は、災害救助法で「救護薬」と認められていないため、救護チームでは処方ができない。それよりなにより、全国から駆けつけてくれた支援チームの医師は、宮城県の麻薬施用者登録をしていないため、石巻赤十字病院の麻薬処方箋も切れない。

そのため僕はそれまで、定点救護所に麻薬施用者登録済みの石巻赤十字病院の医師を派遣し、現地で処方箋を発行し、薬は患者または家族に石巻赤十字病院まで取りに来てもらうという方法をとっていた。

なんとかこの問題を解決したかった僕は、市立病院外科部長の内山哲之先生に定点救護所での診療支援をお願いしたところ、19日から毎日、石巻専修大と蛇田中に市立病院スタッフを数名ずつ派遣してくれることになった。この市立病院の協力によって、押し寄せる急患に忙殺される石巻赤十字病院から、無理を言って医師を救護所に派遣する必要がなくなった。僕は自らが被災しながらも救護チームを支えてくれた市立病院のスタッフに対し、感謝の念でいっぱいになった。

ところがその19日になって、今度は内山先生から相談をもちかけられた。市の方針により前述の稲井中と遊楽館の避難所に派遣された市立病院のスタッフの食糧がないという。

「これでは兵站《へいたん》を無視した旧日本軍と同じじゃないか……」

そう思った僕はさっそく、その日行われた石巻市や医師会との合同救護チーム立ち上げに向けた協定の席で、市に対し現場の職員に食糧を配給するよう依頼した。さらに翌日、宮城県との協議の席でも「石巻市職員もきっちり食べられるよう、県としてもご配慮ください」と訴えた。

しかし翌21日、市の担当者に「職員への食糧配給はどうなりましたか?」と尋ねたところ、なんと「市の倉庫にも食糧などない。われわれも何も食べていない」という返事だった。しかたなく県に再度、被災者や市職員のための食糧の確保と提供を強く要求したのだが、それほどまでに石巻市の被災レベルは甚大だった。

動かなければ命は救えない

こうした状況にもかかわらず「それは行政のやるべきことではないか」「地元医師会は何をしているんだ」といきりたつチームに対して、僕はいつもこう言った。

「ご意見ごもっともです。ですが、そういう『べき論』や『そもそも論』はもう聞き飽きました。災害現場に〝評論家〟はいりません。ここでは具体的で、実行可能なプランだけをご提示ください。理屈を言うのは簡単ですが、動かなければ命は救えません」

災害救護の現場に必要なのは、次々に現れる問題に際し、「こうあるべき」とか、「誰がやるべき」などという「べき」論を唱えることではなく、「どうするか」「どうしたらできるのか」と救護者一人ひとりが知恵を絞り、みなで協力して実現可能な解決策を生み出すことである。もたもたする時間的な余裕はなく、ないものねだりをしても意味がない。さらには人のせいにしたり、やらない理由を探しても、事態は何ら好転しない。

また、なかには「救護チームをなぜ日赤が仕切っているんだ」と組織論をもちだして疑問を呈する人たちもいた。このため僕は、初めて合同救護チームに参加する救護チームに、石巻市の被災状況や地元医師会の現状、石巻圏合同救護チームの成立過程や活動方針やコンセプト、エリア・ライン制導入に至るまでの経緯などを、スライドを用いた詳細なオリエンテーションによって説明し、理解してもらえるよう努めた。

繰り返すが、僕が合同救護チームの統括として心がけていたことは、各救護チームから出された提案や要望は、それが具体的、合理的で実行可能なものであれば即、採用し、すぐに実行に移すことだった。だが、「要望のための要望」や「提案するだけの提案」、さらには評論家的意見など、**災害救護に携わる者として疑問に思うような言動には毅然とした態度で臨んだ。このことが逆にお互いの信頼関係を生んだと思っている。**

ボランティアのこと

もちろん、合同救護チームの統括である僕自身が予断や偏見にとらわれ、正しい判断ができなかったり、誤解していたりしたケースも多々あった。しかし僕は自分が間違っていたと思ったら即、訂正し、改めるべき点に気づいたら即、改めた。

4月27日、夕方の全体ミーティングで、救護チームの中からこんな質問が出た。

「ゴールデンウィークには被災地に多くのボランティアが来ると思うのですが、その人たちがケガや病気をした場合、救護チームとしてはどう対処すればいいのですか？」

それまでも合同救護チームでは、被災者だけでなく、被災地でケガや病気をしたボランティアを治療、診察したことが何度かあったが、多くのボランティアの到来が予想される連休を控え、あらためて彼らに対する救護チームの姿勢を問われたのだ。

これに対し、僕はこう答えた。

「合同救護チームの一義的な目的は被災者の救護にあります。ただし、自衛隊や消防、警察など関係機関の人たちは任務として被災者救護を行っていますので、彼らがケガや病気で来られた場合は積極的に対処してあげてください。しかし、ボランティアの場合は、まずは開業医の先生方の受診を勧め、どうしてもという場合は〝消極的に〟診療することとしましょう」

僕が〝消極的に〟と答えたのにはわけがあった。そのころには石巻市街では開業医が徐々に復活しつつあり、チームによる過剰な救護が地域医療復興の妨げになることが懸念されはじめていた。被災者はもちろん、復興事業に携わる業者やボランティアが開業医に診てもらえば、地元医療の再生に寄与することになる。

だが、それ以上に僕の中には「ボランティア」と称する人たちに対する偏見があった。

震災発生直後の3月23日のことだった。

その日の夜、あるボランティア団体から「連携しましょう」という話があったので、僕は救護チームが作成した避難所アセスメントのデータを持って、ある学校まで出向いた。石巻市内で活動するボランティアやNGO、NPOなど30前後のグループが、そこを拠点としていた。ちょうどそのころ救護チームの間では、避難所の劣悪な衛生環境、とくにトイレ環境が問題になっていたので、アセスメントデータを提供する代わりに、ボランティアにもトイレ清掃への協力をお願いしようと考え、統括の僕が説明に赴くことにしたのである。

学校内の教室には、50人ぐらいの若い男女が集まっていた。僕はそこで、救護チームが調査してくれたアセスメントデータを配布し、避難所の劣悪なトイレ環境が感染症の蔓延に繋がる危険性などについて説明した。だが、そこにいた男女はこちらの話を真剣に聞いているようには見えなかった。

それでもひと通りの説明を終えて協力を求めたあと、これ以上いてもしかたなさそうなので帰ることにしたのだが、1階の出口になっている自動ドアが開かず、出られなかった。ふとその脇の教室に目をやると、明かりが灯っていた。そこで出口を尋ねようと、扉を開けた途端、教室の中にいた30人近くの若い男女が一斉にこちらを見た。彼らの足元には七輪が置かれ、教室内には焼き鳥の匂いが充満していた。そして彼らの手にはビールが……。つまり彼らはそこで酒盛りをしていたのだ。

その光景を見て、頭に血が上るのが自分でもわかった。何も言わず扉を閉め、やっと見つけた別の出口から駐車場に向かう。すると、そこにもテントが張られ、芋煮やバーベキューをする若い男女が嬌声を上げていた。

災害発生から1ヵ月以上も経っているならまだしも、だ。2週間も過ぎていない段階で飲酒するなど、災害救護の世界では言語道断だった。

何よりその時点で、石巻市だけでも2000人以上が亡くなり、同じくらいの数の人々が行方不明になっていた。かけがえのない家族を津波に奪われ、いまだに捜し続けている人たちの気持ちを考えれば、また劣悪な衛生環境下で、菓子パン1つ、おにぎり1個で避難生活を送っている被災者のことを思えば、到底、酒を飲んで大騒ぎする心境になどなれるはずがない。

このとき僕は「こういう奴らとは絶対に組めない」と思うと同時に、一瞬たりとも彼らの協力を得ようとした自らの不明を恥じた。

もちろん、簡易手洗い装置設置のときの国士舘大学の学生たちの例を持ち出すまでもなく、「ボランティア」と呼ばれる人たちがすべて、あの連中のような人間ではないことはわかっていた。石巻赤十字病院にも多くのボランティアが駆けつけ、患者の誘導や物資の運搬などでスタッフの大きな助けになってくれていることも知っていた。しかし、発災直後の被災地で酒盛りし、ドンチャン騒ぎをしていた連中への怒りが、ボランティアなるものへの強烈な嫌悪感を僕に植えつけた。

ただ、合同救護チームの方針はもちろん、僕一人の考えで決まるものではない。また実際に避難所のトイレ清掃をこのまま被災者にまかせておけば、感染症が蔓延する危険があった。かといって多くの避難所を巡回する救護チームに清掃までする余力はない。

そこで、トイレをはじめとする清掃を「石巻NPO支援連絡会」（現・石巻災害復興支援協議会）という複数のボランティア団体のネットワークにお願いすることにした。しかしボランティアへの不信感を引きずっていたため、僕が具体的に清掃の依頼をしたのは4月28日が初めてであった。この時期になっても大街道地区にあった「釜《かま》会館」という避難所の1階部分がヘドロでドロドロのままだったので、やむなく「ダメもと」のつもりで頼んでみたのである。ボランティアからは、4月30日に清掃するという連絡があった。

その日、午後になって釜会館を見にいった。するとどうだろう。依頼に応じて避難所の清掃にあたってくれたボランティアたちは、本当に一生懸命に取り組んでくれていた。彼らの働きぶりは、少しでも避難所の衛生環境をよくしたいという思いが伝わってくるものだった。僕は彼らに感謝すると同時に「ボランティア」と呼ばれる人たちに対する認識を改めた。

しかし、それでもなお、彼らに自衛隊や警察、消防の人たちと同じように信頼をおくことには僕のなかで抵抗があった。

4月末の合同救護チームの全体ミーティングで、ボランティアに対する治療や診療について「〝消極的に〟対処する」と答えたのは、こうした理由からだった。

だが、のちに僕は「ボランティア」に対する偏見が完全に払拭される出来事に遭遇した。

5月の20日を過ぎたころだった。「エリア12」（雄勝《おがつ》地区）の避難所を視察に回っていたとき、側溝に溜まった泥を懸命にスコップで掻《か》き出している若者のグループに遭遇した。彼らはみな、上下つなぎの作業服にブーツや長靴を履き、ヘルメットに手袋、防塵マスクにゴーグルという〝完全防備〟で、黙々と作業を続けていた。何人かの若者たちは傍らで休憩をとっていたが、汗まみれの顔には疲労が色濃くにじんでいた。

ゴールデンウィークが過ぎると、一時の「ボランティアブーム」は去りつつあるように見えた。しかし、依然として被災者は自宅周辺の瓦礫や震災ゴミの撤去に頭を悩ませ続けていた。そうしたときに活動を続けていた彼らはまさに、筋金入りの災害ボランティアというべきであり、黙々と泥を掻き出すその姿は神々しくさえ見えた。

「こういう〝本物〟の若者たちもいるんだ……」

彼らの姿を目の当たりにして僕はようやく、それまでの考えを改めるに至った。

自分が間違っていたことがわかると即、訂正し、実行することにしていた僕は、その数日後の全体ミーティングで、石巻赤十字病院のメンバーから「ボランティアのケガの受診が、準夜帯（18時〜0時）以降に増えている」という報告を受けると、4月末とはうってかわって「ボランティアのケガも救護チームで見てあげましょう」と提案した。

さらに数日後、前述の泥を掻き出す若者たちがいたエリア12を担当していたラインから「釘を踏んだボランティアに破傷風トキソイド（予防接種）をやってもいいですか？」と尋ねられると「どしどしやって！」と答えた。

だが、実はこの破傷風トキソイドをめぐっては、一つ問題があった。

欠かせない地元の医師たちの理解

この震災では、被災者が瓦礫でケガをし、また津波に浸かったことで傷口から細菌が入り、破傷風に感染することが懸念されていた。石巻赤十字病院にも破傷風による急患が何人か認められた。このため合同救護チーム内では「ケガをした被災者には積極的にトキソイドをやるべきだ」という意見もあった。

幸いなことに全国の病院からの支援を受けた石巻赤十字病院には4月20日の時点で３８００本のトキソイドがあり、数のうえでは比較的余裕があったのだが、合同救護チームには救護所でトキソイドを打つことに躊躇《ちゅうちょ》があった。

というのも、破傷風トキソイドは保険診療の対象外で、通常、開業医で受ければ有料となる。しかし救護所ならば、災害救護の範囲内なので無料で受けられる。そのためチーム内で「救護所での破傷風トキソイドは、地域医療の復興を妨げるのではないか」と議論になっていたのだ。

そこで僕は、宮城県東部保健福祉事務所（石巻保健所）所長の大久保久美子先生に、救護所でトキソイドを打つべきか否かを相談した。すると大久保先生は即座に「医師会が問題なしとするなら、かまわないんじゃないですか」と言ってくれた。そこで石巻医師会の舛会長と、桃生郡医師会の伊東正一郎会長に連絡して是非を尋ねると、2人とも二つ返事で了承してくれた。こうして、救護所でも破傷風トキソイドを打つことが決まった。**救護チームの活動は、地元の医療関係者の理解が得られないと成り立たないのである。**

石巻医療圏内でも避難所の衛生環境がとくに劣悪で、医療ニーズが高かったエリア6（鹿妻・渡波地区）とエリア7（旧北上川東地区）に4ヵ所の拠点救護所を設けたことは前述したが、このときも救護チームは必ず地元の開業医を回り、承諾を得るようにしていた。救護チームの活動が地域医療の再生を妨げるようなことになってはならないし、何より他人様の地元で医療活動をする際に〝仁義を切る〟のは同じ医者として最低限の礼儀だからだ。

また、合同救護チームとしては、全国から石巻に集まった医療支援の「窓口」には自分たちがなり、一時的に被災地の医療は引き受けるので、その間に地元の開業医には再起に集中してもらいたい、という思いがあった。地域医療が復活しないことには、救護チームが撤退できないからである。結果として地元の開業医はみな、拠点救護所の開設を快く受け入れてくれたのである。

だが、5月に入っても依然として医療ニーズが減らないエリア6には、仮設診療所を設けることも検討する必要に迫られた。となると、いよいよ地元開業医への営業妨害になりかねない。そこで僕は地元の「久門医院」の久門俊勝先生にお伺いを立てた。久門先生は石巻市医師会の副会長や理事も務める地元の重鎮で、自身も被災しながら発災1週間後には万石浦小学校で診療を始め、10日後には医院を再開していた。

僕の話を聞くと久門先生は「石井先生が（仮設診療所が）必要だと思われるなら、どうぞ、そう（開設）してください」と二つ返事で快諾してくれた。

結局、その後は医療ニーズが減少したので仮設診療所は開設せずにすんだが、合同救護チームの活動は、このような地元医師会の理解と協力に支えられていたのである。

第5章

協働

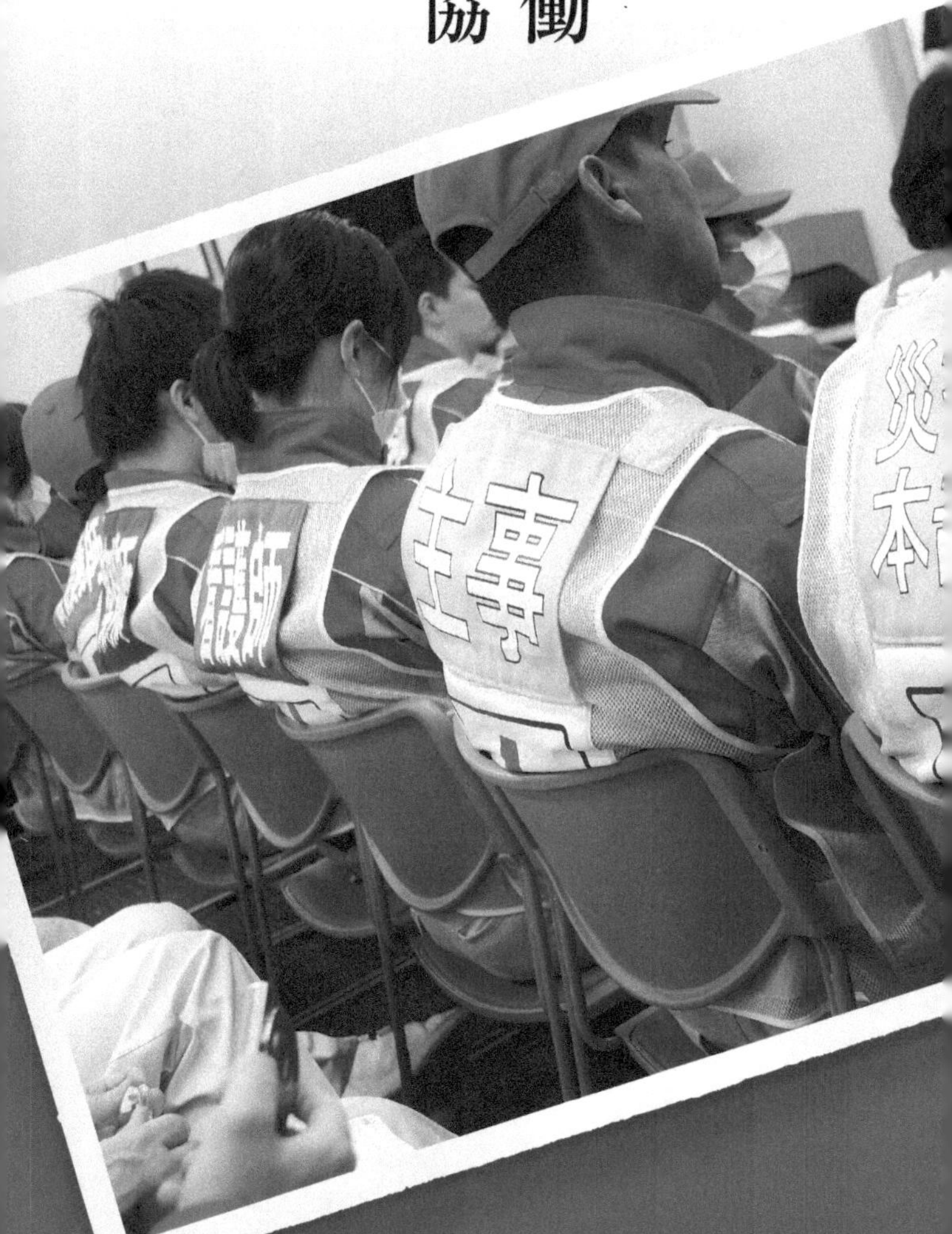

「日赤のチーム」ではなかった

震災発生から活動を終了する9月30日までに石巻圏合同救護チームに参加した救護チームはのべ3633チームにのぼった。この過去に例を見ない大規模な災害救護活動は、さまざまなメディアに取り上げられた。

ただ、一部のマスコミにはこのチームを「日赤の救護チーム」と報じるところもあったが、これは明らかな誤解である。

3633の救護チームのうち、日赤救護班は1101チームで、全体の3分の1にも満たない。残りの3分の2は、全国の公立病院や大学病院、医師会などから救援に駆けつけてくれた非日赤の救護チームである。このことはぜひとも明記しておきたい。

石巻圏合同救護チームの発足以来、僕は日赤の救護服を脱ぎ、私服でオリエンテーションやミーティングに臨んだ。合同救護チームは「日赤」の救護チームではなく、「オールジャパン」のチームであることを、日赤の救護班はもちろんのこと、非日赤の救護チームに、さらには被災地内外の人たちにも、身をもって示したかったからである。

合同救護チーム全体の活動方針の立案や決定も、決して僕一人で行ったものではなかった。第4章で述べた「エリア・ライン」方式を東北大学病院長の里見先生が発案されたことをはじめ、

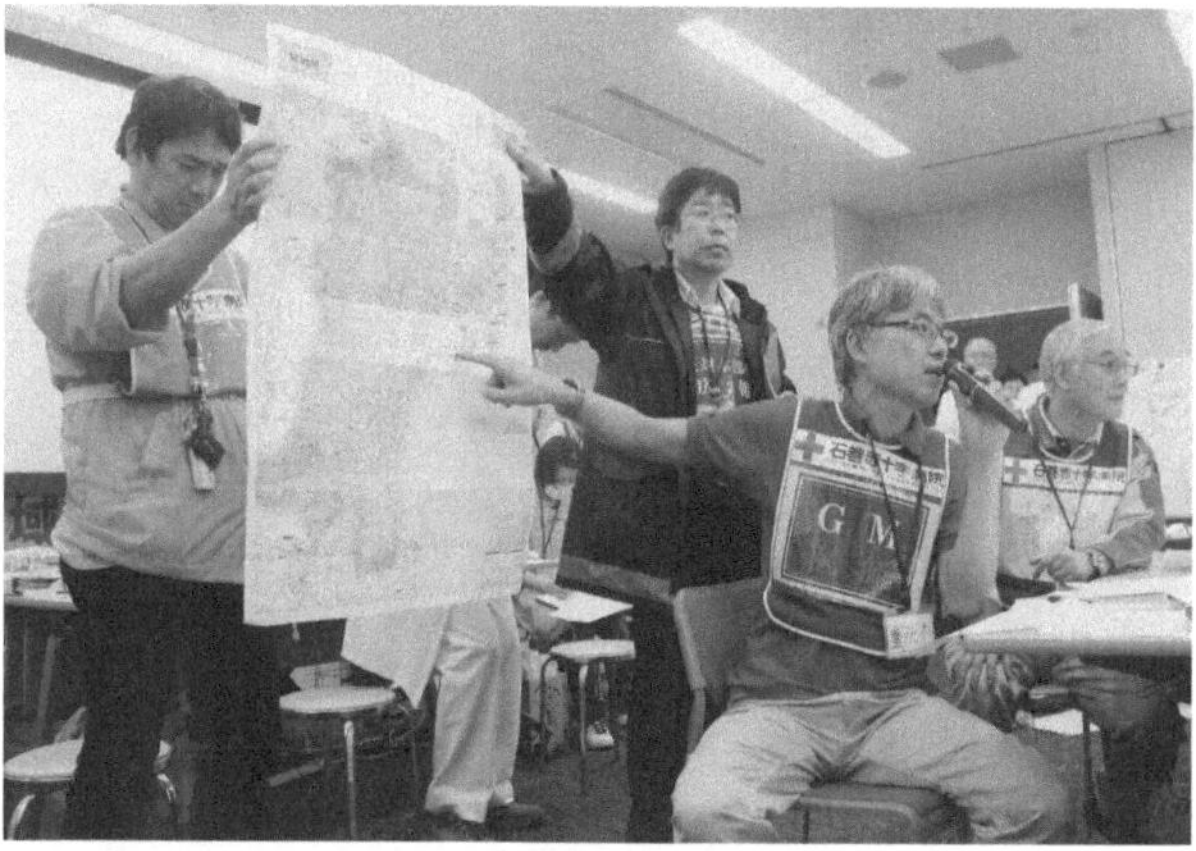
日赤救護服から私服に着替えて指揮を執る著者

東北大の先生方には本当にお世話になった。全国の大学病院からの救護チームの窓口となってくれたのも東北大だった。

さらに、実は合同救護チームの発足当初から、強力な「ブレーン」の方々が僕を支えてくれていた。前出の内藤先生や林先生、西山先生や江部先生らも、その「ブレーン」のメンバーだった。

２００４年から２００７年までの３年間に発生した新潟県中越地震や新潟水害などで６度の災害救護活動に従事された内藤先生をはじめ、彼らはみな、全国の赤十字病院の中でも屈指の災害医療の専門家だった。

また日赤のほかにも、兵庫県災害医療センター（ＨＥＭＣ）の中山伸一先生や、前出の山形県立中央病院の森野先生ら、日本ＤＭＡＴを代表する災害救護のエキスパートも応援に駆けつけてくれた。阪神・淡路大震災やJR福知山線脱線事故の現場で救護活動に奔走された中山先生は、阪神・淡路大震災を機に組織されたHEMCの副センター長であるとともに、日本DMATの講師も務めていた。

森野先生は山形県立中央病院救急救命センターの診療部長兼救急室長で、新潟県中越沖地震、岩手・宮城内陸地震の際に統括DMATを務めたほか、中国・四川大地震では国際緊急援助隊医療チームの一員として現地に赴き、成都の四川大学華西医院で被災者の治療にあたった。

東日本大震災の発災直後、介護が必要な被災者の後方搬送に四苦八苦していた僕を助けてくれたのも森野先生だった。当初は何度電話をかけてもなかなか繋がらず、ようやく3月15日、山形県の災害対策本部にいた森野先生に衛星携帯電話が繋がった。約30人の要介護被災者の受け入れをお願いしたところ、ただちに山形県内の病院や介護施設で引き受ける手はずを整えてくださった。翌16日にも4人の要介護被災者の受け入れをお願いしたのだが、その中には身元不明の被災者もいた。森野先生はふだんは非常に温和だが、腹がすわっている人で、平然と「いいよ、何とかするよ」と身元不明の被災者も引き受けてくれた。

さらに、その日の夜、11時ごろのことだ。石巻赤十字病院の1階フロアを歩いていると、「黄色」(待機的治療群)エリアで、担当の医師が50代後半くらいの男性と何事かもめているのを見かけた。男性のそばには、車椅子に乗った40歳くらいの男性がいた。

「ま、いいか……」と通り過ぎようとすると、

「先生！　この人、何とかしてください！」

と、その医師に呼び止められた。

「どうしたの？」

「彼を病院で引き取ってくれっていうんですよ！」

医師が顔を向けた方向に、車椅子の男性がいた。その様子を見ると、表情がうつろで、目の焦点が定まっていなかった。

50代とおぼしき男性から話を聞くと、車椅子の彼は統合失調症を患っていて、震災前までは母親と2人暮らしだったという。ところが震災の直後、母親は彼を自宅に残したまま、失踪してしまった。その後、彼は避難所に移されたとのことだった。50代の男性はその避難所を管理していた石巻市の職員だった。

車椅子の男性には陽性症状があり、夜になると激しく興奮して騒ぐのだという。そのため、その市職員は3日間、一睡もせずに彼を介護してきたというのだ。

「もう限界だ！　この病院で引き取ってくれ！」という男性に対し、僕はこう言った。

「でもうちは民間病院ですよ。市役所に相談してはどうですか？　あなた、市の職員でしょ？ここは石巻でいま唯一機能している災害拠点病院で、ご覧の通り救急患者対応で手いっぱいなん

です。精神科もありませんし、統合失調症の患者を引き取る余裕はないんです」

しかしその男性は「そんなことわかってるよ！　でも、どうにもならないんだよ！　俺も限界なんだよ！　何とかしてくれ！」と僕の腕にすがりついてきた。

うーん、どうしよう……。そのとき頭に浮かんだのが、柔和な森野先生の顔だった。

僕は市職員を連れて救護本部に行き、再び森野先生に衛星携帯電話をかけて事情を説明した。

「……というわけで、この患者を引き受けてはいただけないでしょうか？」

すると森野先生はいともあっさりと、こう答えた。

「いいよ。明日、山形県が受け入れる患者搬送用のバスに、その患者さんも乗せてよ。患者搬送リストはこちらで調整するからさ。県庁にも言っておくよ。で、家族は？」

「いません」

「ふーん。ま、いいや。何とかするよ。知ってる精神科の病院もあるし」

「ありがとうございます‼」

その場で、その患者を山形県で受け入れてもらうことが決まった。すでに午前零時を回っていた。

市職員にそのことを伝えると、彼は涙を流さんばかりに喜び、僕の手を握り締めて
「先生みたいな人に出会えて本当によかった。ありがとう、ありがとう」

西山謹吾	高知赤十字病院救急部長（3/18～3/19）
吉野篤人	国立大学法人浜松医科大学救急医学講座准教授（3/19～3/20）
江部克也	長岡赤十字病院集中治療科部長（3/20～3/23、6/3～6/8）
内藤万砂文	長岡赤十字病院救命救急センター長 （3/23～3/26、5/2～5/6、6/17～6/21）
山内　聡	東北大学病院救急医学分野准教授 （3/24～3/31、4/14～4/16、4/19～4/20）
稲田眞治	名古屋第二赤十字病院救急部副部長（3/25～3/30）
石井史子	岡山赤十字病院医療社会事業部長（3/30～4/4、5/20～5/24）
森野一真	山形県立中央病院救命救急センター診療部長（4/1～4/12、 4/16～4/17、4/21～4/23、4/28～4/30、5/21～5/23）
佐々木秀章	沖縄赤十字病院救急部長（4/4～4/7、4/28～5/2、6/22～6/30）
白子隆志	高山赤十字病院副院長（4/6～4/9）
井　清司	熊本赤十字病院集中治療部長（4/7～4/11）
中山伸一	兵庫県災害医療センター情報指令センター室長（4/8～4/14）
遠藤尚文	仙台赤十字病院小児外科部長（4/12～4/17、6/8～6/12）
高階謙一郎	京都第一赤十字病院救急部長（4/17～4/23）
遠藤公人	仙台赤十字病院医療社会事業部長（4/23～4/28、6/12～6/14）
勝見　敦	武蔵野赤十字病院第二救急部長（4/27～4/29、6/16～6/18）
奥本克己	熊本赤十字病院救急部長（5/7～5/14）
丸山嘉一	日本赤十字社医療センター国内医療救護部長（5/13～5/15）
林　宗博	日本赤十字社医療センター救急部長（5/16～5/22）
中野　実	前橋赤十字病院高度救命救急センター長（5/22～5/25）
小林和紀	長岡赤十字病院救命救急センター（5/27～6/1）
花木芳洋	名古屋第一赤十字病院救急部長（4/30～5/8、6/1～6/3）

表5-1　合同救護チームに参集したブレーン（日付は滞在した期間）

と何度も頭を下げて、帰っていった。

だが、彼が本当に感謝すべきなのは森野先生だろう。翌朝の午前6時半、その患者は石巻赤十字病院から山形行きのバスに乗り、ほかの患者とともに無事、山形県内の病院に搬送された。

合同救護チームにはこの森野先生ほか、のべ22人の災害医療の専門家が「参謀」として本部に入ってくださり、組織運営のノウハウなどを教示してくれた。震災発生直後から、日赤DMAT関連のメーリングリストなどでお互いの日程を調整し、数日ずつ交替でチームをサポートしてくれたのだ（表5－1）。これは僕がずっとあとになって知ったことなのだが、実はこの「本部サポート制」のしくみを立案したのは、長岡赤十字病院の内藤先生と、名古屋第二赤十字病院院長の石川清先生だったという。おそらく僕に心理的負担をかけまいとする配慮だったのだろう。後日、内藤先生に伺うと「一人ですべてを抱え込もうとする石井の姿が見ていられなかった」そうだ。

僕は日々の活動方針、中・長期的な見通し、今後の活動戦略の決定や検討の際にはそのつど、彼らに相談にのってもらっていた。いや「教えを乞うていた」というほうが正しい。そのたびに彼らは、これまでの災害救護の豊富な経験に基づいた知恵を惜しみなく提供してくれた。

それだけではない。毎日のラインの調整などの雑務や、さらには新たに加わる救護チームに対するオリエンテーションまでも、快く引き受けてくれたのである。

内藤先生の言う通り、もし僕がこれだけの作業をすべて一人で担っていたら、早晩、僕自身がパンクしていたであろうし、重大な判断ミスが生じていたかもしれない。また合同救護チーム全体が誤った方向に進む可能性もあった。そうならずにすんだのは、この22人のブレーンのアドバイスのおかげだった。

彼らはみな、「僕たちは石井先生のサポーター」と謙遜されていたが、僕にとってこれほど心強い「スーパーバイザー」はいなかった。22人の先生方は最終的に、震災発生直後から6月30日までほぼ毎日、誰かが本部に詰めてくれた。

ただ、僕が彼らのような人たちと顔見知りの関係になれたのも、ふだんから「日赤ＤＭＡＴ研修会」などのお手伝いをしていたからこそだと思う。このときほど**平時の人脈づくりの大切さ**を痛感したことはない。

全国から、地元からの支援

チームとしての支援では、新潟県中越地震を乗り越えた新潟県から68チーム、そして阪神・淡路大震災を経験した兵庫県からは、なんと88チームの参集をいただいた。両県から派遣されたラインが中心になって、「エリア４」での救護活動を支えてくれた。新潟県の各団体は、医師や看護師以外にも多くの病院職員らを派遣して、合同救護チーム本部のロジスティック機能をも支援してくれた。

また、宮城県耳鼻咽喉科医会や石巻医療圏の眼科開業医の有志の方々、日本皮膚科学会、東北大糖尿病代謝科、そして日本歯科医師会などの専門科の医師らが、各専門科の巡回診療を支援してくれたのもありがたかった。というのも正直なところ、合同救護チームに参集した各救護チームは日赤救護班も含めて、災害医療の知識はあるものの、これらの「専門性」が希薄だったからだ。

もちろん震災発生直後からこれらの専門科のニーズはあり、各科の専門医が避難所や救護所を巡回はしていたのだが、人数に限りがあるために事前に予定が立てられず、医師がアポなしで訪れても受診希望者が留守のため空振りに終わるというミスマッチが何度も生じていた。しかし、各方面からこれだけ多くの専門医が合同救護チーム入りしてくれたことで、希望に応じて各エリアに割り振り、診察日の段取りを組めるようになった。これらの専門科チームはその後、数ヵ月にわたって巡回診療を続けてくれた。

また、この震災における被害の特徴の一つは、石巻医療圏の医療施設の大半が被災したため、かかりつけの患者への薬剤処方のニーズが膨大になったことだった。

石巻赤十字病院にも処方を希望する患者が殺到し、薬剤部は一時、パンク寸前になった。そんなときに支援の手を差し伸べてくれたのが、地元の宮城県薬剤師会だった。

その副会長の丹野佳郎さんは合同救護チームのミーティングに毎日出席し、各チームから上がってくるさまざまな医薬品に関する要望に応えてくれた。また、石巻赤十字病院だけでなく各救護所にも、のべ943人もの薬剤師を派遣してくれた。

ゴールデンウィークが明けたころから、避難所ではハエの異常発生が相次ぎ、ミーティングでたびたび問題になった。これを受けて丹野さんは、なかでも大量のハエに悩まされていた湊小学校や渡波小学校などの避難所で、県薬剤師会による害虫駆除作戦を展開してくれた。

全国から支援に駆けつけてくれた、あるいは地元から支えてくれたこれらの医療関係者に対する感謝の念はあまりに深く、言い尽くせない。

あらゆる「要望」に応える

この石巻合同救護チームを統括するにあたって、僕がまず気をつけたことは「ギチギチに縛らない」ことだった。

よく言えばチームの「自主性を尊重」、悪く言えば「なあなあ」ともとられかねなかったが、それでも各チームの「活動の自治」を尊重した。それは、都道府県も組織も千差万別の派遣元から来てくれた各救護チームに、**ほかの組織と「協働するメリット」**を実感してほしかったからにほかならなかった。

だが、その一方で、**合同救護チーム全体としての活動方針やコンセプトは、つねに明示**しておくよう心がけた。というのも、日々の全体ミーティングではエリアごとの要望や意見を集約し、各エリアにフィードバックすることに終始してしまい、ややもすれば一体感が薄れがちだったからだ。そのため、新規チームに対してはスライドを用いた詳細なオリエンテーションを行い、合同救護チームの現在の考えや活動方針を示した。

また震災発生から2ヵ月が過ぎた5月19日と、3ヵ月が過ぎた6月27日に「石巻圏合同救護チームからの提言」を発表し、石巻医療圏の現状と、合同救護チームのその時点での活動方針やコンセプト、問題意識を参集したチームに共有してもらえるよう努めた。とくに石巻医療圏の現状については、初めて参加する人たちにも容易に理解できるよう、できるだけ具体的で詳細なデータを盛り込んだ。

そして現場の避難所や救護所を回る各チームから上がってくる要望には可能なかぎり迅速に判断し、どんなことにも対応した。

というより、むしろ救護チームの統括としての僕の仕事の大部分は、各チームからの要望を聞き、対応することであった。以下に、具体的な事例をいくつかあげてみよう。

●発災直後、全国から集まった救護チームの悩みはガソリン不足だった。三陸自動車道は緊急車両しか通行できず、被災地への燃料供給が極端に少なくなっていたためだ。石巻赤十字病院の事務担当者が病院と契約していた業者を個別にあたり、優先的に給油してもらう約束を取りつけたものの、そのガソリンも1日ほどで尽きてしまうありさまだった。

だが3月17日、日赤本社にガソリン支援を依頼したところ、本社の常任理事を務める「ENEOS」（新日本石油）の渡《わたり》文明会長にその話が届き、石巻市内のENEOSのガソリンスタンドに対して「石巻の救護車両には優先的に給油するように」との指示を出していただいた。

また、灯油不足も深刻だった。3月16日、蛇田中学校で定点救護所としてdERUを展開していた成田赤十字病院の救護班から「dERUのヒーター用の灯油が足りないので何とかしてくれ」と要望された。石巻赤十字病院の備蓄も尽きかけていたので如何ともしがたいと困っていたところ翌17日、日赤医療センターの林先生が資源エネルギー庁に直接、アポなし・コネなしで灯油支援要請の電話をかけてくれた。しかも同庁はすぐに対応してくれて、ドラム缶100本もの灯油が自衛隊によって石巻市の総合運動公園に運び込まれた。石巻赤十字病院はそのうち15本をいただき、残りは石巻市に提供した。

●発災翌日の3月12日に17チームだった救護チームは3日後の15日には35チームに倍増したのだが、これ以降は彼らの宿泊場所が問題になった。

通常ならば救護活動は、食糧や宿泊、移動手段などすべてにおいて「自己完結」が原則だが、なかには「とるものもとりあえず」駆けつけてくれた救護チームもあり、彼らは石巻赤十字病院内の会議室や廊下で泊まっていた。周辺の宿泊施設がすべて閉まっていたため致し方ない面もあったが、救護チームが増えるにつれ、さすがに院内も満杯状態になってきた。しかも4月1日から新年度を迎えるにあたり、なるべく通常業務に戻していくとの病院側の方針により、3月いっぱいで「院内での宿泊は不可」とのお達しが病院から合同救護チームに出された。

そこで日赤の宮城県支部に宿泊場所の確保を依頼したのだが「海上保安庁か自衛隊のテントを借りて野営を考えている」との返事があったきりで進捗が遅かった。このため前出のロジスティ

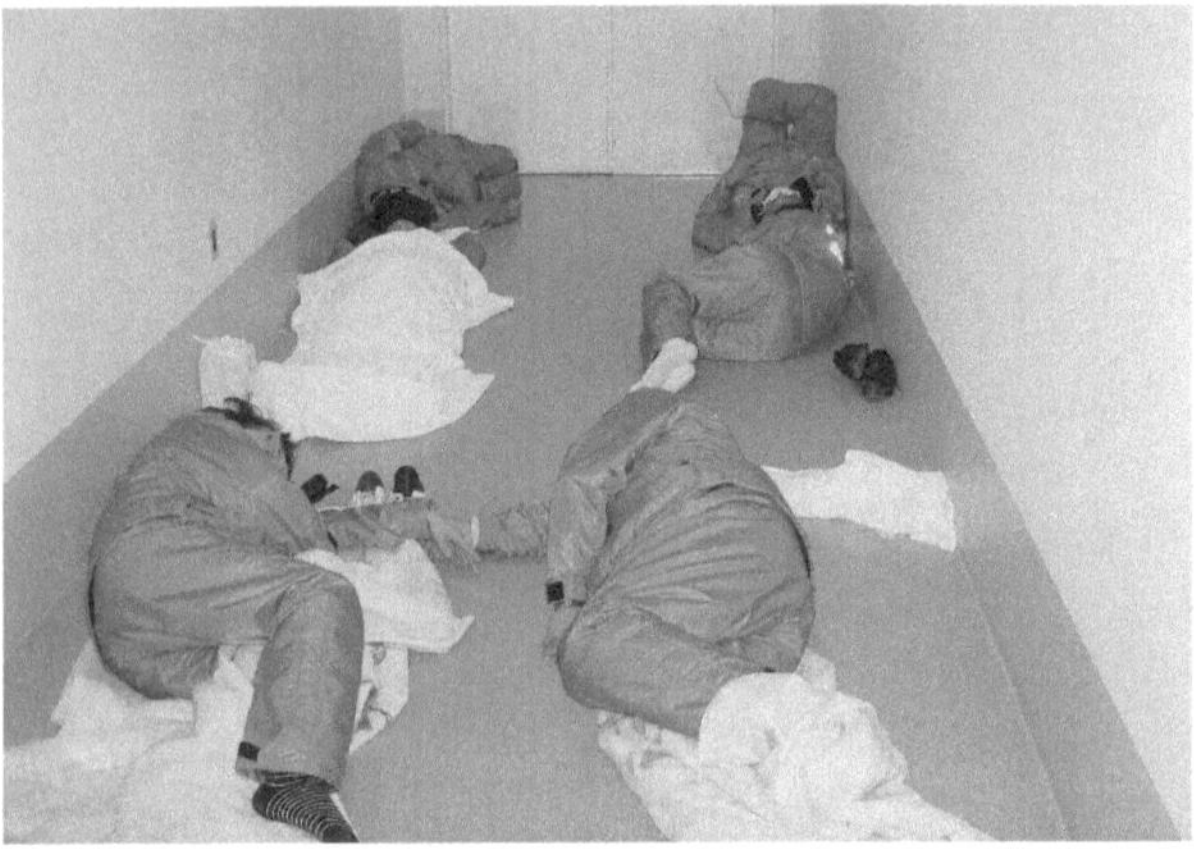
石巻赤十字病院の廊下で仮眠をとる救護チーム

ック担当の高橋君に宿泊場所を探すよう頼んだところ、旧河南町にある「コロボックルハウス」という農業体験実習館を手配してきてくれた。そこは以前、病院が救護訓練に使ったこともあり、宿泊施設も備えていた。さらに東北大学病院の里見先生にも泣きついたところ、同じ旧河南町にある「河南母子健康センター」と市街地の「石巻市保健相談センター」を紹介してくれた。

こうして〝救護チーム難民〟が出るのを未然に防ぐことができた。その後も本部では、これら公共施設や民間のホテル、旅館などの再開状況を記した「宿泊案内情報」を逐次、病院の廊下に張り出し、救護チームへの〝宿泊支援〟を続けた。しかし3月28日にエリア・ライン制を導入してからしばらく経つと、各チームはそれぞれのラインの「定宿」を仙台市や松島町などに定め、交替で宿泊するようになった。こうして正真正銘の「自己完結」が達成されたわけである。

●発災から1週間は石巻市全域で、深刻な食糧不足が続いた。3月14日夜のミーティングで救護チームから「せめて赤ちゃんだけでも守るために、粉ミルクを配ってくれないか」という要望が上がった。翌15日に石巻赤十字病院内に備蓄した粉ミルクをかき集め、dERUで「1人1缶」に限って配布した。また赤ちゃんといえば、3月31日にエリア4を担当していた救護チームから「住吉中学校に生後4ヵ月の赤ちゃんがいるが、発災後、一度も沐浴《もくよく》をしていない」という報告が上がった。すぐに地元の小児科医である伊藤健先生に連絡を取り、対応していただいたが、発災から20日が経っても石巻医療圏内の避難所はそんな悲惨な状態だったのだ。

●「2日に1度、いや3日に1度でいいから温かいお風呂に入りたい」。そうした被災者の切実な要望に応えてくれたのが自衛隊だった。自衛隊による移動式の仮設浴場が始まった3月下旬、救護チームから「自衛隊がどこで仮設浴場を開くかという情報があれば、事前にその近所の避難所にお知らせできるのではないか」という意見が出た。しかし市役所に問い合わせても「自衛隊は直前に設置日時と場所を通告してくるので、避難所ごとの入浴スケジュールなど立てられない」とのことだった。

そこで、合同救護チームと自衛隊との協働合意が成立したとき以来のカウンターパートだった陸上自衛隊第6師団第6後方支援連隊（山形県東根市）の戸古田純一等陸尉に仮設浴場の情報を

月日	発言者	要望
3/13	石川?	HOT患者に黄タッグつけるな
3/14	自衛隊	浸水地域から引き揚げた被災者の生死を判定できない
3/14	日下先生	黒患者が多いので何とかしろ
3/14	院内	予約患者の処方はどうする？
3/14	牡鹿鮎川	メプチンキッドエアー、カロナールくれ
3/14	産婦人科	妊婦搬送の依頼
3/14	成田赤十字	専修大の医療ニーズ高い（medical checkをしたら）
3/14	薬剤部	薬剤師が足りない
3/14	院内	屋内での緑患者対応は困難
3/15	院内	バス待ちの人を何とかしろ
3/15	院内	安否確認室が中にあるとどんどん人が中に入る
3/15	院内	バス待ち緑患者のお世話は?
3/15	整形外科	4人の患者を仙台赤十字に搬送してほしい
3/15	産婦人科	患者1名と子供1名の搬送
3/15	橋本さん	寝たきりの緑患者のドレナージは?
3/15	池野先生	処方ブースが寒い
3/15	専修大	麻薬の処方はどうする？
3/15	院内	院内にいる認知症の人への対応は？
3/15	院内	後方搬送への搬送手段は?
3/15	院内	倉庫に物資が余っている
3/16	蛇田 dERU	粉ミルクくれ
3/16	不明	救護班の宿泊場所の確保が必要
3/16	西條	トイレが汚い
3/16	院内	退院可の入院患者が帰らない
3/16	蛇田 dERU	ヒーターの灯油が足りない
3/16	東部循環器事務長	厚生病院へ4名送る約束していたが連絡取れない
3/16	小児科	2名の子どもを病院へ搬送依頼
3/16	不明(救護チーム?)	切れるとまずい薬はどうするか?
3/16	救護チーム	ガソリンは？（前からの要望）
3/16	救護チーム	遊楽館から送った患者の引き取りを拒否された（バスに乗れない寝たきり緑患者）
3/16	ある避難所	暴れる統合失調症の患者を引き取れと病院に乱入
3/16	救護チーム	福島の放射能による石巻のリスクは？
3/16	不明	基地局があれば通信が良くなるのでは？
3/17	不明	一般車両の入れない避難所への搬送は?
3/17	院内	灯油が足りない
3/17	救護チーム	治安が悪いと噂の渡波を見捨てるな
3/18	救護チーム	避難所の要介護者をどうする
3/18	看護部	看護ボランティア欲しい
3/18	救護チーム	山下小にしらみの子供が多い
3/18	救護チーム	女川原発の安全担保がないと女子が女川へ行きたがらない
3/18	dERU	薬が足りない

表5-2　3月後半の6日間で各チームから寄せられた要望のリスト

毎朝、ミーティングで告知してもらうようお願いしたところ、快諾してくれた。

これによって各避難所を巡回する救護チームは、避難住民にお風呂情報をアナウンスすることができたのだが、このお風呂情報に限らず、戸古田さんは非常に柔軟な方で、合同救護チームのさまざまな要望に真摯に対応してくださった。残念ながら4月12日に東京に異動されたが、本当に頼りになるカウンターパートだった。

ほかにも各チームから上がってくる要望は、ベッドやAED、血液検査装置など各種医療キットから、冷蔵庫やエアコンなど生活用品の調達まで、まさに多種多様だった（表5－2）。

3月24日の夜のこと、合同救護チーム本部で仕事をしていた僕は「先生、ちょっとご相談が……」と長岡赤十字病院から事務支援に来てくれていた大関裕さんに話しかけられた。

「実はきょう、渡波地区の『根岸分館』というところに80人ほどが避難しているのを名古屋第二赤十字病院の救護チームが発見して、彼らが言うには根岸分館はガスが不通で、避難者が持ち寄った米を流木を使って炊いて、おにぎりにして飢えをしのいでいるそうなんです。『電気はきているので、炊飯器や電気ポットがあればだいぶ状況はよくなるのだけど』と持ちかけられ、病院の管財課や保健師さんにあたったのですが、ダメでした。どうしたらいいでしょう……」

うーん、そんなこと俺に言われてもなあ……と思ったが、ふとひらめいて、医局に向かった。

当時、いつでも医師が食事できるように医局費で米を買って、炊いていたのを思い出したのだ。

医局に入ると、はたして炊飯器があった。僕はそこにいた数人の研修医に尋ねた。

「炊飯器を必要としている避難所がある。これを持って行ってあげたいのだけど、誰か文句ある？」

もちろん誰にも文句はなかった。むしろ「早く持って行ってあげてください」と言うので「それじゃ、お言葉に甘えて」と炊飯器を回収し、大関さんに手渡した。いきなり待望の炊飯器が現れ、驚く大関さんを横目に本部の中を見渡してみると、電気ポットもあるではないか。救護チームがカップラーメンなどを食べられるように病院が提供してくれたもののようだった。

「これも持って行っちゃえ」「いいんですか？」「誰も文句は言わないでしょ。一応、『あとで返してね』って避難所には言っておいてね」「了解です」

というわけで、医局の炊飯器と本部の電気ポットはめでたく避難所に提供された。

ずっとあとになって、ロジスティック担当の魚住君に「そういえば、あの炊飯器とポットはどうなった？」と尋ねたところ「どっかにいっちゃいました」とのことだった。いつの間にか医局には新品の炊飯器が置かれていた。

放射線量をめぐる「温度差」

ところで、今回の震災では東京電力福島第一原発の放射線漏れ事故により、いまなお福島県民の多くが不自由な避難生活を余儀なくされている。また、爆発事故直後には、東北や関東のみならず、日本中がパニックに陥ったことは記憶に新しい。

だが石巻医療圏では、距離や風向きの関係から、放射線の影響は少なかった。もっとも事故発生当時の僕たちは、目の前の命を救うことに必死で、微量の放射線のリスクを気にしている余裕などなかった、というのが正直なところである。

しかし、爆発事故直後のミーティングでは、ある救護チームから「石巻は福島原発の事故の影響はないのか？」と質問された。

「報道を見るかぎり、また原発からの距離から考えても、大丈夫だと思います」と答えたが、納得してもらえなかった。「大丈夫なら、その根拠を示せ」といったことまで言われた。一瞬、「あんたはここに何しに来たんだ？　そんなにわが身が心配なら帰れよ」と心の中で舌打ちしたが、そこはグッとこらえ、毎日、朝夕に病院周辺の放射線レベルを計測して、その結果を毎回のミーティングで発表することにした。

この定時・定点での計測の結果、石巻赤十字病院周辺の放射線量はつねに毎時０・１〜１・０マイクロシーベルトで推移していた。数字だけを見ると高めのようだが、この計測には、通常よく使われる測定最小単位が毎時０・０１マイクロシーベルトの線量計ではなく、放射線技師が使う業務用の、測定最小単位が毎時０・１マイクロシーベルトのものを使っていた。計測の目的はごく微量の放射線の感知ではなく、救護チームが屋外で活動する際に、短時間でも危険となる異常に高い値を拾い上げることにあったからだ。それなら業務用の測量計で十分と考えたのだが、この線量計は通常のものより若干高めの数値を示す傾向にあった。このため実際の放射線量は毎時0・1マイクロシーベルト前後と考えられた。

したがって僕たちは「安全」と判断していたのだが、それでも、あるチームから「毎時0・1〜1・0マイクロシーベルトというのは異常なのではないか」という指摘を受けた。そこで、無用の不安を与えるのもいかがなものかと考え直し、6月27日からは石巻市のホームページが公表している市内の放射線レベルの数値をミーティングのたびに周知することにした。その結果、石巻医療圏内の放射線量はやはり毎時0・1マイクロシーベルト前後で推移していることがわかり、線量に神経質なチームも納得させることができた。

〝医療者魂〟を見た

その後も僕は各チームからの要望への対応に追われたが、活動を終了する9月30日までに合同救護チームに参集したのべ3633チームの中には、「手段を目的化している」としか思えないようなチームや、いったい何をしに来たのかわからないチームもあったことは事実だった。

エリア・ライン制を導入する前、まだ翌日の救護チームの活動を本部がすべて決めていた3月

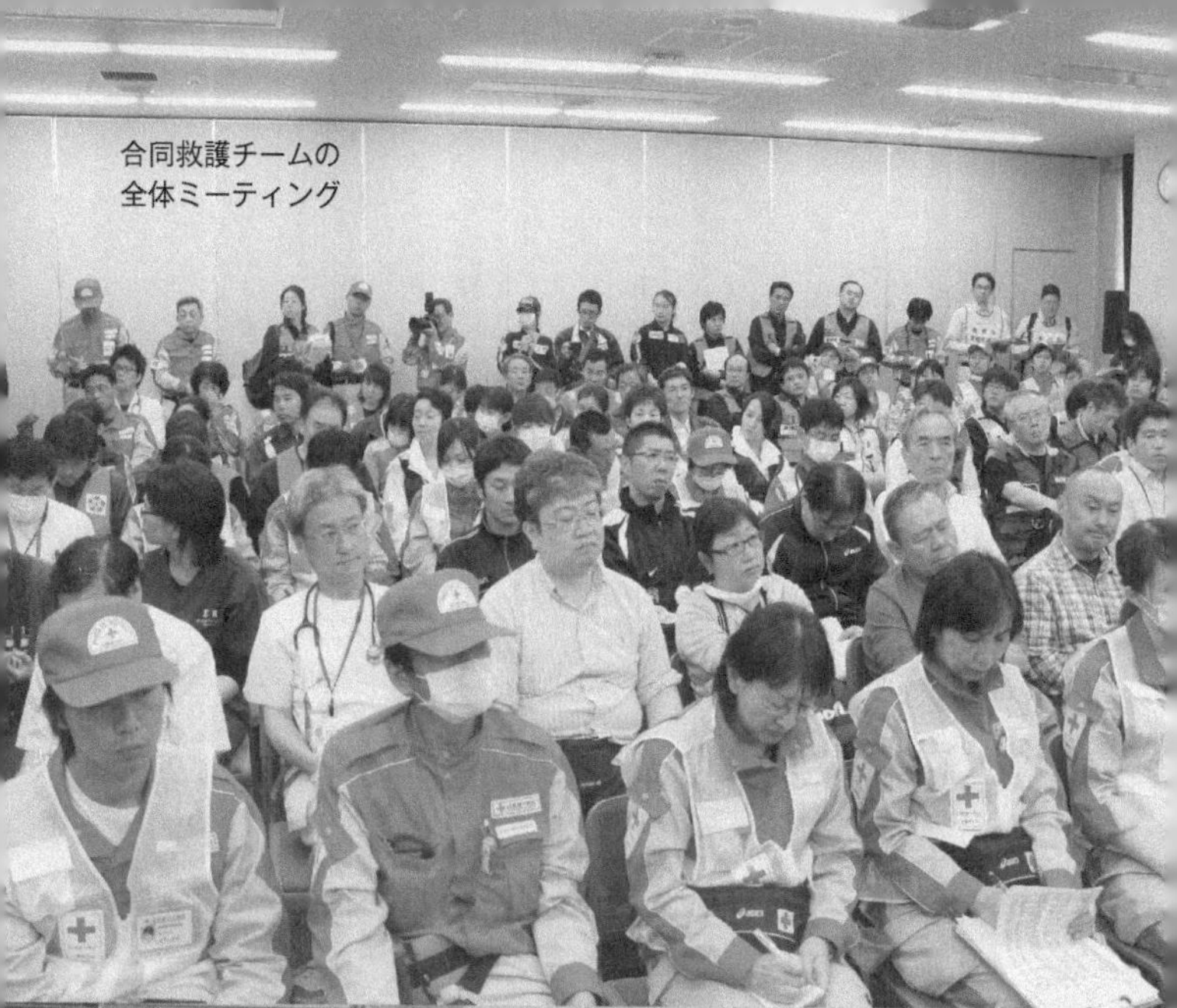

合同救護チームの
全体ミーティング

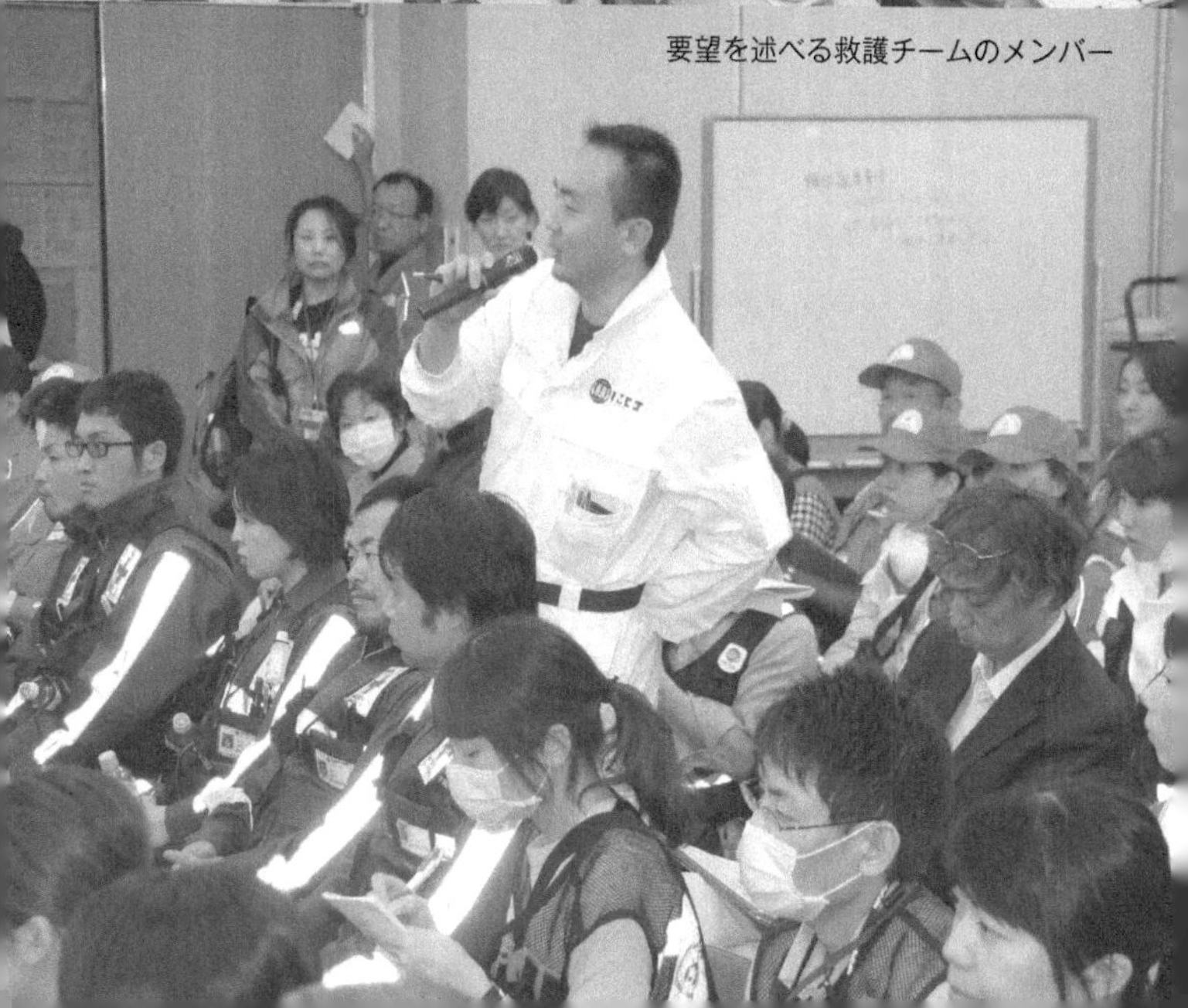

要望を述べる救護チームのメンバー

22日のことだった。あるチームから「ヘリに乗りたい」という要望があった。正直、「それは手段を目的化しているんじゃないの」と思ったが、そんなことで目くじらを立てて合同救護チームがぎくしゃくしてもいけないので、大人の対応をとることにした。そのチームには、津波により松ヶ島橋が寸断され、孤立していた東松島市の宮戸島をヘリで巡回してもらうことにした。

このほかにも、院内支援を要請すると「自分たちは院内支援に来たわけではない」「瓦礫の中を回りたい」というチームがある一方で、避難所の巡回をお願いすると「カーナビがないと避難所までたどり着けない」「車が通れる道がないなら（避難所に）行けない」、さらには「そんな避難所には行きたくない」というチームまであった。さすがにそうした何をしに来たのかわからない「救護チーム」に対しては「それなら行っていただかなくて結構です」と突っぱねた。

さらに4月に入ってもまだ「宿泊先を手配してくれ」「ガソリンを用意してくれ」「医療ゴミを捨てておいてくれ」など、「自己完結」という災害救護の常識に照らせば首を傾げざるをえない要望をする救護チームもあったが、それらの要望にさえも、僕はできるかぎり応えたつもりだ。

さらに各避難所のアセスメントシートから判明した被災者の病状や受診者数の動きなどのデータは、毎日速やかに各チームにフィードバックし、また開業医情報や避難所マップなど、可能なかぎりの情報提供に努めた。

これらはすべて、合同救護チームに参加してくれたチームに**「気分よく帰っていただく」**ためだった。それがラインの維持に繋がると考えたからである。

一方で、丸山先生や林先生が率いる日赤医療センターの救護チームは、率先して「われわれが院内の緑エリアを担当します」と宣言し、ほかの救護チームが担当したがらない地味な役割を一手に引き受けてくれた。ショートステイベースを立ち上げてくれたのもこのチームだった。

彼らは「華々しい活動を希望する救護チームはたくさんあるから」と裏方的な役割に徹してくれた。合同救護チームに求められる活動とは何かを的確にとらえ、必要であればみなの嫌がる仕事も喜んでやる。すべては被災者のため、という心意気がそこにはあり、救護活動の真髄を見た思いがした。

合同救護チームに参加したのべ３６３３チームは、それこそ大学病院の大物教授から地方の病院の職員まで、出身母体も職種も違うさまざまな人たちの集まりだったが、活動期間中のもめごとは意外なほど少なかった。やはり医師であろうが、事務職員であろうが、この〝国難〟ともいえる被災地の凄まじい現状を目の当たりにすれば、つまらない面子《メンツ》などどうでもよくなるのだろう。参加チーム全員が「一人でも多くの被災者を救いたい」と一丸となって、合同救護チーム全体の活動方針に従ってくれた。統括しながら僕は、日本の〝医療者魂〟とでもいうべきものを見せてもらった。そして次にどこで災害が起こっても、必ず日本の医療者は再び難局に立ち向かうと確信した。

もっとも、合同救護チームに参集してくれたのは日本人だけではなかった。

ある日、面識のない東京の開業医の先生から電話があった。

「外国人の知り合いが、救護活動をしたいと言っている。合同救護チームに入れてくれないか?」

というのだ。

合同救護チームでは、日本語が話せない外国人の救護チームはお断りしていた。日本語しか話せない被災者がほとんどである避難所を、外国語しか話せないチームに回ってもらっても診療にならない。3月28日にカナダからの医師団が来られたときもそう説明し、やんわりとお断りしていた。

ところが、その先生によるとその「外国人の知り合い」というのは「日本に長くいて、日本語も堪能《たんのう》だ」というので、とりあえず来てもらうことにした。かくして4月2日、アメリカ人の若い男性医師2人と日本人女性の3人組が合同救護チームを訪れた。

1人の青年医師はあごひげをはやしたカントリー歌手風で、もう1人は「ハリー・ポッター」の主人公に似た、メガネをかけた天然パーマの若者だった。2人ともきわめて流暢《りゅうちょう》な日本語を操り、しかも陽気な好青年だった。記憶が確かなら「日本生まれ」と言っていた。そこで渡波小学校に「スポット」として入ってもらったのだが、のちに一緒に働いたチームによると、彼らは実に真面目に働き、かつ被災者にとても優しく対応していて、避難所でもすこぶる評判がよかったそうである。

行政には「低姿勢で」「具体的に」

行政や民間企業との〝協働〟においては、僕に与えられた「宮城県災害医療コーディネーター」の肩書が大いに役に立った。ただし、彼らとの交渉において僕がたえず心がけたのは「謙虚さ」と「低姿勢」である。

そもそも僕自身も含め「医者」というものは、企業や行政の人たちにとってはその肩書だけで〝嵩高《かさ》い〟存在である。そのうえ〝頭《ず》も高い〟となっては話にならない。彼らとの交渉では「医者の言うことを聞け」という態度は禁忌《タブー》である。

合同救護チームの統括として彼らとの交渉に臨むとき、僕は徹底して低姿勢を貫いた。だが、そのうえで要求すべきところは要求し、主張すべきところは主張した。どんな交渉においても、相手に敬意を払いつつも、誠意をもって自分の考えを素直にぶつけた。

そうすることで、民間企業にも自衛隊にも、そして石巻市にも、いまや「仲間」「友人」と呼べるほど信頼できるカウンターパートができていった。

だが、いくら誠意をもって話をしても、相手が聞く耳を持とうとしない、また動いてくれようとしない場合は、躊躇することなく交渉相手を替えていった。

もう一つ、僕の経験に基づいて「行政を動かすコツ」をあげるなら、**まずこちらで具体例を示すことだ。**

第3章で述べた「ラップ式トイレ」や「簡易手洗い装置」を僕たちが設置したとき、その後、行政は多くの避難所に同様のものを設置してくれた。前例がないことに対して動きが遅い面があるのは確かに否めないが、僕たちがまず具体的な前例を示せば、行政は必ずそれに応えてくれた。このことはぜひ強調しておきたい。

しかも、前例がないことに石巻市が対応したケースもあった。

3月中旬から下旬にかけて、マスコミを通しての呼びかけ（後述）が功を奏して、石巻赤十字病院には大量の支援物資が届き、一時は倉庫に入りきれないほどになった。しかしその一方で、避難所の食事は相変わらず発災直後と同様に菓子パンやおにぎりのみという状況が続いていた。

そこで救護チーム本部では、病院に届いた支援物資を避難所に配ることにした。各避難所に必要としている物資のリストを配布してニーズを調べる一方で、僕は前出の自衛隊のカウンターパート、戸古田さんに「病院の物資を避難所に配布する作業を自衛隊にお願いできないでしょうか」と依頼した。戸古田さんからは「さすがに部隊を動かすには上司の許可が必要なのでしばらく時間をいただきたい」との返事があったので、その間にロジスティック担当の魚住君に石巻市の総合運動公園を視察してもらった。そのころ、石巻市にも全国から大量の支援物資が届いていて、総合運動公園がその集積所になっていたのだが、物資が続々と積み上げられても職員の手が足りず、仕分けができないために避難所に届けられていないという情報が入っていたからである。

魚住君の報告によると「確かに支援物資は総合運動公園に山積みになっていてサッカー場などは満杯の状態だが、仕分けができていないので職員もどこに何があるのかわからず、機能していない」とのことだった。

となるとやはり、石巻赤十字病院の物資をなんとしても避難所に届けなくてはならない。いよいよ救護チームが各避難所から募った物資のニーズも揃った4月初め、僕は自衛隊が災害対策本部を置いていた市役所に出向いた。ところが、そこで自衛隊から聞いたところによると「総合運動公園に届いた物資の仕分けが進み、いま石巻市が各避難所のニーズに合わせて配給を始めている」という。そんなはずはないと思い、僕自身が総合運動公園を見にいくと、グラウンド内の大量の物資は、すでにきちんと仕分けされていた。

さらに避難所のほうにも、それぞれに担当の市職員が配置され、担当職員の要望に応じて総合運動公園の「物資配給本部」から避難所に物資が届く、という流れができていた。

それは魚住君の報告から5日から1週間ほどあとのことだった。この間に石巻市は「仕分けのプロ」である「佐川急便」の職員を動員し、大量の物資を避難所の要望に合わせて配給するというシステムを確立していたのである。救護チームの出る幕はなくなり、僕は戸古田さんに「お騒がせしてすみませんでした。この企画、撤回します」と断りの電話を入れた。

このとき僕は、物資の仕分けにその道のプロである民間業者を導入するというアイデアに感心するとともに、その柔軟な発想に石巻市の「変化」を感じた。

この章の最後に、僕の経験から、災害救護チームが活動するうえで必要な要素と、統括に求められる資質を、あくまで私見ではあるが述べておきたい。

災害救護にあたるうえでまず必要なことは、リアルなマニュアルと訓練による「事前の準備」である。これがあって初めて、発災直後をパニックに陥らず、冷静に乗りきることができる。

しかし、災害には一つとして同じものはなく、つねに想定外の連続である。どんなにすぐれたマニュアルでも、いずれは通用しなくなる。そこで不可欠なのが「考えること」だ。考えるとは、現状分析（ニーズの把握）↓それに照準を合わせた目標設定↓実行可能なプランの立案↓実行↓さらなる現状分析……という繰り返しのことである。

考えを実現するには「行動」しなくてはならない。行動とは、自ら現場に出向き客観的情報を集めることと、それをもとに必要と判断したことは既成概念にとらわれず、何でもやる、あるいは交渉することを指す。

そして行動を支えるのが「人的ネットワーク」である。これは、カウンターパートとの信頼関係、各関係機関との連携、所属組織内でのコンセンサスから構成される。

以上が、刻々と変化する災害に対応するうえで必要な要素である。

一方、こうした災害救護活動をとりまとめる統括には、次のような資質が求められる。まず、初動において速やかに救護態勢を確立できる「迅速性」。その裏づけには言うまでもなく事前の準備がある。次に、ブレーンや上司、スタッフやカウンターパートとの十分な相談・協議を経たうえでの「決断力」。そして、決して自己限定しない、あるいは自らに妥協しない「意志」。さらには、チーム内のコンセンサス、各関係機関との連携、所属組織や他組織からの支援によってもたらされる「実行力」である。

これらを総合して、僕が考える災害対応のキーワードは5つある。すなわち、

①事前の準備
②逃げない心
③客観的視点
④コネクション
⑤コンセンサス

である。

災害救護に求められる要素

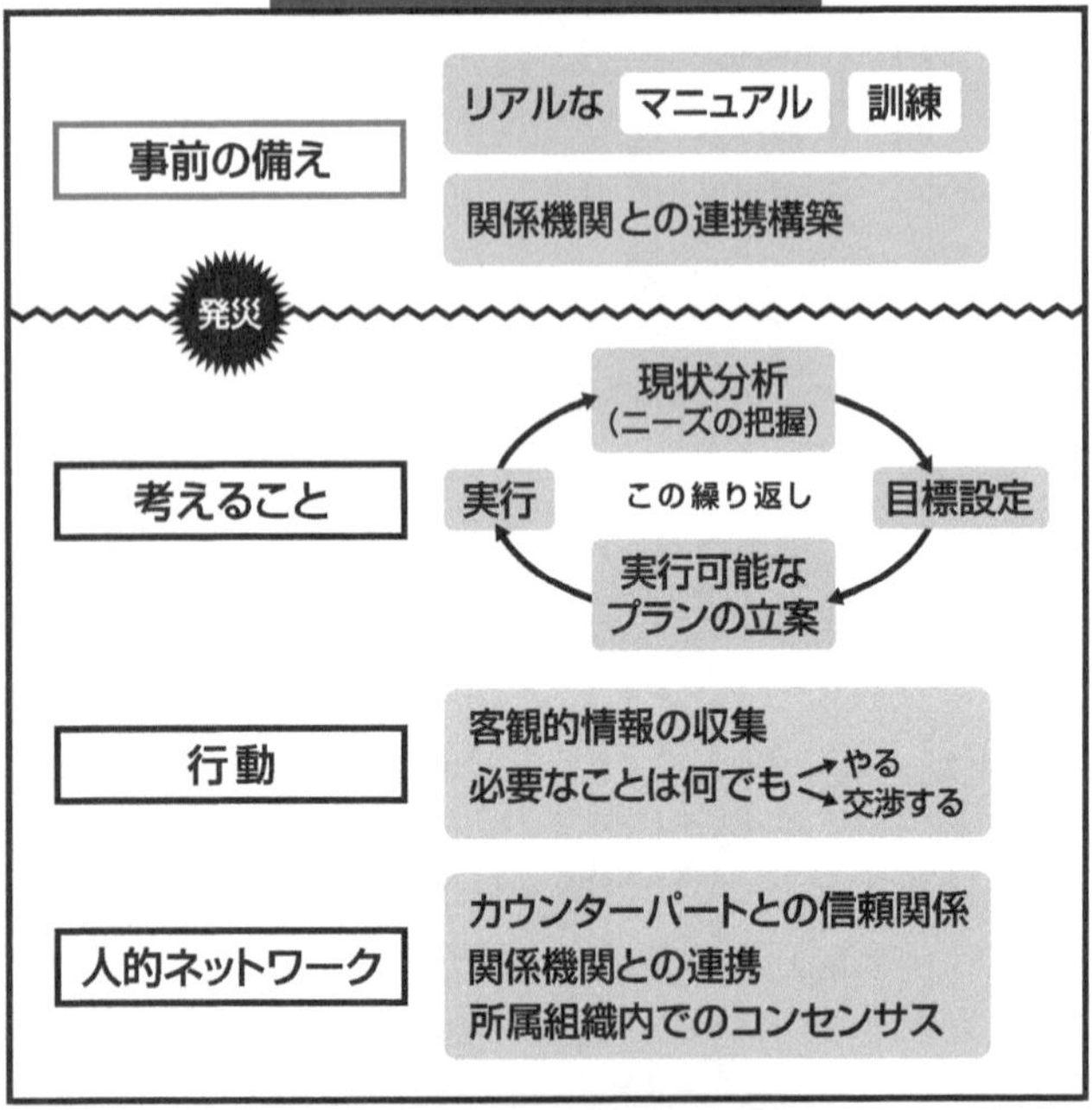
事前の備え
リアルな マニュアル 訓練
関係機関との連携構築
発災
考えること
現状分析
(ニーズの把握)
目標設定
実行可能な
プランの立案
実行
この繰り返し
行動
客観的情報の収集
必要なことは何でも やる 交渉する
人的ネットワーク
カウンターパートとの信頼関係
関係機関との連携
所属組織内でのコンセンサス

統括に求められる資質

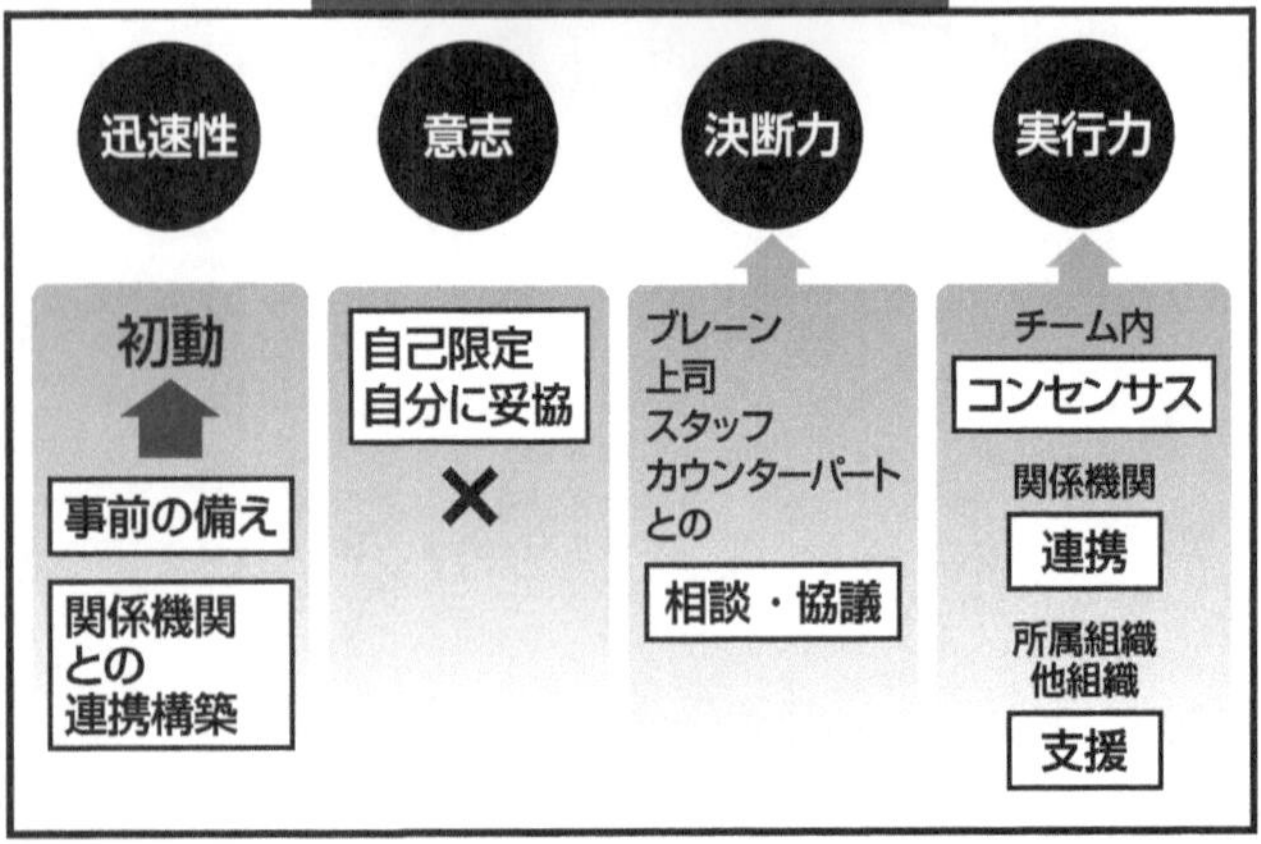
迅速性
意志
決断力
実行力
初動
事前の備え
関係機関
との
連携構築
自己限定
自分に妥協
×
ブレーン
上司
スタッフ
カウンターパート
との
相談・協議
チーム内
コンセンサス
関係機関
連携
所属組織
他組織
支援

第6章

人と組織

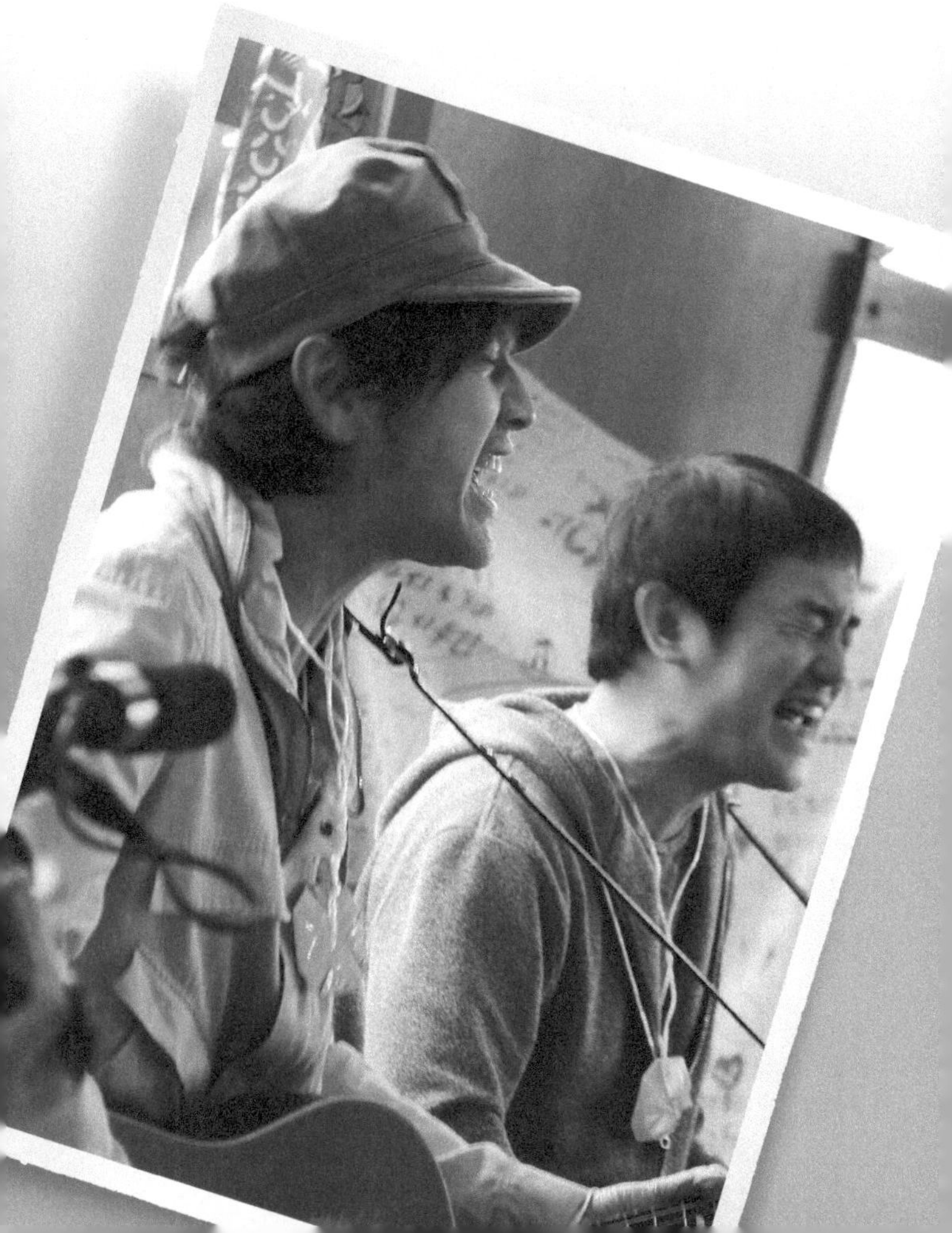

被災職員のために7000万円

ここまでは、合同救護チームの統括者としての立場から僕たちの災害救護への取り組みを紹介してきたが、この章では、合同救護チームの拠点となった石巻赤十字病院がこの震災でどんな活動をしてきたかを紹介しておきたい。

前述したように合同救護チームは決して「日赤のチーム」ではなかった。僕も日赤の救護服を脱ぎ、石巻赤十字病院の医師という立場とは一線を画してチームを統括してきた。だが、僕が思う存分に行動できたのも、実は石巻赤十字病院の強力なバックアップがあればこそだった。「災害拠点病院」としての石巻赤十字病院の実力を知っていただければ幸いである。

石巻赤十字病院は、宮城県の災害拠点病院であると同時に、石巻の〝地元病院〟だ。職員のほとんどは当然のことながら石巻市をはじめとする石巻医療圏内、つまりはこの震災の被災地に住んでいた。津波で二親等以内の家族を失った、またはその行方がわからなくなった職員は41人。自宅が全壊した職員は118人。大規模半壊93人。半壊17人。一部損壊は106人にのぼった。最愛の家族を奪われ、住まいを失いながらも、一人でも多くの命を救おうと黙々と働き続けた職員もいた。

こうした職員たちのために、石巻赤十字病院は支援を惜しまなかった。まず、近くのホテルが営業を再開するや、65室を借り上げた。被災した職員や家族が全員、無料で宿泊できるようにするためだ。

さらに自宅が全壊した職員には30万円、大規模半壊には15万円、半壊には7万5000円、一部損壊には3万7000円の見舞金を拠出した。

石巻赤十字病院は赤字経営が続いていて、ようやく2010年に努力の甲斐あって黒字に転じたばかりだったのだが、ホテル代や見舞金など、病院が被災職員のために拠出した費用は7000万円にのぼった。ちなみに病院の幹部は「去年の黒字をすべて吐き出してもよいから、職員を守れ」と事務に指示したという。

救急搬送の無制限受け入れ

そして病院職員は、被災者のために全力を尽くした。

発災直後から病院内にトリアージエリアが設置されたことは第1章で述べたが、発生から1週間で病院に搬送された急患数は計3938人に上り、各トリアージエリアのリーダーを務めた医師や看護師、コメディカルらはその間、文字通り不眠不休で働き続けた。それでも急患は途切れることなく、「緑」エリアが閉鎖されたのは3月23日、「黒」エリアは3月31日、「黄」エリアと「赤」エリアは4月1日まで閉鎖されることはなかった。

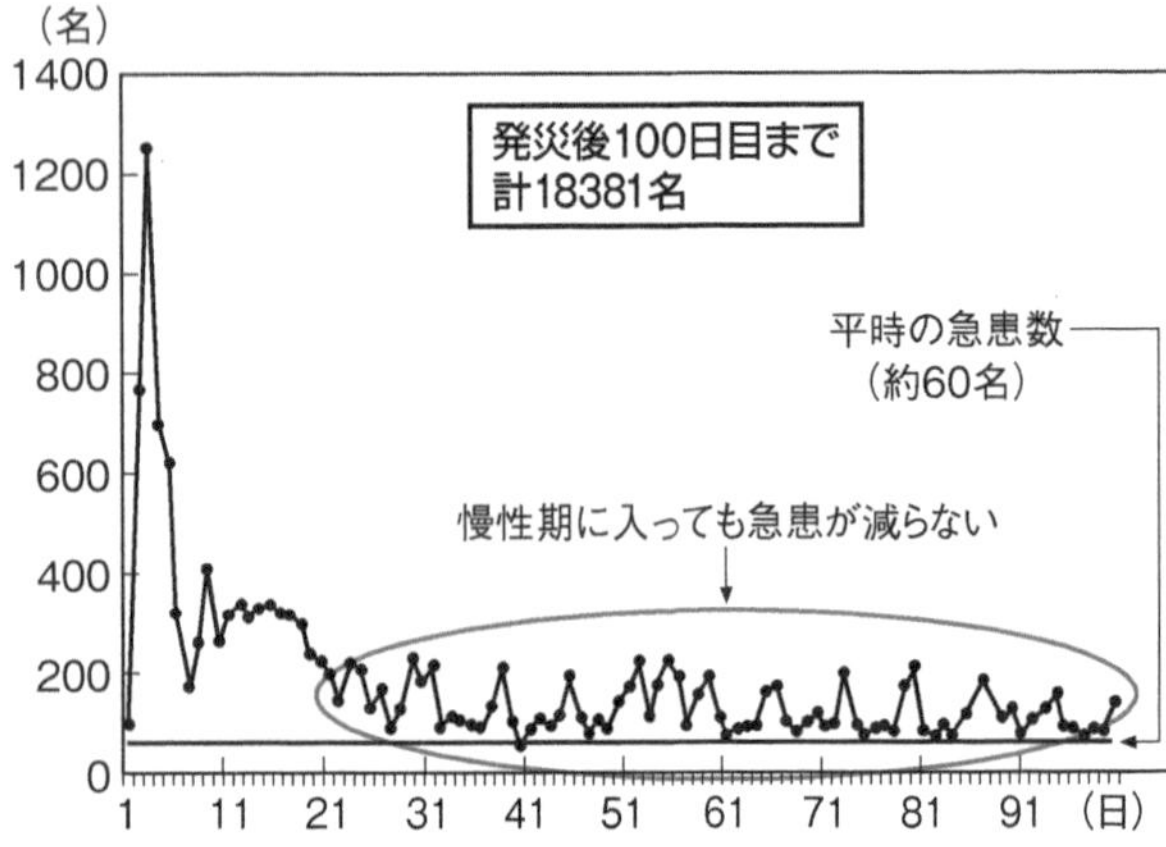

図6−1　発災から100日（6月18日）時点の来院患者数

震災発生から100日を迎えた6月18日の時点で、石巻赤十字病院の来院患者数は1万8381人に達し（図6−1）、内科、外科はもちろんすべての診療科で職員の激務は続いた。

なかでも救命救急センターは修羅場だった。第1章でも述べたように震災発生2日後の3月13日には1251人もの急患が搬送され、センター長の石橋悟医師、副センター長で「赤」エリアのリーダーを務めていた小林道生医師はトリアージ後の患者を自衛隊や消防のヘリで山形や新潟に送る広域搬送を取り仕切った。

また本来、二次医療機関である石巻赤十字病院は地域における開業医（かかりつけ医）と病院との連携（地域医療連携）を維持するため、受診には原則として地域の医療機関の紹介状が必要である。だが、石橋、小林両医師が統括していた救命救急センターは、震災発生から合同救護チームが活動を終了する9月30日まで、避難所や救護所からの救急搬送を無制限に、しかも紹介状不要で受け入れてくれた。救命救急センターのこの措置によって、避難所や救護所で活動する救護チームの心理的負担が大きく軽減された。

膨大な〝薬難民〟の発生

東日本大震災では、津波で家と一緒に持病の薬を流されてしまった人が多く、また石巻医療圏内の病院や薬局が被災したため、膨大な数の〝薬難民〟が発生した。

石巻赤十字病院の「災害対策マニュアル」では、医師が薬の処方を行う「処方ブース」を院内1階に設けることになっていたが、発災翌日から病院には外来予約患者を含め、薬の処方を求める被災者が殺到し、通常の急患対応のように「診察してから処方する」というやり方ではとうてい対応しきれなかった。しかも院内は、治療が必要な被災者らでごった返していた。

そこで、長テーブルを屋外の病院正面玄関の入り口脇に置いて医師5人が横に並び、一度に数人ずつ、処方希望の被災者に対応する対面式処方ブースを設けた。診察はこの際、省略し、被災者の話を聞いてひたすら処方するという作戦だった。幸いＬＡＮケーブルが延長できたのでパソコンによる処方オーダーも可能で、これで院内の混雑も緩和できるし、多くの処方にも迅速に対応できると思った。

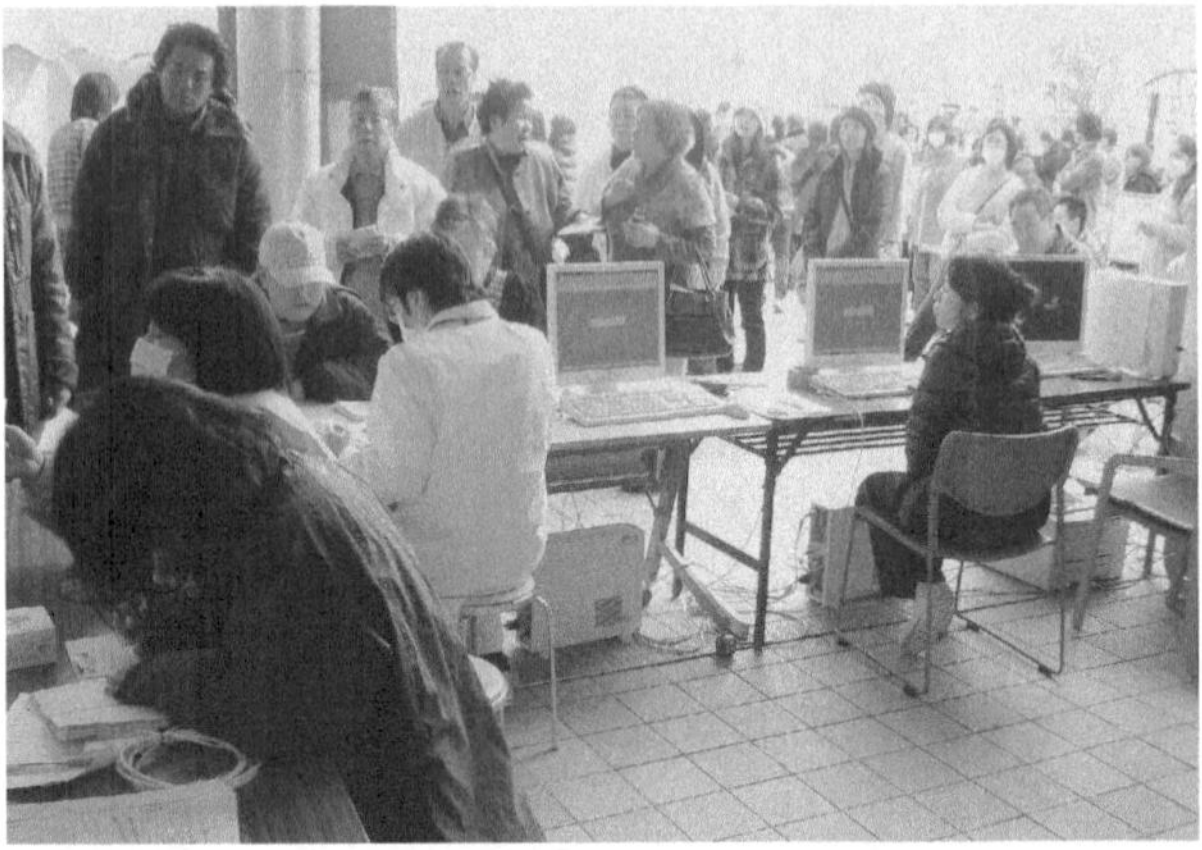

発災当初、院外に設けられた処方ブースに薬を求めて詰めかける人たち

ところが、である。翌13日の昼、処方ブースの担当だった循環器内科の池野栄一郎医師がものすごい剣幕で「GMに話がある！　ふざけるな！」と救護本部に乗り込んできた。GMとは、石巻赤十字病院災害対策本部のゼネラルマネージャーでもあった僕のことだ。

「おまえら、こんな暖かいところでのほほんと仕事しやがって。俺たち（処方ブースチーム）は朝からずーっと処方しているんだ！　パソコンが足りないから手書き処方もして何時間も頑張ってきたけど、手はかじかむし、もう限界だ！」

とえらい剣幕だった。

「それはえらいこっちゃ」とすぐに処方ブースに向かうと、確かにパソコンが3台では足りないようで、3人ほどの医師が黙々と手書き処方をしていた。何より本当に、とても寒かった――。

（そりゃ、怒るわな）と僕は考えが及ばなかった申し訳なさでいっぱいになり、その場ですぐさま処方ブースのレイアウトを変えた。テーブルを院内のロビーに置きなおし、患者さんは担当者が院内に誘導することにした。パソコンも5台に増やし、処方ブース担当薬剤師や事務の人員も増やした。

僕はこのレイアウト変更を、池野医師に怒られた直後から約30分で、本人の目の前で行った。すると池野医師も「わかってくれたならいいよ」と何事もなかったように矛を収め、再び処方業務に戻ってくれた。

「中断不可薬セット」

ただ、病院まで薬を受け取りに来ることができる人はまだいいほうだった。問題は、避難所にいて薬を必要としている人たちへの処方だった。

避難所には慢性疾患を抱えているにもかかわらず、毎日服用しなければならない薬を津波で流された人が多数いた。しかし、巡回する救護チームが持参する救護薬では、量的にも、種類にも限界があった。

これはあたりまえの話で、救護チームは通常、当座をしのぐための胃薬や感冒薬、抗生剤、鎮痛薬くらいしか持たないし、大量に薬を持参することもない。なぜならこれまでの災害医療の常識では、災害救護活動は長くても2～3週間で終了するもので「治療・服薬についても当座をしのげる量と種類で十分」と考えられていたからだ。

救護薬を準備してきたチームはまだいいほうで、薬そのものをほとんど持参せず、とるものもとりあえず駆けつけたチームもあった。このため、避難所で慢性薬を希望されても我慢してもらうか、病院に取りに来てもらう以外に方法はなかった。

発災5日後の3月16日の救護本部ミーティングでは、あるチームからこんな声が上がった。

「中断すると命にかかわる薬（インスリン、循環器系の薬、抗凝固薬など）を必要としている被災者にまで『手持ちがないから我慢してください』とは言えない。病院に取りに来てもらおうにも、交通手段がないとか、歩けない、代わりに行ってくれる家族がいないなどの理由で、来院できない被災者もいる」

そこで僕はその日、石巻赤十字病院の循環器内科と心臓血管外科に依頼して「中断不可薬リスト」（表6－1）を作成してもらった。そして薬剤部で「通常薬セット」と「中断不可薬セット」を作ってもらい、救護チームが出動する前に薬剤部の窓口で渡すことにした。

それでも万が一、現地で中断不可薬が足りなくなったときは、処方箋のみ発行して、薬そのものは本人または家族に石巻赤十字病院まで取りに来てもらうか、それが無理ならば翌日、救護チームが届けることにした。

薬品名	定数	作用
ワーファリン錠1mg	100錠	ビタミンKの働きを抑えて血液を固まりにくくし、血栓症を治療・予防
プラビックス錠75mg	28錠	血液の流れをよくし、血栓症を予防
パナルジン錠100mg	100錠	血小板の凝集を抑えて血栓症を予防。血栓による痛み・冷感を改善
バイアスピリン錠100mg	100錠	血小板を凝集させる物質の生成を抑えて血液の流れをよくする
アムロジン錠5mg(ノルバスク)	40錠	冠血管、末梢血管を拡げて血圧を下げ、狭心症の症状を改善
アダラートCR錠40mg	40錠	冠血管、末梢血管を拡げて血圧を下げ、狭心症の症状を改善
ディオバン錠40mg	30錠	末梢血管を拡げて血圧を下げる
ディオバン錠80mg	30錠	末梢血管を拡げて血圧を下げる
アーチスト錠1.25mg	20錠	心臓の働きを改善して心不全を治療
アーチスト錠2.5mg	20錠	心臓の働きを改善して心不全を治療
アーチスト錠10mg	20錠	血管を拡げ、心臓の働きすぎを抑えて血圧を下げ、狭心症や心不全の症状を改善
メインテート錠5mg	30錠	心臓の働きすぎを抑えて心拍出量を減らし、血圧を下げ、狭心症の症状を改善
テノーミン錠50mg	20錠	心臓の働きすぎを抑えて心拍出量を減らし、血圧を下げ、狭心症の症状を改善
リスモダンカプセル50mg	40カプセル	心臓の異常な興奮を鎮め、不整脈を抑える
メキシチールカプセル50mg	50カプセル	心臓の異常な興奮を鎮めて脈を整えたり、糖尿病の神経障害に伴う痛みやしびれを改善
プロノン錠150mg	30錠	心臓の異常な興奮を鎮め、不整脈を抑える
ラニラピッド錠0.1mg	30錠	心臓の収縮力を強め、息苦しさやむくみなどの症状を改善。頻脈を改善
ワソラン錠40mg	60錠	血管を拡げ、狭心症や心筋梗塞、頻脈などの症状を改善
ラシックス錠40mg	30錠	尿量を増やしてむくみをとり、血圧を下げる降圧利尿薬
アルダクトンA錠25mg	30錠	尿量を増やしてむくみをとり、血圧を下げる降圧利尿薬

※上記の作用は一般的なもので、症状によっては異なる使われ方もされる。

表6-1 中断不可薬のリスト

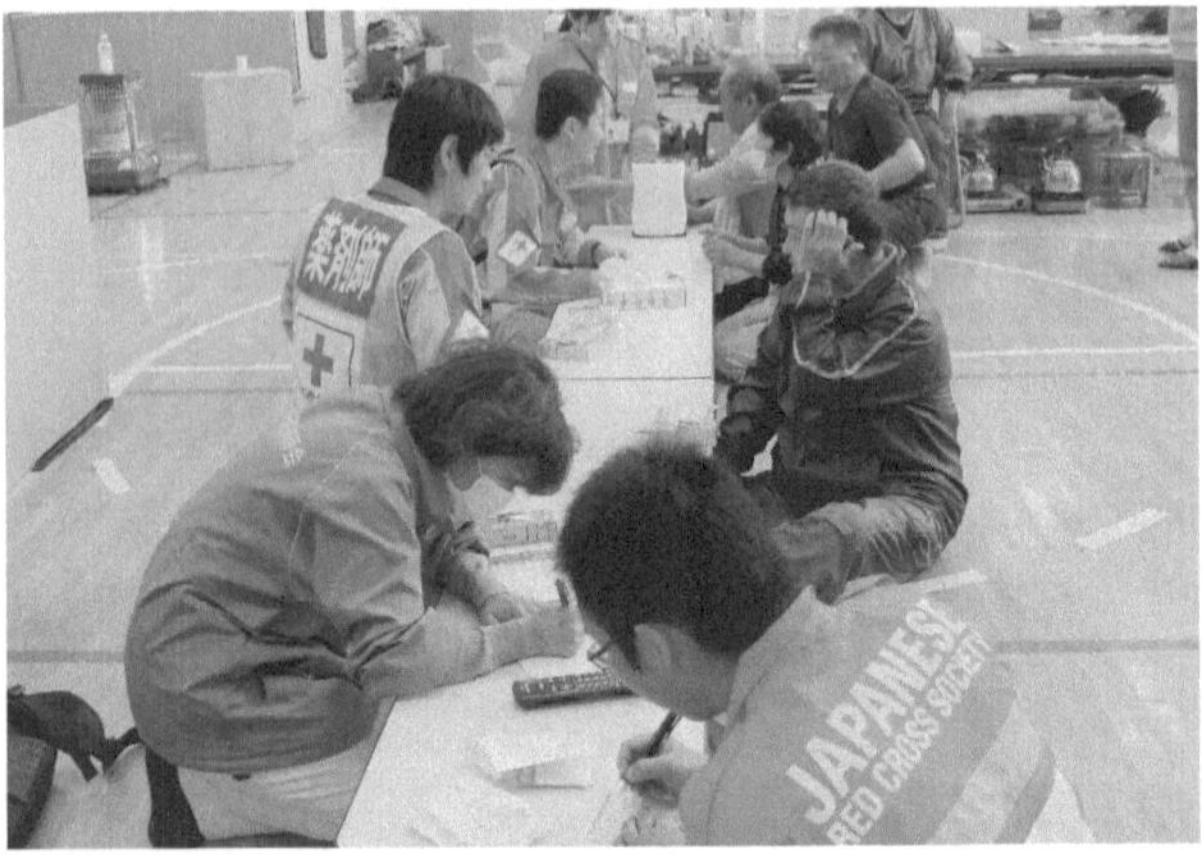

避難所に薬を配布するメロンパンチーム

「メロンパンチーム」の結成

しかし、移動手段もままならない当時の状況下では、避難所から病院まで薬を取りに来ること自体がきわめて困難だった。そこで、乳腺外科部長の古田昭彦医師と薬剤部が結成したのが、救護チームが切った処方箋に従って病院の薬剤部が準備した薬を後日配布する「メロンパンチーム」だった。

名前の由来は、震災発生直後の職員の〝主食〟は菓子パンで、メロンパンが3食続いた日もあったことに、移動パン屋ならぬ移動薬局の意味合いも含めたもの。古田医師とは第2章で紹介した、僕の前任の医療社会事業部長だ。

石巻赤十字病院きっての災害救護のエキスパートと、薬剤師の岩渕安史君をリーダーに、メロンパンチームは石巻薬剤師会や保険薬局の協力も得て、被災者に薬を配布するため避難所を回った。必要に応じて避難所で追加処方できるよう、チームには古田医師や小野久仁夫医師（泌尿器科）、田牧聡志医師（形成外科）らが参加した。

ところが、チーム発足後、岩渕君から僕に電話があった。

「先生、なんとかしてください」

いまにも泣きだしそうな声だった。

「メロンパンチームで配達用のバンが必要なんですが、どこにあたっても『余っている車なんてない』と断られるんです。バンがないと活動ができません。なんとかなりませんか？」

「(日赤）宮城県支部に借りるとか、レンタカーを調達すればいいじゃん」

「もちろんあたりましたが、どこも無理だと……」

うーん……。考えること数秒、仙台にある「ネッツトヨタ仙台」の常務に渡辺陸夫さんという親戚がいたことを思い出した。そうだ、彼ならなんとかしてくれるかもしれない。僕はすぐに電話した。

「薬を避難所に配達するのに、どうしても車が必要なんです」と訴えると「いまの時期は厳しいね。会社の車は余っていないと思う。レンタカーならなんとかなるかもしれないけど、費用はかかるよ」とのことだった。僕は病院の承認も得ていないまま、勢いで「お金はなんとかします」と言ってしまった。

渡辺さんは約束通り、レンタカーを手配してくれた。のちに岩渕君に聞いたところ、心配だったお金のほうは病院の千葉賢二事務部長が二つ返事で「レンタカーの費用は出す」と言ってくれたそうである。こうして、メロンパンチームに5台のバンを調達することができた。

メロンパンチームは3月24日から6月24日まで活動を続け、161ヵ所の避難所を回って被災者に薬を提供した。処方総数は4350枚にのぼった。

エコノミークラス症候群の危険

2004年の新潟県中越地震では、車の中で避難生活を送っていた人の中に「静脈血栓塞栓《そくせん》症」、いわゆる「エコノミークラス症候群」の疑いで死亡するケースが相次ぎ、大きな問題となった。

静脈血栓塞栓症とは「深部静脈血栓症」と「肺血栓塞栓症」の総称である。深部静脈血栓症は大腿《だいたい》静脈や膝窩《しっか》静脈など、主に下肢の深部にある静脈に血栓（血のかたまり）ができる病気のことだ。その血栓が血液に乗って肺に流れ、肺動脈が詰まると、肺血栓塞栓症を引き起こす。

一般には、飛行機などの乗り物の中で長時間同じ姿勢を取り続けることによって発症することが知られているが、新潟県中越地震では、深部静脈血栓症が被災者の35・1％にのぼり、その多くが車中泊を続けた人たちだった——というデータが報告されている。そのうち肺血栓塞栓症の報告例は11あり、うち4人が死亡していた。

石巻医療圏内、とくに旧石巻市街には、1ヵ所に1000人以上が避難している人口密度がきわめて高い避難所も多かった。国連難民高等弁務官事務所の『緊急対応ハンドブック』によると、人間ひとりが避難生活を送るには最低でも3・5平方メートルのスペースが必要だが、その条件をクリアしている避難所は少なかった。

当然、避難者の活動範囲は狭まり、とくに足腰の弱い高齢者は動くことを避けるようになっていた。そのため筋力が低下し、廃用症候群（運動量が少なくなったことによって起こる筋収縮など心身の機能低下。「生活不活発病」ともいう）に陥る高齢者も少なくなかった。

またこれまでも述べてきたように、劣悪な衛生環境から下痢や嘔吐の症状を起こし脱水症状に陥る人や、トイレに行くことを避けるため、水分摂取を控える高齢者も多かった。つまり、静脈血栓塞栓症を引き起こす条件が揃っていたのである。

この状況に危機感を募らせたのが、石巻赤十字病院呼吸器外科副部長の植田信策医師だった。植田医師は生理検査室の技師たちに呼びかけて「DVT（Deep vein thrombosis＝深部静脈血栓症）検診チーム」を結成し、新潟県中越地震を経験した新潟大学や宮城県立循環器・呼吸器病センターなどの協力を得て、避難所を回った。そしてDVTの発症を予防するために、避難している人たちに体操などで定期的に体を動かし、水分を十分取るように呼びかけた。また避難所で問診票を配布し、聞き取り調査を実施するとともに、ポータブル心臓血管エコーなどを使ったDVT検診を進めた。

発災後に極端なガソリン不足に陥ったことは前述したが、3月26日のミーティングでは「蛇田（地区）のイオン（石巻店）のガソリンスタンドでは、給油待ちの車が長蛇の列になっている。ドライバーのDVTが心配だ。石巻市に対応を促してくれないか」との意見が救護チームから出た。そこで僕が翌日、市に要望を伝えると「それはスタンド業者のやることであって、行政は直接的に介入できない」とされたものの「新聞にDVTの危険について周知する広告を出します」と回答してくれた。

DVTチームがのべ25ヵ所の避難所の約550人の被災者に検診を行ったところ、DVT陽性率は5月末現在で45・6％という過去の震災でも例を見ない高率を示した。このためチームは宮城県の臨床検査技師会や理学療法士会、作業療法士会などの協力も得て、避難所の巡回活動をさらに強化し、下肢深部静脈の血液の流れを促進する弾性ストッキングを配布し、はき方も指導した。

DVTチームのこうした地道な啓蒙活動や指導が奏功し、陽性率の異常な高さにもかかわらず、石巻赤十字病院が把握した「震災による」と見られる肺血栓塞栓症は11例（うち1人が死亡）だった。新潟県中越地震と比較して災害の規模がはるかに大きかったにしては、発症を低く抑えられたのである。

停電が命取りになる人たち

石巻赤十字病院では人工透析をする透析室のスタッフも、石巻医療圏内に約300人いる透析患者の命を背負うことになった。人工透析は腎不全に陥った患者が尿毒症になるのを防ぐために、血液中の老廃物を除去し、電解質や水分量などを調整する医療行為である。透析ができなくなると電解質の異常から不整脈や心不全を引き起こし、生命の危険にもさらされる。

第2章で述べたネットワーク協議会には「石巻圏透析施設災害時ネットワーク」も参加していて、石巻赤十字病院をはじめ圏内の6医療機関がこれに加わっていた。このネットワークでは災害発生時に患者の受け入れなどで連携することが決められていて、お互いの病院の透析患者数も把握していた。それによって医療圏内の透析患者数が約300人であることがわかっていた。

しかし震災発生後、2ヵ所の医療機関とは連絡がとれなくなり、残り3ヵ所の医療機関とは連絡はとれたものの、停電、断水によって透析ができないことがわかった。

このため翌日の12日午後には通常の倍の120人、13日の午前にはさらに100人の透析患者が石巻赤十字病院に殺到し、しかも80人の患者が待機していることが見込まれた。

このため透析室では木下康通副院長を中心に独自の災害対策本部を立ち上げ、石巻赤十字病院

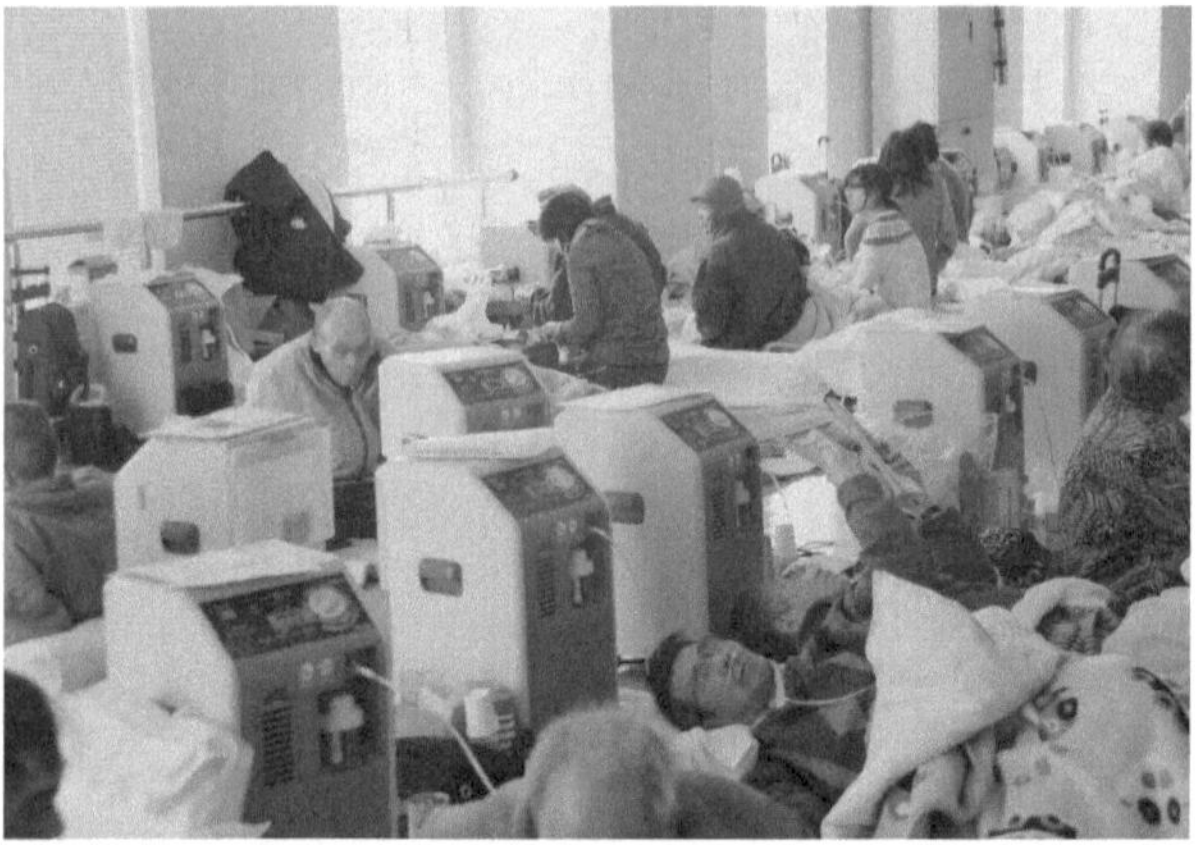
ＨＯＴを要する患者のための院内宿泊所

での透析のキャパシティを超えた患者をマイクロバスで仙台まで運び、さらには津波で壊滅的な被害を受けた南三陸町立志津川病院から避難してきた患者を、山形の病院に広域搬送した。

人工透析と同様に、停電が命取りになるのがＨＯＴ（Home Oxygen Therapy＝在宅酸素療法）の患者だ。

ＨＯＴとは、慢性呼吸器不全や肺高血圧症などにより体内に酸素を取り込めない低酸素血症をきたしている患者が、自宅などで酸素を吸入しながら生活する治療法である。ＨＯＴには酸素供給機が必要で、このうち室内の空気を取り込んで窒素を取り除き、酸素を濃縮して供給する酸素濃縮装置の動力は電気だ。すなわち停電になると即、生命の危険にさらされる。

石巻赤十字病院が把握している圏内のＨＯＴ患者

は約120人だったが、そのうち約半数の58人が震災発生後、なんとか病院にたどり着けた。しかし、その中には津波で酸素供給機を流された患者も多かったため、呼吸器内科のスタッフたちは酸素濃縮器や携帯用酸素ボンベの調達に奔走した。

報道機関との「協働」

病院に備蓄する水や自家発電機の燃料となる重油、病院食の調理や医療器具の滅菌消毒に欠かせないガスなど、病院の生命線＝ライフラインを死守してくれたのは管財課の職員と警備員で、彼らはトイレットペーパーやゴミ袋などの消耗品やシーツ、白衣などあらゆる物品の調達や、医療ゴミの処分までも極限状況下で遂行してくれた。

栄養士さんたちは、入院患者約300人、職員700〜800人の食事をまかなうのに四苦八苦していた。第1章でもふれたように病院には400人・3食・3日分の非常食の備蓄はあったが、それはあくまで入院患者に提供するためのものだった。

ところが、震災発生から約1週間後の3月18日、一筋の光明が差した。

その日の午後、情報番組「情報ライブミヤネ屋」（日本テレビ系）が病院から生中継をした。震災発生直後には交通網の寸断などで〝陸の孤島〟と化していた石巻赤十字病院にも、このころになるとマスコミが取材に入りはじめていた。この生中継で、栄養係長の佐伯千春さんが逼迫《ひっぱく》し

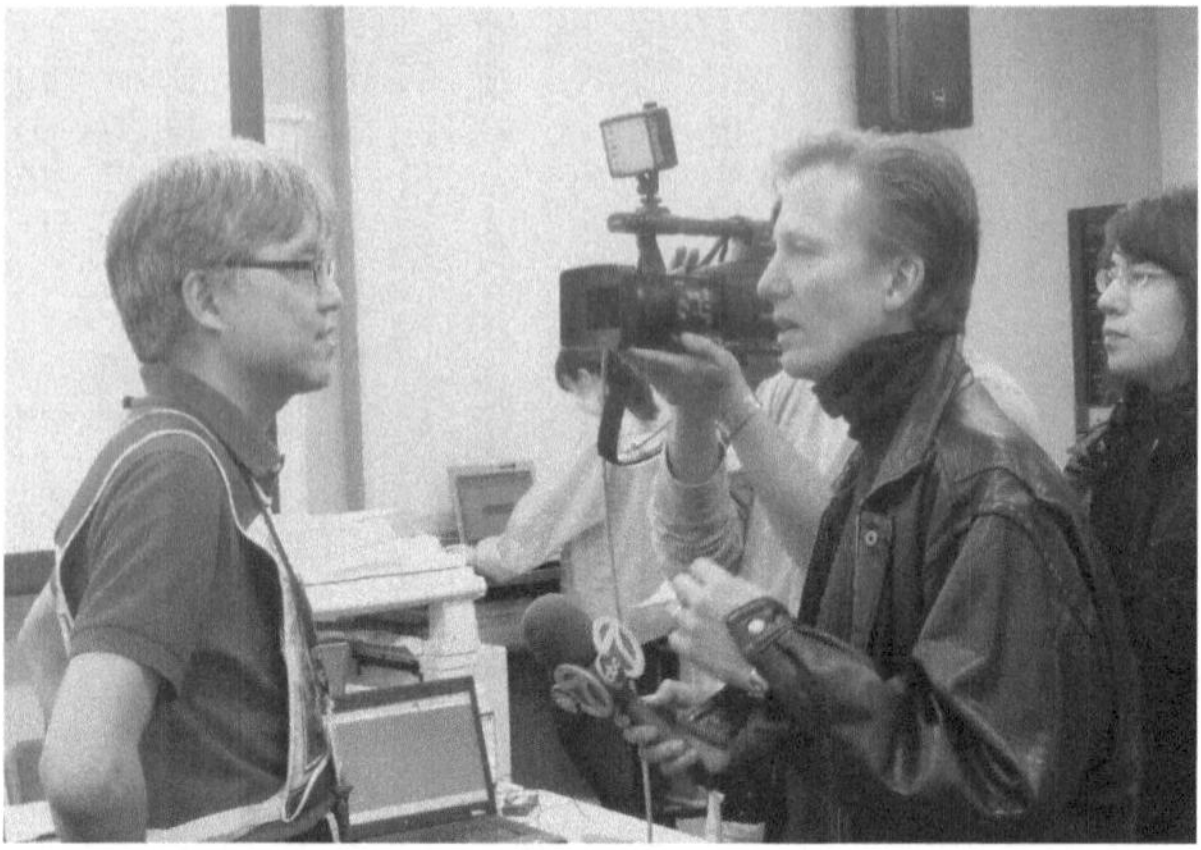

海外メディアの取材を受ける著者

た病院の食糧事情をカメラに向かって訴えたのだ。

すると、なんと翌日から病院に全国からの救援物資が続々と集まりはじめた。病院だけでなく、救護チームの活動まで助けてくれるほどの量だった。災害発生時のメディア、とくに速報性で優る電波メディアの影響力をまざまざと実感した出来事だった。

震災発生以降、石巻赤十字病院には地域紙の『石巻日日新聞』や『石巻かほく』、地元紙の『河北新報』をはじめ、朝日・毎日・読売・産経・日経などの全国紙や通信社、テレビ局や雑誌（出版）社など国内メディアの取材が殺到した。さらにはアメリカの「CNN」や「ABC」、イギリスの「BBC」など欧米の主要テレビ局や通信社、果ては中東の衛星テレビ局「アルジャジーラ」まで、海外からも多数のメディアが押し寄せたのだが、病院はそれらの取材をすべて受けた。

石巻赤十字病院では震災前から、飯沼一宇《かずいえ》院長をはじめとする幹部の方針で、メディアの取材を積極的に受けるだけでなく、自ら情報を発信していこうという姿勢ができていた。「30年以内に99％の確率で発生する」と予想される宮城県沖地震に対し、病院だけが備えを進めていても行政など関係各機関と連携できなくては意味がなく、行政を動かすためにも、また病院の災害への取り組みを地域に理解してもらうためにも、自ら情報を発信する必要があるという考えからだった。

「石巻地域災害医療実務担当者ネットワーク協議会」が発足したときや、僕が宮城県から災害医療コーディネーターを委嘱されたときも、病院側からメディアに呼びかけて取材を受けていた。こうした経緯から、震災発生後にメディアの窓口となった企画調整課にも、取材に対応する素地はできていた。

しかし、これとは矛盾するようだが院内の災害対策マニュアルでは、発災時は原則的にマスコミには対応しないと定められていた。２００４年の新潟県中越地震で日赤救護班の拠点となった長岡赤十字病院で、救護や治療活動がマスコミの過熱報道によって支障をきたすケースが相次いだからだった。この教訓をもとに石巻赤十字病院でも、少なくとも災害発生直後にはマスコミの取材には応じないことを決めていたのである。

ところが、いざ震災が発生すると、病院はマニュアルに決められたその方針を百八十度転換した。決断をしたのは広報を担当する企画調整課長の阿部雅昭さんだった。発災から1週間近く経っても、病院は外部の一切の情報から遮断され、〝陸の孤島〟と化していた。このままマニュアルに従ってマスコミの取材を受けずにいて、その結果、病院が飢え死にしてしまっては元も子もない――そう考えた阿部さんは、震災直後の病院にたどり着いたマスコミの取材を積極的に受け、さらに自ら情報を発信していくという震災前の方針に切り替えたのだ。「ミヤネ屋」の生中継のとき、栄養係長の佐伯さんがテレビカメラに向かって病院の食糧事情を訴えたのも、阿部さんのアイデアだった。

この結果、病院には全国から大量の支援物資が届いたが、その代わりメディアの窓口となった阿部さんはその後、取材対応に文字通り忙殺されることになった。

なかでもNHKは、石巻赤十字病院や石巻圏合同救護チームの活動をたびたび取り上げた。震災発生5日後の3月16日からは、青山浩平君という若手の番組制作ディレクターが僕に密着し、発生直後の病院の様子や合同救護チームが立ち上がるまでの経緯、そして救護チームの活動を綿密に取材した。彼は「番組になるかどうかわかりません。ただ歴史の現場なので記録させてください」と言って、カメラクルーも連れず一人でハンディカメラを回し、何日も病院の近くに泊まり込んで取材を続けていた。

僕も彼の「被災地がいま置かれている窮状を医療の面から伝えたい」という真剣な取材姿勢と

熱意に感じるものがあり、彼の取材には時間が許すかぎり答え、できるだけ情報をオープンにしようと心がけた。

彼が制作したドキュメンタリーは4月3日放映のNHKスペシャル『東日本大震災〝いのち〟をどうつなぐのか～医療現場からの報告～』や、5月6日放映の「20万人の瀬戸際を救え」、7月2日放映の『果てなき苦闘　巨大津波　医師たちの記録』という番組となり、被災地内外の人たちに救護チームの活動や目的、問題意識を理解してもらうのに大きく寄与してくれた。

ほかにもさまざまなテレビ局、新聞、雑誌が石巻赤十字病院や合同救護チームの活動を取材した。それらの報道には一部、事実誤認や誤解もあったが、少なくとも僕が会った記者やディレクターからは、「被災地の窮状を伝えなければ」という報道に携わる者としての使命感が伝わってきた。また実際の報道も、いたずらにセンセーショナリズムに走ることなく、〝売らんかな〟という記事を書いた記者や、視聴率欲しさに過剰な演出をしたディレクターは一人もいなかった。

メディアは決して、救護活動の妨げとなる煩わしいだけの存在ではない。この震災で僕は、**報道機関も災害時に〝協働〟できる仲間になりうる**ことを初めて認識した。

2つの新しい部署

話を、石巻赤十字病院の職員に戻そう。東日本大震災発生後、石巻赤十字病院では2つの部署が新たに設けられた。「安否情報室」と「ご遺体管理部門」である。

安否情報室は、病院に搬送されてきた全患者の氏名や性別、トリアージの色や転帰（治癒、治療継続、死亡などの結果）、さらには、ほかの病院に転送された、避難所に戻った、などの情報を患者の家族に提供するために設けられたものだった。

しかし、安否情報室には患者の家族以外に、行方不明になった家族を探す一般の被災者も殺到し、担当した医療社会事業課や地域医療連携室のスタッフらは対応に追われた。そこで担当職員らは院内で亡くなった身元不明の患者の検視がすむたびに、その特徴を記録し、家族を捜す被災者の照会に応じるだけでなく、ときには遺体安置所まで出向いて、確認作業にあたった。

また、今回の震災では、明らかに亡くなっているとわかっている人、つまりは遺体も病院に搬送されてきたことは第1章でも述べた。その中には氏名はもちろんのこと、発見場所や収容場所の記録すらない身元不明の遺体も多かった。また、身元が判明した場合でも、家族も当然のことながら被災しているため、すぐに引き取れる状態ではなかった。そこで病院が遺体を一時、お預かりすることになったのだ。

霊安室の手前にある「前室」（ふだんは家族が遺体との対面や事務手続きをする部屋）に医師や看護師、臨床心理士や事務職員ら計10人が24時間交替で詰め、初めて家族の亡骸《なきがら》と対面する家族や、遺体を引き取りに来た遺族の対応にあたった。これらの仕事を担当した職員らは、筆舌に尽くしがたい悲しみや辛さに直面しながらも、与えられた職務を全うした。３月11日から５月８日までの間に石巻赤十字病院から運び出された遺体は２２０体にのぼった。

このように医師、看護師はもちろんコメディカルのスタッフや事務職員ら、石巻赤十字病院８７３人の全職員は一致団結して、次々と生じる新たな問題に対処していった。難局を乗り越えることができたのは、院内の災害対策マニュアルにも記載されていないさまざまなアイデアを出し合って立ち向かったからこそだと思う。

これら職員の活動については『石巻赤十字病院の１００日間』（小学館）にくわしいので、ぜひともご一読いただきたい。

大混乱を防いだ「クラークさん」

だが実は、震災発生直後の困難な状況下で職務を全うして病院と被災者の危機を救ったのは、日本赤十字社の職員だけではなかった。

石巻赤十字病院では、患者のカルテはすべて電子化されていて、そのデータは「オーダリングシステム」でコンピュータ管理されていることは第１章でもふれた。

したがって通常は、病院では受診する患者全員にＩＤ番号を付与している。だが、院内の災害対策マニュアルでは、大規模災害発生時には通常のカルテを使用せず、「災害カルテ」という手書きのカルテで処理することになっていた。オーダリングシステムが停電などで使用不能になる事態を想定していたためだ。震災前の傷病者受け入れ訓練でも、30人ほどの模擬患者を使って「災害カルテ」を作成し、検査のオーダーにも紙伝票を使用して「検査したこと」にしていた。

ところが、実は当院の採血検査オーダーは、システム上、患者のＩＤ（当院で通常使用しているもの）の入力が必須であった。つまり訓練通りのＩＤ番号なしの紙伝票では、搬送されてきた膨大な数の急患が採血検査を受けることができないのである。

震災後もこのことには僕も含め、石巻赤十字病院の職員は誰一人として気づいていなかった。もし訓練通りに紙伝票で検査をオーダーしていたら、病院内は間違いなく大混乱に陥っていたはずだった。

そうならなかったのは、石巻赤十字病院の中に、この盲点に気づいていた人たちがいたからだ。

僕たち病院の職員がふだん「外来クラークさん」と呼んでいる、患者のカルテや検査伝票などを管理してくれている「ニチイ学館」の委嘱職員である。

震災発生直後、ＩＤ番号なしでは採血検査オーダーができないことに気づいた彼女たちは、次々にトリアージされて院内に運ばれてくる患者のうち、検査が必要な「赤患者」と「黄患者」の全員に、自分たちの判断でＩＤ番号を振っていたのだ。身元不明の患者でも、ふだんの救急外

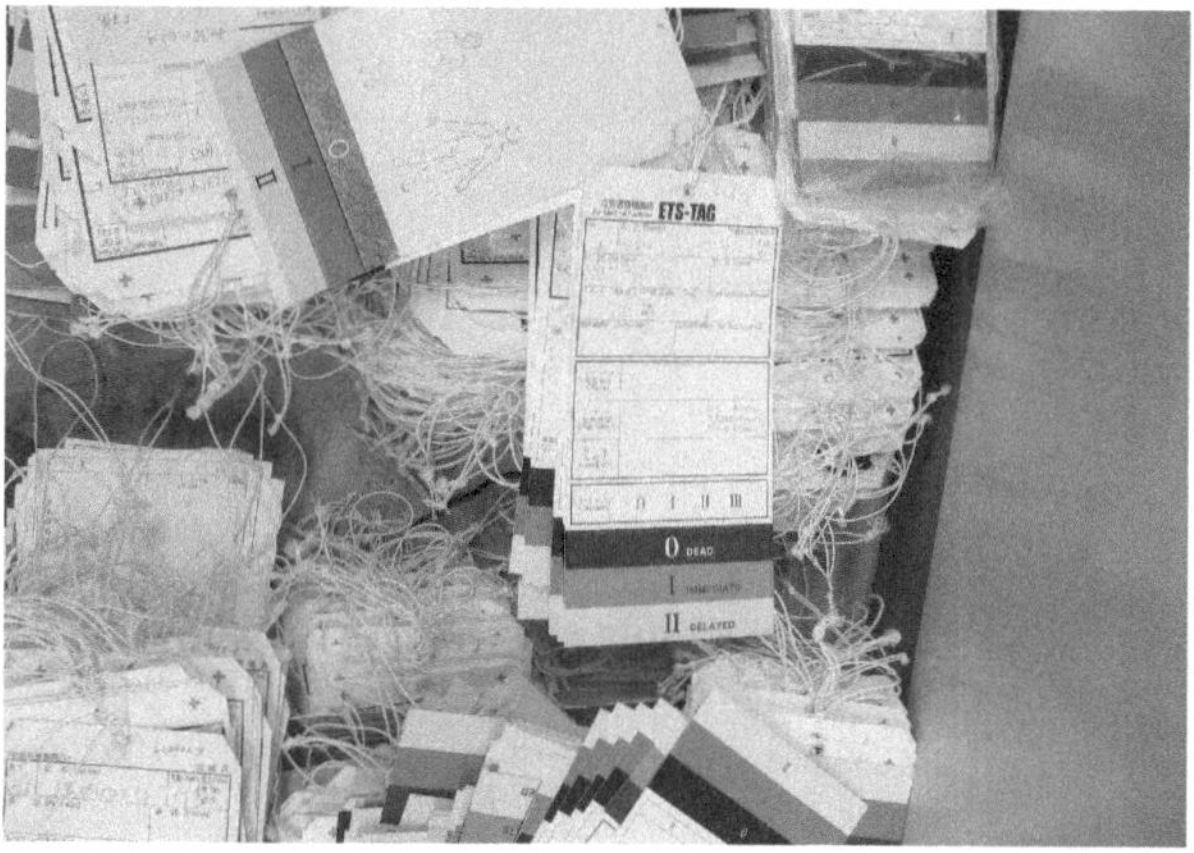

トリアージタッグ

来で出くわす患者と同様に「仮ＩＤ」を振って、あとで突きあわせればよいと判断したのである。

さらに、続々と傷病者が押し寄せる（1日最大1251人、発災後1週間で3938人）のを見たニチイ学館は、ＩＤを振る専属のクラークさんを3人、石巻赤十字病院の受付に24時間、常駐させてくれたのである。

しかし、震災発生直後は病院のフロアも検査エリアも、急患や被災者でごったがえしていた。あの状況下では、ＩＤ番号を紙カルテに記載したとしても、カルテを紛失したり、カルテが本当に本人のものかがわからなくなったりするリスクが非常に高かった。そこでクラークさんたちはなんと、患者が腕につけているトリアージタッグにもＩＤ番号を記入していったというのである。

あとから聞けば「なんだ、そんなことか」と思われる方もいるかもしれない。が、あの混乱時にはたして、どれだけの人が同じことを思いつけただろうか。

実は、僕のみならず、クラークさんを統括する医事課長でさえ、この事実を知ったのはずっとあとのことだった。続々と急患が運ばれてくるあの土壇場で、彼女たちは「どうしたらいいのか」を必死になって考えていたのだ。言い訳ならいくらでもできる状況だった。彼女たちも職員と同様に、被災者と真剣に向き合っていたのである。

このクラークさんたちの機転によって、病院で受け入れた傷病者の検査はほとんど混乱なく行われた。

最も重要なロジスティック

石巻赤十字病院は石巻合同救護チームを統括する僕にも、災害救護活動に専念できるようさまざまに配慮してくれた。

まず、僕が本来の外科業務から長期間にわたって離脱することを許可してくれた。同僚たちも「外科業務は僕らがやりますから、先生は合同救護チームに専念してください」と励ましてくれた。また、飯沼病院長ら幹部も、僕に対して外科に戻るように指示したり、合同救護チームの活動に対して口出ししたりすることは一切なく、むしろ全面的に協力し、相談にも乗ってくれた。

さらには合同救護チームへの医療資機材の融通や、宿泊手配などの要望にも積極的に対応してくれた。

日本赤十字社の全面的なサポートも、なくてはならないものだった。

実は災害救護活動で最も重要なのが、救護チームを支えるロジスティック（後方支援）なのである。とくに今回のような大規模かつ長期に及ぶ災害救護活動を維持するためには、圧倒的なマンパワーが必要だ。

合同救護チーム本部のロジスティック業務は▼各救護チームの登録や抹消▼毎日更新されるアセスメントデータの管理と維持▼各避難所の症状日報や受診者数などのデータ整理▼支援物資の管理と配布▼救護日誌の整理や保管▼各種情報の入手と整理、資料化▼毎日のミーティングの議事録作成▼救護チームの派遣元とのさまざまな調整▼クロノロジー（時系列表）の作成▼各救護チームに貸与する物品の管理――など多岐にわたり、かつ膨大だった。これだけの業務を、石巻赤十字病院の職員だけでこなすことは、とうてい不可能だった。

そこへ日本赤十字社が、震災発生翌日の3月12日から7月31日までの約4ヵ月間にわたり、のべ1173人の事務職員を本部支援要員として派遣してくれたのである。

また、院内診療支援としても、日本赤十字社は8月14日までにのべ829人の医師、2248人の看護師、720人の薬剤師、132人の臨床工学技士、総勢3929人を派遣してくれた。

オールジャパンの石巻圏合同救護チームは、これらの支援があったからこそ、日本の災害医療史上初めての大規模かつ長期的な災害救護活動を、後顧の憂いなく展開することができたのである。

第7章

取り残された地域

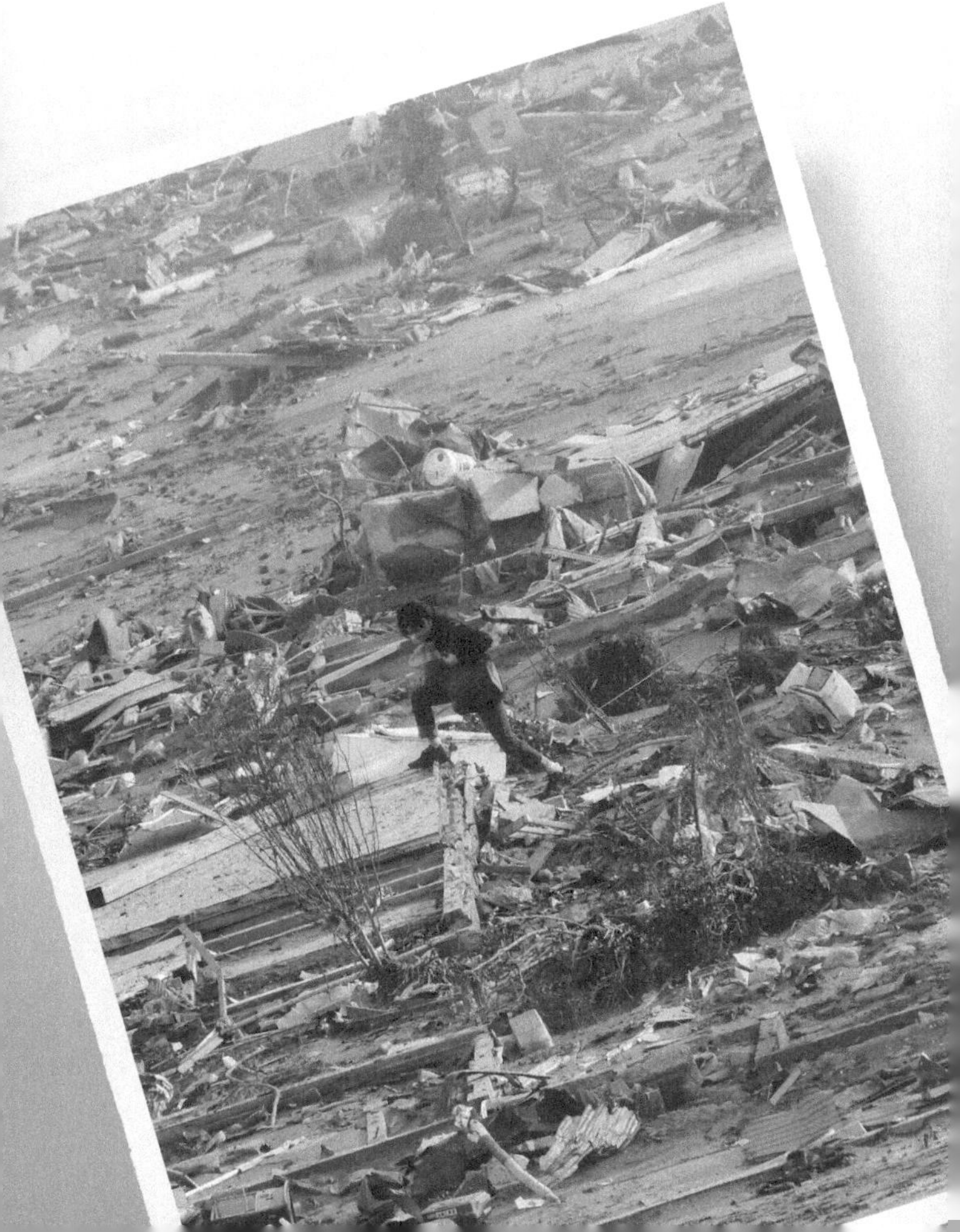

進む二極化、再津波の脅威

震災発生から2ヵ月が経つと、石巻市内でもようやく市街地北部を中心に、多くの地域で復旧が進みはじめた。

5月16日の時点で石巻圏合同救護チームが巡回していた避難所は164ヵ所、入所者総数は9548人。ピーク時に比べると避難所数は半減し（発災直後313ヵ所）、入所者数は4分の1（発災直後4万1990人）にまで減っていた。このためエリア10（河北地方）は5月28日にエリア11と合併し、エリア13（女川町）での救護活動は27日に、エリア14（牡鹿半島）は31日にそれぞれ終了した。

ただ、その一方で、市中心部から東南に位置する旧北上川以東の湊、鹿妻、渡波地区や、中心部から西南に位置し、大街道（国道398号線）より南の地域は、復旧から取り残されていた。

また、雄勝町の石巻市立雄勝病院は全壊、北上町の橋浦診療所は津波で浸水したため、両町は「無医地域」となってしまっていた。

震災発生から48時間の「超急性期」、さらには2週間の「急性期」を過ぎ、被災地はとっくに「慢性期」に入っているはずだった。しかし石巻医療圏では回復が著しい地域と、復旧から取り残された地域との「二極化」が進み、地元の医療機関が回復していないため、救護チームが引き

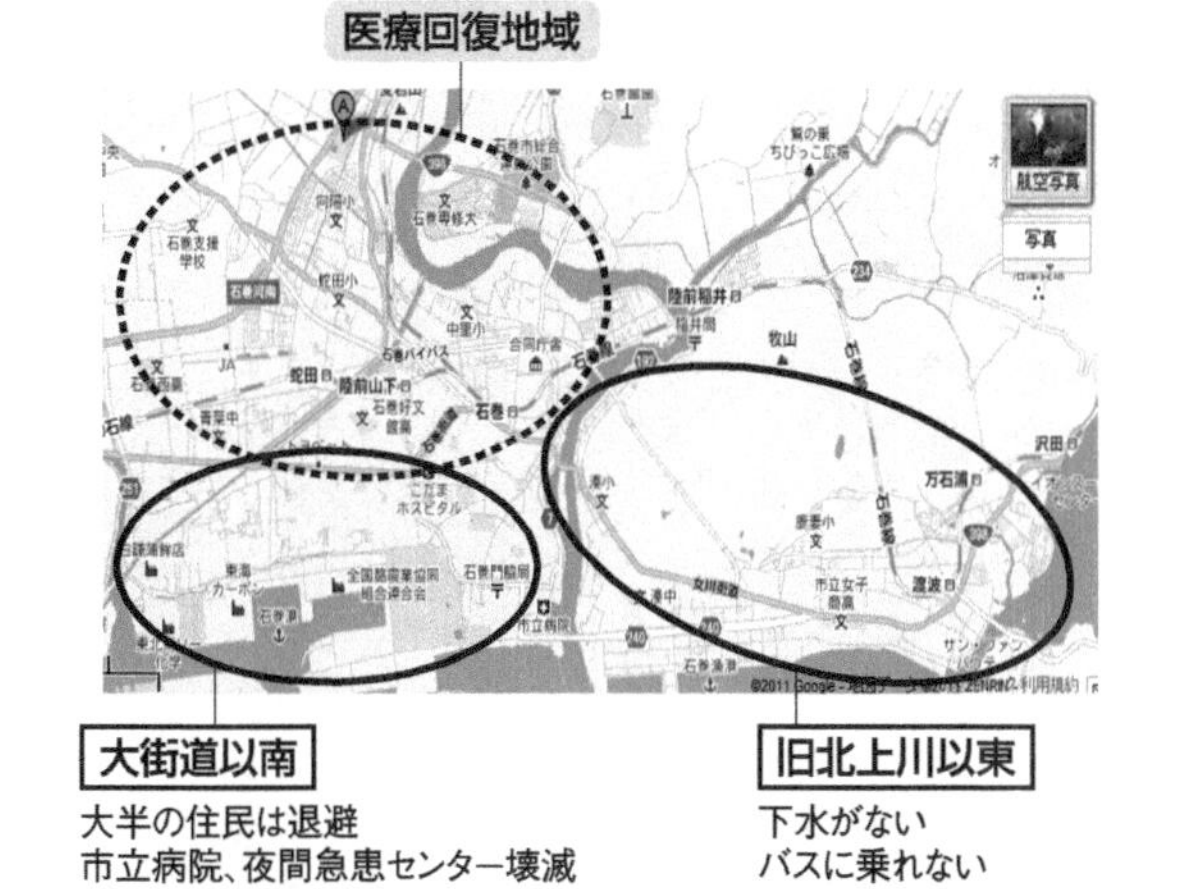

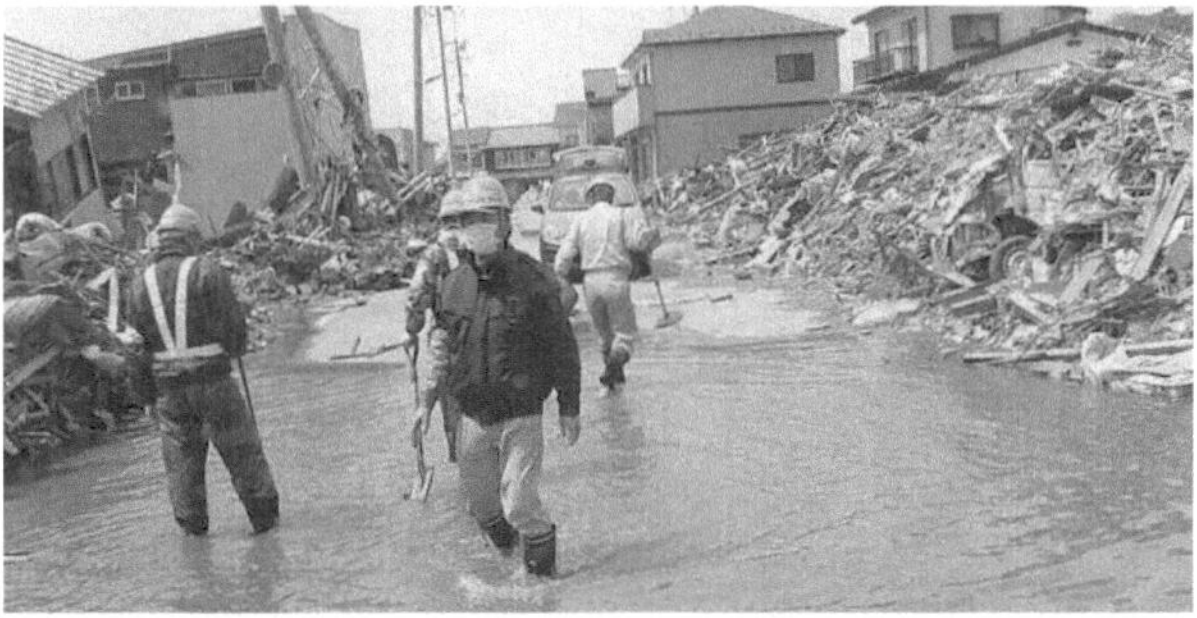

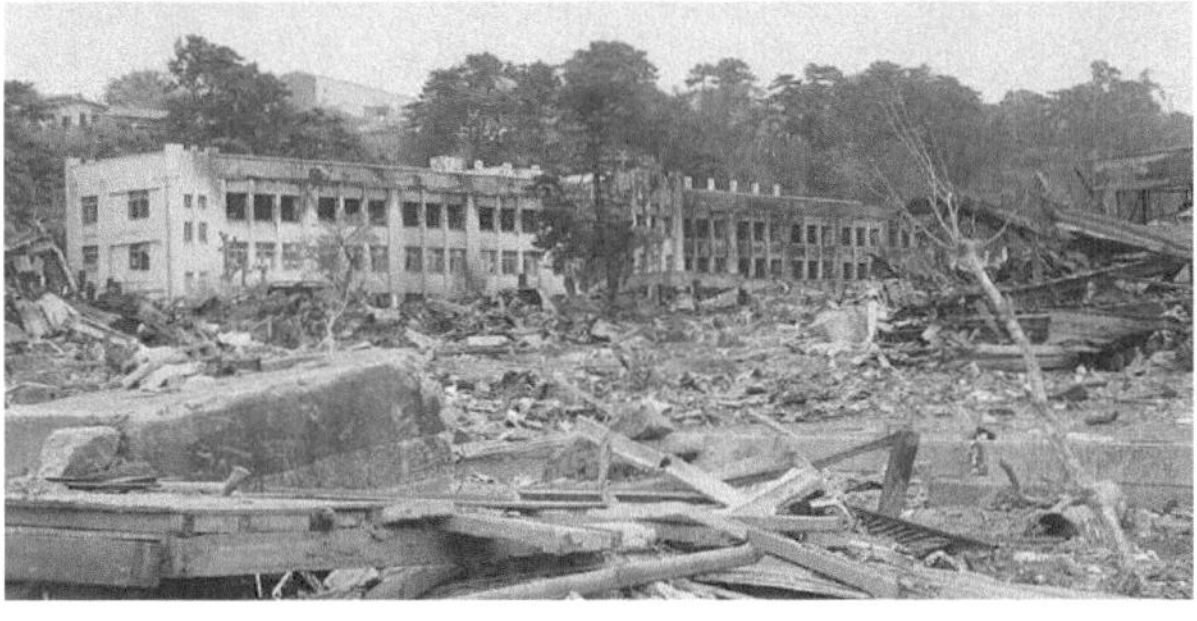

図7−1 復旧が遅れた旧北上川以東（上：湊地区）と大街道以南（下：門脇小学校）

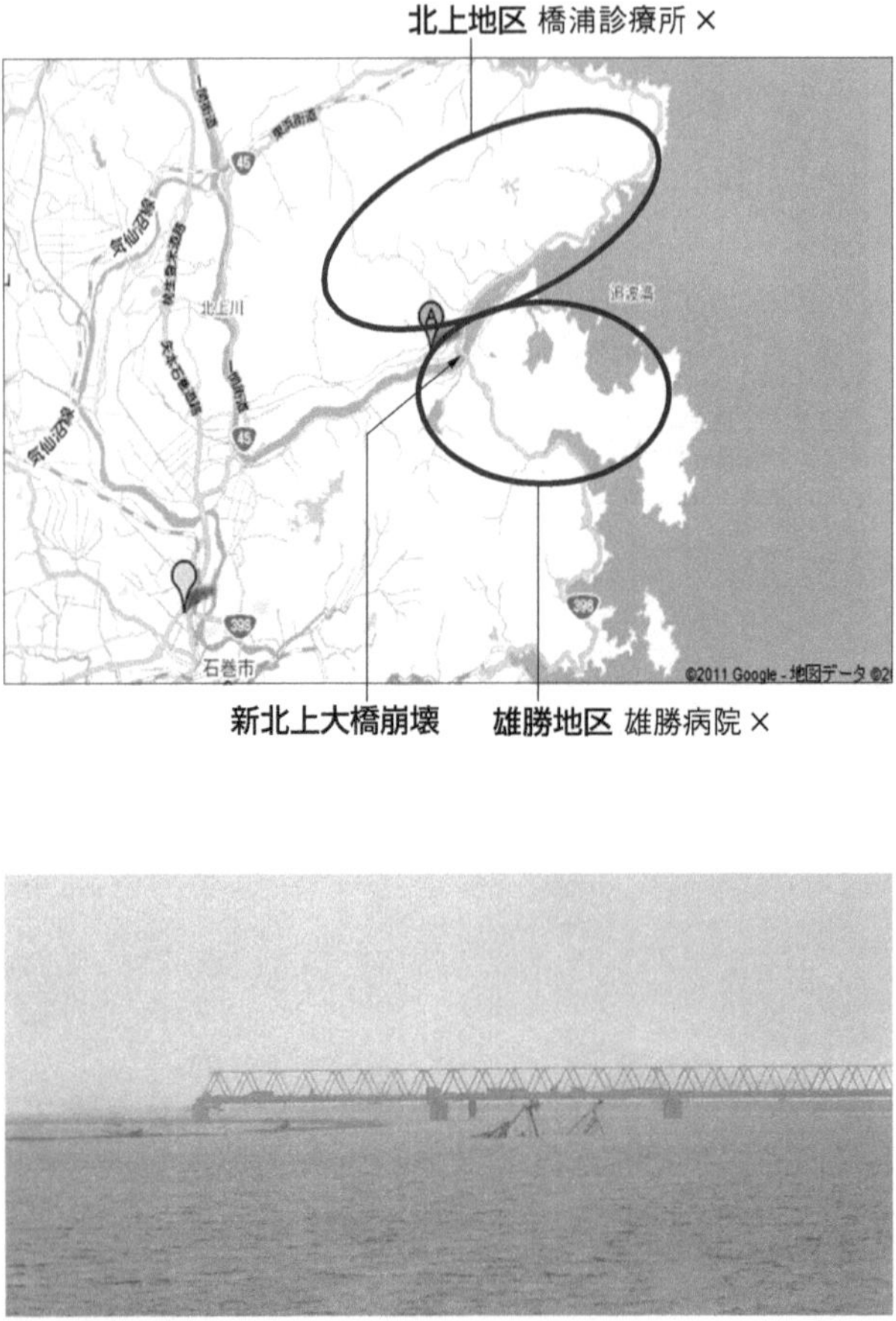

図7-2 無医地域となった雄勝、北上両地区（上）と、津波で崩落した新北上大橋（下）津波のため北上と雄勝は「無医地域」となり、両地区に架かる唯一の橋である新北上大橋の崩落により両地区の交通も途絶えた

揚げられない状態が続いていた。さらには当院とともに急患のおもな受け入れ先であった石巻市立病院と夜間救急センターが津波で壊滅したため、救急患者は依然として石巻赤十字病院に集中していた。搬送される急患数は依然として平時の2倍程度で推移しており、5月23日までに石巻赤十字病院に搬送された3718人の救急患者のうち約20%の745人が避難所から運ばれてくる患者だった（図7－3）。

避難所に、再津波に対する対策がなされていないことも問題だった。

被災地ではなお余震が続き、それに伴う再津波到来の危険性が指摘されていた。にもかかわらず旧石巻市街だけでも、再津波による想定浸水地域内にある避難所は49ヵ所、避難者数は3419人にのぼり、小中学校も11校あった（合同救護チーム調べ）。

断念した「疎開プラン」

実は僕は震災発生直後から、避難所、さらには被災地からの住民の「二次避難」や「集団疎開」の必要性を訴えていた。

震災発生直後の避難所の衛生環境の劣悪さは、時間が経つごとに徐々に改善されてはいた。しかし、やはり住民の健康を維持するにはほど遠かった。

前にも述べたように国連難民高等弁務官事務所の『緊急対応ハンドブック』によると、人ひと

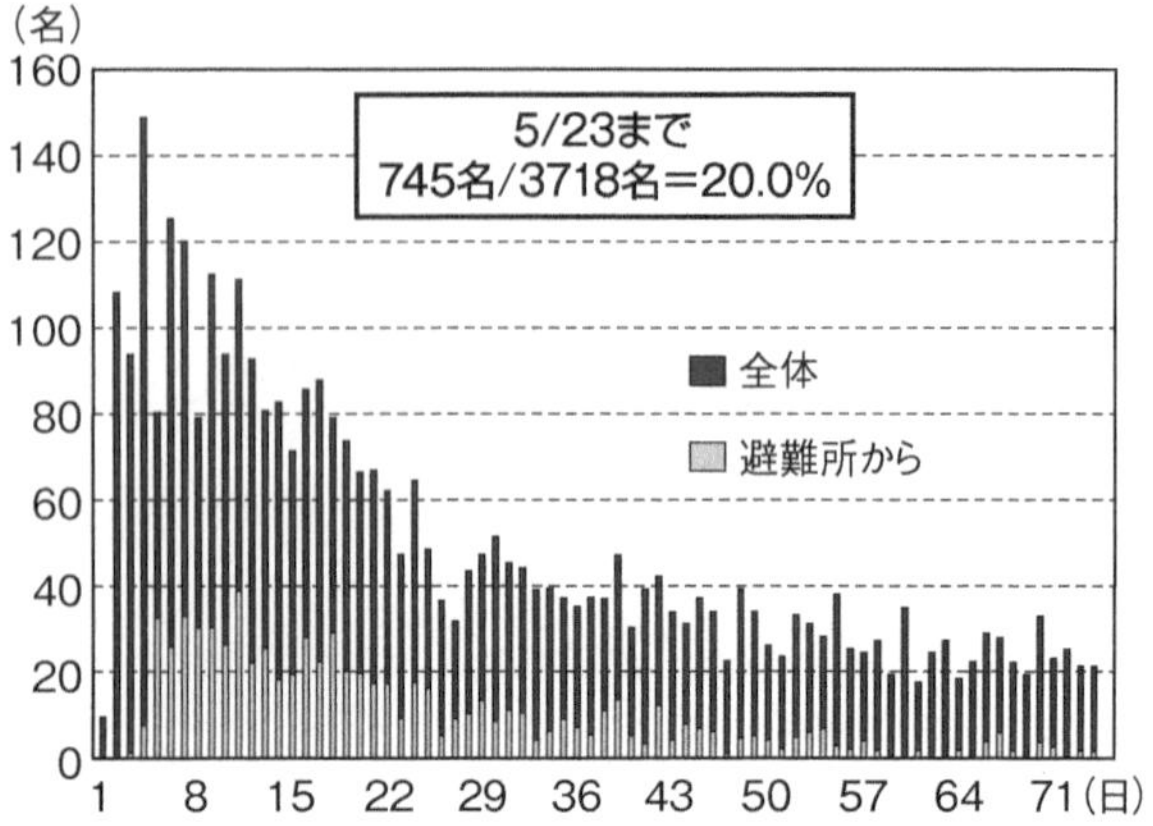

図7-3 5月23日時点までの石巻赤十字病院の救急患者搬送数

りが避難生活を送るには最低でも3・5平方メートルのスペースが必要だった。さらに厚生労働省の「建築物環境衛生管理基準」では、人が健康な生活を送るためには温度は17～28℃、湿度は40～70%を保つことが求められている。

だが石巻医療圏内、とくに石巻市内で、これらの条件をクリアする避難所は少なかった。ゆえに僕は避難所を巡回するたびに住民の人たちに、また行政にも、さらにはメディアの取材に対しても「二次避難」や「集団疎開」の必要性を訴え続けた。

その一方で、独自に集団疎開の受け入れ先も探していた。ちょうどそこへ山形のNPO法人の方から「蔵王《ざおう》にシーズンオフで空いている宿泊施設がある。国からも5000万円の補助金が出るので、1000人ほどが数ヵ月、無料で宿泊できる。これを利用して山形に一時集団疎開してみては」との申し出があったので、これはありがたいと思い、避難所を回って疎開の希望者を募ることにした。

だが、意外にもそれに応じた被災者は皆無だった。僕が想像もしていなかった結果だった。被災者のほとんどは劣悪な環境から一刻も早く脱したいに違いないと、当然のように僕は考えていた。

なぜ被災者たちは避難所から、また被災地から、疎開や二次避難をしようとしなかったのか。その理由は、次のようなものだった。

避難所に入所していた被災者の中には、水産加工業など土地に根差した仕事に従事していた人たちが多く、彼らは一時的にせよ「地元を離れる」ということに強い抵抗感を覚えていた。子供の学校教育のことを考慮してためらう人たちもいた。さらには、いったん地元を離れたら、自分が希望する仮設住宅に住めなくなるのでは、との心配から二の足を踏む人も多かった。

そして何よりも、彼らの地元に対する愛着は、「転勤族」の医者である僕などにはわからないほど深いものなのである。

さらに、これは実際に避難所を回って集団疎開プランを示し、希望者を募った際に初めてわかったことなのだが――避難している人たちの中には、本当は疎開したくても「手を挙げづらい」と思った人が多かったのである。なぜだかおわかりだろうか。

彼らは自分が手を挙げることで、震災発生直後からお世話になっている避難所のリーダーや、学校の先生の面子を潰すのではないか、その人たちが気分を悪くするのではないか、そうなったら申し訳ない、と考えたようだった。

さらには「他の人を置いて、自分だけが地元を離れるのは残る人たちへの裏切りになるんじゃないか」「みなが壊れた家の片づけをしているのに、自分だけが疎開したら片づけが遅れて、ご近所に迷惑がかかるんじゃないか」という心配や、「疎開している間に、自分の家や持ち物が勝手に片づけられたらどうしよう」という不安を口にする人も多かった。津波で壊された家や散乱した家具は、被災地外の人からすれば「瓦礫」や「震災ゴミ」かもしれないが、被災者にとっては大切な「財産」であり、かけがえのない「思い出」である。

石巻市内のある学校の避難所を視察したときには、こんなことがあった。

その避難所に入所していた人たちに僕が「何か足りないものはないですか?」と尋ねると、人々は口々に「トイレットペーパーが足りない」「ティッシュペーパーがほしい」と要望を出してくれた。ところが、その避難所のリーダーを務めている先生がその場に現れると、急に「いや、やっぱり足りないものはないです」とみな口をつぐんでしまった。自分たちが「足りないもの」を言うことは、お世話になっている先生の顔を潰すことになると考えたように見えた。

「自分たちは我慢してでも他人を慮《おもんぱか》る」、こうした被災者の姿を目の当たりにした僕は、二次避難を勧めることをあきらめた。この人たちに「自分の健康のことだけ考えて」と疎開を勧めても、応じてもらえるはずがないことが、よくわかったからである。

余震による再津波到来の可能性が指摘されても、想定浸水地域内にある避難所の住民さえ、そこから動こうとはしなかった。

高台を探して

再津波の脅威は無視できないものになっていたが、その際の避難先を石巻市に確認しても、避難場所や経路は決まっておらず、再津波到来の危険性のある地域の色分けさえ、満足にできていなかった。また、浸水地域にある小学校に再津波が到来した際、子供たちや、小学校で避難生活を送っている被災者はどこに逃げればいいのかを問い合わせたところ、次のような答えが文書で返ってきた。

〈津波で浸水した避難所に同程度の津波が再来した場合、各施設の屋上や最上階に避難してください〉

言わずもがなの答えだったが、実際に救護チームが浸水地域の小学校を回って確認したところ、屋上の鍵が閉まっていて開かないというケースもあった。

やむなく、合同救護チームは再津波による想定浸水地域内にある避難所を回り、再津波が来た際の避難経路を自分たちの足で確認した。僕自身も、浸水地域にあった前述の「松並ヤンマー」

救護所に赴き、ロジスティック担当の高橋君とともに再津波到来の際の避難場所を探した。

森野先生を介して東北大学「津波工学研究室」の今村文彦教授にご教示いただいたところ、余震発生から再津波の到達までの10分前後で高台に避難することが望ましいとのことだったので、ストップウォッチを片手に高橋君と、避難所から10分前後で移動できる周囲の高台を探して歩いた。

もはや完全に「医療」の範疇《はんちゅう》を超えていたが、住民を再津波の被害から守ると同時に、想定浸水地域内の避難所を巡回する救護チームの安全を確保することがこの際、最優先だったからだ。

また、地元FM局「ラジオ石巻」の協力を得て、毎日の救護所の情報とともに、再津波の危険性についてもアナウンスしてもらった。

避難所の居住環境も依然として深刻だった。

とくに学校の体育館などの避難所は気温が上昇する夏の到来を前に、住環境のさらなる悪化が懸念された。多くの避難所は冷蔵庫を備えていなかったため、生鮮食品やおにぎりなどを長時間保管できなかった。気温上昇とともにますます食品の衛生管理が困難になることが予想された。さらに下水が復旧していない地域の避難所では、自由に水が使えない状態が続いていた。

要介護者の問題

震災発生直後から合同救護チームの課題となっていたのは、避難所暮らしを余儀なくされている要介護者の存在だった。

3月末の合同救護チームのミーティングでもすでに、兵庫県の救護チームから「自分たちは避難所の要介護者を置いたまま撤収はできない」との声が上がっていた。

僕も鹿妻小学校の避難所を視察したとき、確かに寝たきりの要介護被災者が10人ほど、一つの教室に集められ、「日本看護協会」などのボランティアの看護師さんたちが介護しているのを見ていた。

石巻医療圏内の各自治体の保健師さんに状況を聞いてみたところ、女川町や東松島市は石巻市と比較して規模が小さいためか、要介護者の状況はほぼ把握できている様子だった。しかし、隣接する桃生郡の5町や牡鹿郡牡鹿町と2005年に合併した石巻市は行政範囲が広大で、保健師さんの懸命の努力にもかかわらず、全体状況はつかみきれてはいないようだった。

そこで石巻市の要介護被災者をどうケアしていくかを検討するため、4月7日に「介護会議」を立ち上げた。合同救護チームからは僕と森野先生が、石巻市からは健康部の阿部正博次長、健康推進課長で合同救護チームのカウンターパートだった庄司さん、介護保険課の保健師、高橋由美さんらが出席した。

介護会議のメンバーはほかに、要介護者支援のため石巻に入っていた亀田総合病院（千葉県鴨川市）の小野沢滋先生やユニセフ保健戦略上級アドバイザーの國井修先生、のちに「日経ウーマン・オブ・ザ・イヤー」に選ばれた日本看護協会の石井恵美子さん、地元で在宅医療を担う開業医の先生方が名を連ねた。また、「日本プライマリ・ケア連合学会」を中心としたボランティア各団体、石巻市の訪問看護ステーション、石巻赤十字病院の地域医療連携室も加わった。

このメンバーで週1回、石巻赤十字病院の会議室に集まり、要介護被災者対策を練った。女川町と東松島市は前述の通り、保健師さんがすでに実態を把握していて今後の見通しも立つとのことだったが、問題は石巻市だった。

在宅の要介護者については、日本プライマリ・ケア連合学会の災害医療支援チーム「ＰＣＡＴ」が４月14日から16日にかけて１万１２７０世帯を調査した結果、ほとんどの世帯を保健師さんが巡回し、１４９人もの要介護者をすでに市外の介護施設などへ移していたことが判明した。地元保健師さんたちのプロ意識の高さ、自らも被災しながらの懸命な働きには感銘を覚えた。しかし、避難所にいる要介護者がどれくらいの数に上るのかは、不明だった。

そこで僕は合同救護チームにお願いし、４月22日から石巻市内で、介護が必要な被災者のいる１３２の避難所をアセスメントすることにした。

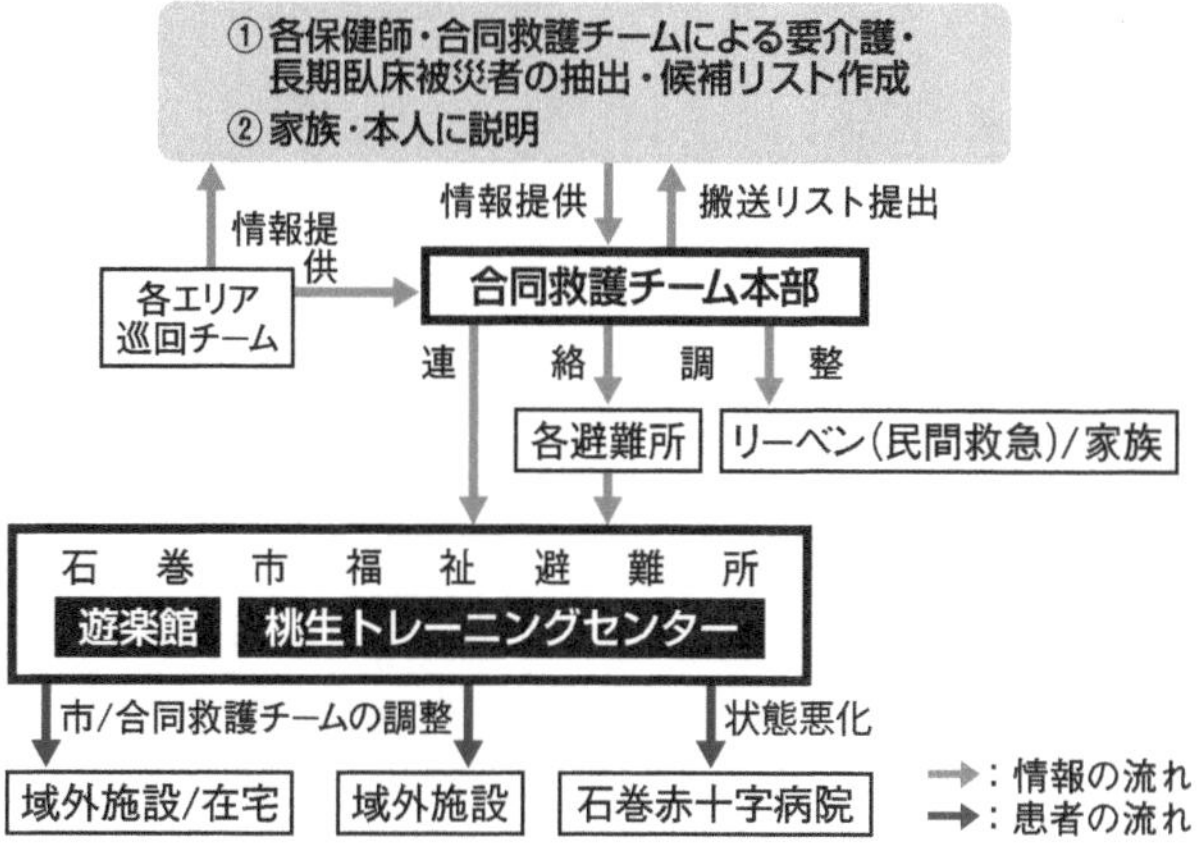

図7−4 要介護者搬送までの流れ

この作業と並行して介護会議では、要介護被災者を優先して受け入れる「福祉避難所」の開設に動いた。

旧河南町にある石巻市の教育施設で、避難所となっていた「遊楽館」にはそれまで、介護が不要な被災者も入所していたが、石巻市健康部の阿部次長の英断で、一般の被災者にはほかの避難所に移動してもらい、福祉避難所として特化することに成功した。

ところが、福祉避難所を開設するには電動介護用ベッドや体圧分散マットなど、特別な医療機器が必要だった。石巻市にそれらを調達する余裕はなく、自分たちで何とかするしかない――。そこで僕が頼ったのが、発災直後にヘリ搬送患者のトリアージを一手に引き受けてくださり、「簡易手洗い装置」の設置でもお世話になった国士舘大学スポーツ医科学科教授の田中秀治先生だった。

僕が委嘱される以前から宮城県災害医療コーディネーターに就いていた東北大学医学部社会医学講座国際保健学分野教授の上原鳴夫先生が、発災後、被災地医療支援のためのメーリングリスト上で物資調達の窓口を務めていて、その後方支援をしていたのが田中先生だったことを思い出したのである。

4月7日、思いきって要介護者用医療機器の物資支援を田中先生にメールで依頼したところ、その日のうちにレスポンスがあった。それにはなんと、

〈本日、依頼のありました体圧分散マット10枚、電動介護用ベッド10台、体圧分散マット軽70枚、ダンボール製の簡易ベッド(「暖DAN」)70台調達いたしました〉

とのこと。おまけに、石巻までの搬送もすべて調整してくださるという。

いったい、どういうコネクションがあればこのようなことが可能なのか想像もつかなかったが、「世の中には、やり手っているものだな」と心底感心し、すべて甘えさせていただいた。

その後も田中先生からは〈パラマウントの電動ベッドが50台あります〉とお話をいただければ15台を頂戴し、〈東芝より被災地病院にソーラーパネル寄付の申し出がありますが、どうしますか?〉とメールをいただけば石巻赤十字病院に120枚のソーラーパネルを設置させていただいた。

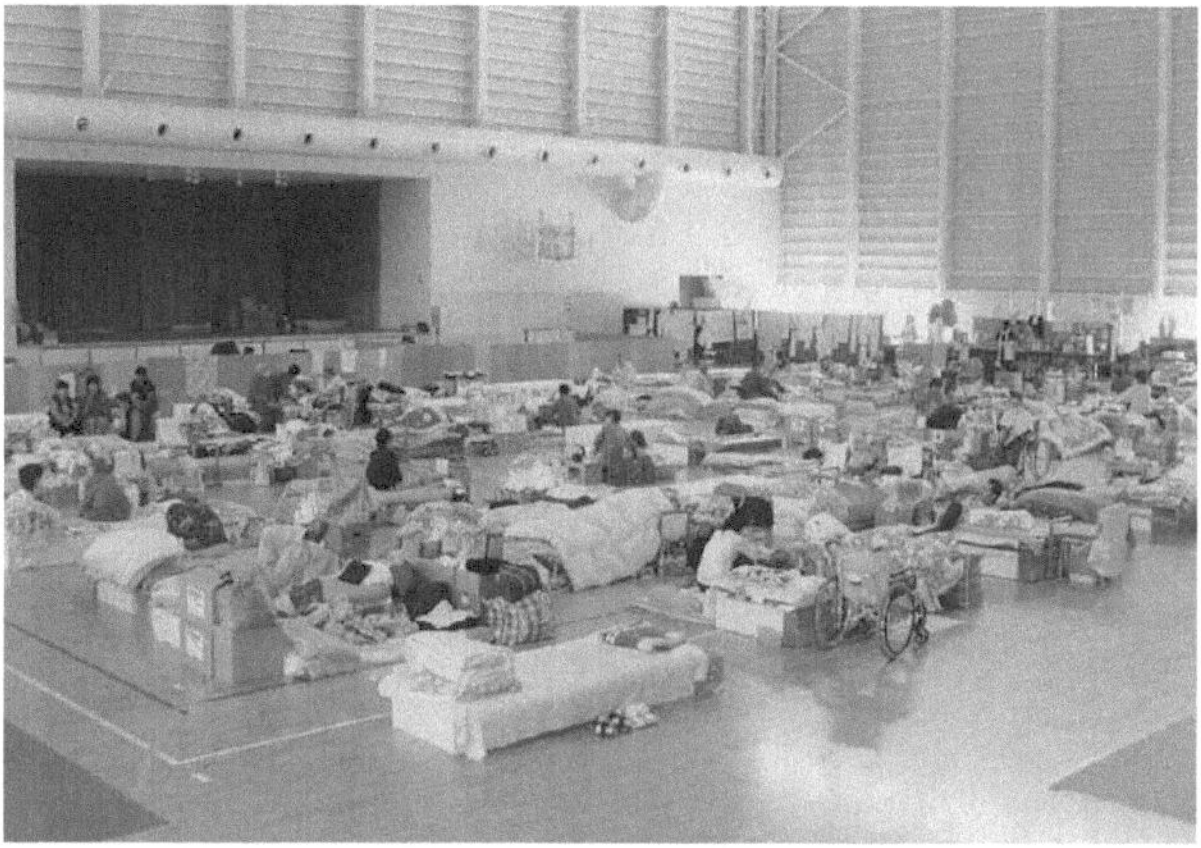
「遊楽館」に設置された要介護被災者のための福祉避難所

また、5月下旬には「遊楽館」を中心に活動していたボランティアの理学療法士、横瀬英里子さんから「布団乾燥機がほしい」と頼まれた。横瀬さんはそのころ、避難所に繁殖していたダニを駆除するため「ダニバスターズ」を結成し、「遊楽館」ほかの避難所で布団干し活動を展開していた。そこで、またもや田中先生にお願いしたところ、日立コンシューマ・マーケティングからの支援で、業務用布団乾燥機20台をあっさりと手に入れてくださった。

田中先生をはじめさまざまな人たちの尽力で「遊楽館」は4月24日、福祉避難所としてスタートした。運営は石巻市立病院の赤井健次郎先生をリーダーとする市立病院スタッフを中心に、PCATなどのボランティアも加わった。さらに、石巻市は桃生町の「桃生農業者トレーニングセンター」も福祉避難所として確保し、ここは日本看護協会が中心になって運営することになり、4月29日にスタートした。

これらの福祉避難所では要介護者の自立度を落とさないように、看護師や理学療法士、栄養士が常駐して介護にあたった。また要介護者の家族も入所でき、2施設合わせて140人が収容可能だった。

一方、前述の合同救護チームによる避難所の要介護者アセスメントは5月5日に終了し、福祉避難所への移動が必要とみられる要介護被災者76人を抽出した。

介護会議では保健師の高橋さんに依頼して、さらに76人の2次スクリーニングをしてもらった。すると、福祉避難所への移動が必要と認められるにもかかわらず、頑《かたく》なに移動を拒む要介護者も複数いるとのことだった。

「最後は医師が移動への説得にあたる必要がある」との高橋さんの言葉に従い、やむなく僕がその説得役を引き受けることにした。

高橋さんと数回にわたり避難所を回り、福祉避難所への移動を拒む要介護者の方々の説得にあたった。結局、13人の要介護者が福祉避難所へ移動してくれたが、残り63名の要介護者は、高橋さんが再度スクリーニングをした結果、仮設住宅待ちや、域外への移動予定がある人がほとんどだったため、介護会議では「現状維持可能」と判断し、福祉避難所への移動は不要とした。

水がない、バスに乗れない

圏内では津波の浸水をかろうじて免れた自宅2階で避難生活を送っている被災者も多かった。そのほとんどが、震災発生直後にいったんは避難所に入ったものの、窮屈な暮らしに耐え切れず、自宅に戻った人たちだった。

石巻市によると、5月時点で自宅2階での避難生活を送っている人は約9500人で、避難所で暮らす被災者の数とほぼ同数だった。つまり震災から2ヵ月以上が経っても、石巻市では約1万8000人が避難所や自宅での避難生活を余儀なくされていたわけだが、自宅避難者の暮らす家屋のほとんどは倒壊の危険があり、余震や再津波のリスク、地盤沈下などを考えると安全面で問題が多かった。

前述した「復旧から取り残された地域」のうち、大街道以南の地域は、復旧は遅れているものの津波でほとんどの家屋が全壊していたため、被災者の大半はこの地域から退避し、合同救護チームの調査によると避難所も6ヵ所と少なかった。このうち断水しているところは1ヵ所だけだった。復旧が進んだ地域と隣接しているため開業医へのアクセスが比較的良好であることを考慮すると、復旧の遅れはさほど支障にならないと思われた。

問題はもう一つの地域、旧北上川以東の湊、鹿妻、渡波地区だった。

震災発生から2ヵ月が過ぎても、これらの地域の衛生環境は依然として劣悪で、断水率も高く、合同救護チームが巡回する避難所22ヵ所中、14ヵ所で断水が続いていた。鹿妻および渡波地域に限れば、5月14日の時点で巡回避難所7ヵ所中、通水しているのは2ヵ所のみという状態だった。

さらに下水に至っては復旧の見通しはまったく立っておらず、再整備まで2年はかかる見込みだという。このため、たとえ通水したとしてもふんだんに水を使うことはできず、水洗トイレが使えないのはもちろんのこと、手洗いやうがい、掃除さえ十分にはできなかった。

被災地においては、通院治療を要する被災者に移動手段がないことも大きな課題だった。彼らの多くは車を津波で流されたため、病院に通いたくても通えない状態だった。

この点でも湊、鹿妻、渡波地区はとくに市中心部へのアクセスが悪く、バスが唯一の公共交通機関だった。しかし津波で財布やキャッシュカードなどを流され、または失職などの理由からバスさえ利用できず、市内の医療機関に通院する必要があるのにできない、あるいは通院しようとすらしない被災者が多かった。

断られた診療所移設

「無医地域の出現」も深刻だった。

雄勝町は震災発生前から、市立雄勝病院ともう1ヵ所の診療所という医療過疎地だったが、前述の通り雄勝病院は津波で壊滅し、患者、医師、看護師ら64人が犠牲となった。残る一つの診療所も被災し、医師は雄勝町から離れたため、町の医療を支えているのは合同救護チームだけとなっていた。

だが人口は激減したとはいえ、なお雄勝町には1000人ほどの住民が暮らしていた。

4月末の時点でも医師確保のめどが立たなかったため、石巻市雄勝総合支所と協議して、とりあえず町の高台にある大浜地区の仮設支所内に、定点救護所を設置することになった。

ところが5月6日、雄勝町の保健師さんから「救護所を開設するにあたってレントゲン機器や採血機器はなんとかならないでしょうか……」と電話で相談を受けた。なんでも上司からは「あくまで救護所であり、保険診療を行う『診療所』ではないので、医療機器は配備できない」と言われたそうだ。

ふーん……。そこで5月12日に雄勝総合支所と直接、協議したところ、なるほど医療機器の整備については消極的である。「レントゲン技師などを確保するめどが立たないため、機器を入れても運用できない」というのが理由だった。しかし、一方で「現場」は「レントゲン機器や採血機器が必要だ」と言っている。ここはやはり、現場の声に応えることにした。

まずポータブルレントゲンについては日赤本社やユニセフなどにあたったが、時間がかかりそうだったので合同救護チームのブレーンの1人だった兵庫県災害医療センターの中山先生のご高配でレンタルさせていただいた。採血機器は「日本光電」のご支援をいただいた。

さらに現場からは「薬局がなく薬剤師もいないのでどうしたらいいものか」との相談も受けた。そこで、県薬剤師会副会長の丹野さんに相談したところ、河北町の薬局から薬を配達するよう取りはからってくれた。これらの支援を受けて5月21日、大浜の雄勝仮設支所内の一室に、定点救護所を開設することができた。

一方、北上町では「橋浦診療所」が被災したにもかかわらず、診療所の只野光一先生が町に残り、石巻市立北上中学校の避難所で一人、診療を続けていた。ところが4月28日、その只野先生が過労で倒れた。こうして、北上町は無医地域となった。

やがて橋浦診療所は石巻市北上支所の判断で再開されたが、診療は合同救護チームが担当した。しかし橋浦診療所は一度、津波で浸水しており、再津波到来のリスクを考えると、受診する住民はもちろんのこと、診療を担当する救護チームの身の安全も心配だった。このため合同救護チームは、診療所を高台に移設するよう石巻市に提案した。

このとき、石巻市はすでに北上町の高台にある「にっこりサンパーク」を、津波で被災した北上総合支所の仮庁舎として使用していた。合同救護チームとしては、東北大学から仮設診療施設の無償貸与の申し出があったことから、「にっこりサンパーク」内に仮設診療所を併設してはどうかと石巻市に提案した。

ところが、石巻市は「すでに特養老人ホーム、保育所などの公共施設の建設が進んでおり、空いている敷地はない」との理由から、この案を採用しなかった。このため橋浦診療所を担当していた救護チームはやむなく、チーム交代のたびに避難訓練を行い、いざというときはすぐに逃げられるよう「土足」で、再津波到来リスクのある地域での診療を続けた。

北上町においても只野先生に代わる医師確保のめどが5月時点でも立たず、今後、恒久的な医療が提供される見込みはなかった。また雄勝町と同様に被災者の移動手段も確保されていないことから、合同救護チームが巡回診療を継続せざるをえなかった。

災害対応はよく「自助、共助、公助」といわれるが、東日本大震災においては「自助」は十分すぎるぐらいなされていたと思う。被災した人々は、突如としてかけがえのない家族や財産が奪われるという現実を静かに受け止め、それを乗り越え、再起しようと努力していた。残り少ない食べ物や毛布をめぐって争うことなく、自らを犠牲にしてでも、お年寄りや子供たちに優先的に分かち合っていた。その姿を目の当たりにしたことは一度や二度ではなかった。

また、自ら被災しながらも被災者のためにプレハブの救護所を会社敷地内に建てた「宮城ヤンマー」の例など、周辺住民、地元企業どうしが助け合う「共助」の精神にも幾度となくふれ、「日本人でよかった」と素直に思った。自衛隊や警察、消防や市の職員らもそれぞれ自分たちの現場で、被災者のために最大限の努力をしていた。僕たち石巻圏合同救護チームもその「共助」の一翼を担わせていただき、参集したすべてのチームがそれぞれにベストを尽くしたと自負している。

問題は、これまでも何度か述べてきたように「公助」にあった。

前述のような諸問題がなかなか解決しない最大の要因は、石巻市そのものが被災し、機能不全に陥っていることだった。しかも東日本大震災はあまりにも大きな災害だったため、行政が対応すべき問題（避難所の管理、罹災証明の発行、瓦礫の撤去、ライフラインを含むインフラの復旧、ごみ収集、食料配給、仮設住宅建設、埋葬・死亡証明書など亡くなった被災者に対する種々の行政手続きなど）が膨大で、市の処理能力をはるかに超えていた。

そもそも行政のシステムは、平時には決められたことを確実に遂行するものの、災害などの緊急時に迅速かつ柔軟に対応できるしくみにはなっていないことが、この震災でよくわかった。この非常時においても石巻市は、ごく一部の職員を除いて「前例主義」「要望主義」「上意下達主義」から抜けだせないでいた。

その結果、合同救護チームの再三にわたる問い合わせや要望に対しても、「このようなしくみになっているので変えられない」「それはうちの担当部署でないからわからないし、できない」「現場や下からそのような要望がないので問題はないはずだ」「担当部署に指示したのでやっているはずだ」などと返答されることが多かった。

「石巻圏合同救護チームからの提言」

5月19日、合同救護チームは「石巻圏合同救護チームからの提言」を発表した。

この提言を作成した最大の目的は、新たに参集してくれる救護チームに僕たちの活動について理解してもらうことにあったが、メディアの人たちに、現時点での石巻医療圏の課題を知ってもらうためのプレスリリースという意味合いも込めていた。そしてメディアだけでなく、行政にも合同救護チームの考えを理解してもらうため、ミーティングに参加してくれていた石巻市の担当者にこれを手渡した。

僕たちはこの提言の中で、真っ先に再津波対策の必要性を挙げた。そもそも再津波の到来が懸念される危険地域には避難所や学校など人々が集まる公的施設を作らないようにするのが理想である。しかし、いまある避難所をすぐに高台に移せというのは、石巻市の現状から判断して無理な話だった。

そこで次善の策として、再津波危険地域を明確にしてマップを作成し、避難場所や経路を早急に選定し、住民に周知徹底することを提案した。

また、避難所周辺に瓦礫があるかぎり、舞い上がった粉塵による呼吸器疾患のリスクは避けられず、片づけ作業時の外傷や破傷風の危険もあるため、迅速な瓦礫撤去を求めた。

そして医療過疎地域である雄勝町と北上町に1ヵ所ずつと、旧北上川以東の地域に、医師を確保したうえで仮設診療所を設置するよう、あらためて要望した。

さらに石巻市内の避難所や仮設診療所を巡回し、住民の受診を容易にする無料巡回バスの運用も提案した。そのほか、早急な避難所環境の改善や仮設住宅の建設、下水整備なども当然、要望した。

これらの中には、石巻市が迅速に対応し、実現してくれたものもあったが、そうでないものもあった。

だが、石巻圏合同救護チームは何もしないでただ行政に要望するだけの組織ではなかったし、僕たちには行政が何かしてくれるまで待つ時間もなかった。「提言」を出すと同時に、行政に出した要望のうち、自分たちの力で実現できる可能性があるものについては独自に具現化の道を模索していった。

第
8
章

フェードアウト

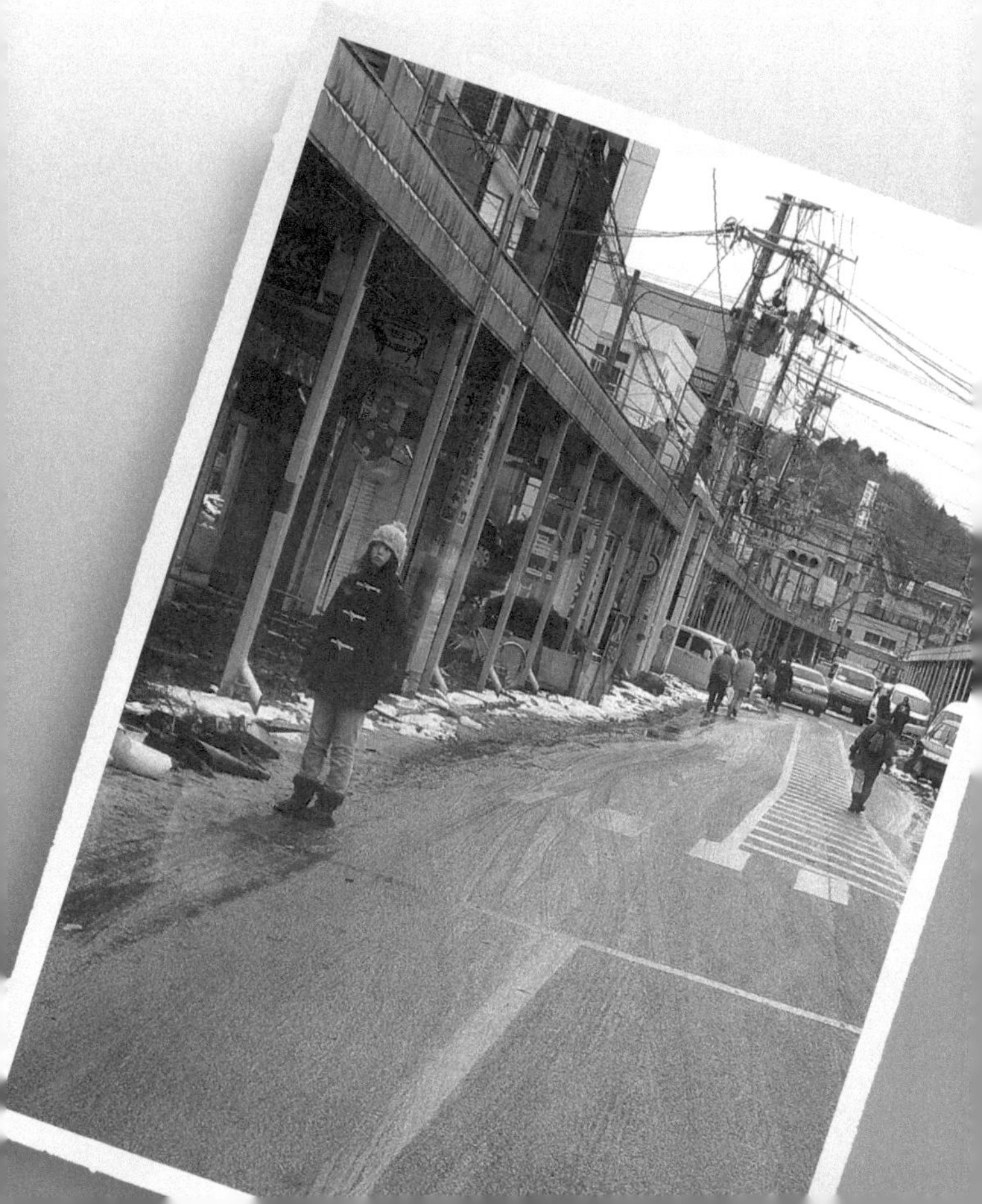

最後の課題

東日本大震災の発生から3ヵ月が経ってようやく、避難所や救護所での受診者数は減りはじめ、地元の開業医をはじめとした石巻圏の地域医療も徐々に復活してきた。

この段階になると、過剰な救護活動はもはや、被災者の自立を妨げ、地域医療の再生を阻害することになる。

いかにして被災者の自立を支援しながら、地域の医療機関に引き継ぎ、救護チームがフェードアウトするか──。石巻医療圏の再生に向けたソフトランディングが、石巻圏合同救護チームの〝最後の課題〟となった。

しかし6月に入ってからも、石巻赤十字病院に運ばれてくる急患数は、依然として震災前の2倍程度で推移していた。震災発生後100日目となった6月18日までに石巻赤十字病院に搬送された急患数は1万8381人。これは正常時の急患数の10ヵ月分に相当する。

ただし、6月になっても急患が減らない理由は、それまでのものとは異なっていた。5月までは前述の通り、避難所の劣悪な衛生環境に原因があると考えられた。だが、その後の避難所・救護所での医療ニーズの減少、さらには急患の疾病傾向が震災発生後に多かった呼吸器疾患が減少し、震災前の傾向にほぼ戻ったことなどから判断して、急患が減らない原因は避難所の環境ではなく、石巻市立病院と夜間急患センターの機能停止にあると考えられた。

石巻市内の主な救急医療機関は石巻市立病院と夜間急患センター、石巻赤十字病院の3つだが、うち2つが津波で被災したために、石巻赤十字病院に急患が集中したのである。つまり、石巻医療圏の救急体制の再構築が必要だった。

6月末時点で、合同救護チームが巡回していた避難所数は46ヵ所、入所者総数は3399人。ピーク時に比べると避難所数は7分の1、入所者数は10分の1以下にまで減少した。また再津波の危険性が懸念されていた地域内の避難所も27ヵ所、2183人と、5月に比べ半減した。

このため合同救護チームは、エリア5（大街道周辺地区）での活動を6月27日に、エリア4（石巻南地区）とエリア8（東松島市）は30日に、それぞれ終了した。また残りのエリアでも、徐々に避難所の巡回頻度を減らしていくとともに、巡回するたびに、再開した開業医の情報を受診者に周知し、なるべく開業医の診察を受けるよう促していった。

しかし、旧北上川以東の湊、鹿妻、渡波地区は依然として、復旧から取り残されていた。もっとも避難所の衛生環境は5月の時点よりは改善されていて、5月7日時点で83％だった石巻旧市街地の通水状況は6月末には94・51％まで回復し、湊、鹿妻、渡波地区にある12の避難所すべてで通水していた。しかし、問題は下水だった。

5月19日の「石巻圏合同救護チームからの提言」を受けたものかはわからないが、石巻市も1

日2回のペースで下水管に溜まった汚物を汲み取るなど、早急に対応してくれてはいた。だが、下水道自体が被災していることで、住民がふんだんに水を使えない状況に変わりはなく、気温の上昇とともに得もいわれぬ腐臭が広がり、ハエなどの害虫が大量に発生するなど、これらの地区の衛生環境は依然として予断を許さない状態が続いていた。

自立を支援する無料バス

だが、5月の段階では大きな問題となっていた、通院治療を要する被災者の移動手段がない点については、解決のめどが立った。流通大手の「イオン」が6月14日から、宮城県のバス会社「仙南交通」と協力して「無料医療支援バス」を1ヵ月間、運行してくれることになったのだ。運行ルートは合同救護チームに一任してもらったので、市立万石浦中学校、市立渡波小学校、松並ヤンマー、市立湊小学校の4定点救護所（図8-1）を含む次のようなルートを設定した。

〈万石浦中学校―渡波小学校―渡波中学校―鹿妻小学校―松並ヤンマー―湊中学校―湊小学校―JR石巻駅・石巻市役所―石巻赤十字病院―イオン石巻ショッピングセンター〉

この無料医療支援バス運行の狙いは、救護所で診察を受けるしかなかった被災者に、再開した地元開業医で受診してもらい、震災後ずっと合同救護チームが担ってきた被災者の診療を地域医療に引き継ぐことだ。このため運行ルートは、開業医の多いJR石巻駅周辺を通過するように設

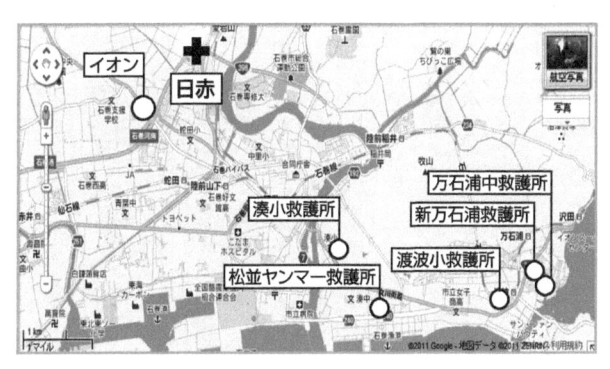

図8-1 イオンによる無料医療支援バスの運行ルート

定した。

今回の震災では、保健医療機関で受診した被災者は6月末まで、患者が払う「窓口負担」（医療費の一部負担金）が免除されていた。しかし、7月1日からは窓口負担の免除には、「一部負担金等免除証明書」の提示が必要となった。

このため合同救護チームは、無料医療支援バスの運行を前に、受診者や地域住民に免除証明書を取得するようアナウンスするとともに、一人でも多くの被災者が震災前と同様に開業医の診察を受けるよう促した。

イオンが無料で走らせてくれたバスが支援したのは「医療」だけではなかった。それまで罹災証明の取得や各種減免措置の手続きをしたくても、市役所までの移動手段がなかった地域住民にとって、重要な「足」にもなったのである。

無料医療支援バスは6月14日から7月19日まで、万石浦中学校—イオン石巻ショッピングセンター間を1日5〜6往復し、のべ2480人の住民が利用した。

窓口負担の「全面免除」

ところで、被災者の「窓口負担」は発災直後の段階では、支払いの「免除」ではなく「猶予」とされていた。たとえば保健医療機関での診察や治療に1000円の医療費がかかったとすれば、通常ならその3割の300円を患者が支払うところ、東日本大震災の被災者については300円の支払いを「猶予」する、つまり「〝いま〟は払わなくていいですよ」ということだった。

ところが4月2日、「被災者の窓口負担は『猶予』とされているのに〝前金〟をとっている開業医がいる」という噂を耳にした。いまの例でいえば300円を「どうせあとで払うのだから」と、〝前金〟と称して患者から徴収している不届き者がいるというのだ。

すぐに知り合いの厚生労働省の官僚に、このケースが違法か否かを尋ねると「薬局や診療所などの医療機関は、患者負担分を含めて10割を審査支払機関（社会保険診療報酬支払基金や国民健康保険連合会）へ請求することとなっている。つまり〝前金〟を徴収することなど許されず、違法である」とのことだった。

さらに僕が「そもそも『免除』ではなく『猶予』とするからこのような輩が出てくるので

は?」と聞くと、自治体などが保険者である国民健康保険(国保)や後期高齢者医療制度では窓口負担を「免除」することがすでに検討されているが、企業などの事業者が保険者である社会保険(社保)など、すべての保険で「免除」となるかどうかは未定、とのことだった。

つまりこの4月初めの段階では、社保や船員保険の加入者については窓口負担を「猶予」されるだけで、たとえば1年後に「あのときの一部負担金を払ってください」といった通知が患者に来る可能性があったわけだ。

とりあえず僕は石巻市医師会会長の舛先生と桃生郡医師会会長の伊東先生に「前金を徴収する医師」の噂を伝え「違法であることを各医療機関に徹底してください」とお願いし、合同救護チームのミーティングでも、被災者に周知するよう頼んだ。

この窓口負担をめぐる話にはさらに続きがある。

その3日後の4月6日、細川律夫・厚生労働相(当時)が石巻赤十字病院を視察に訪れた。その際、僕とも少しだけ懇談することになり、合同救護チーム本部でマスコミに囲まれながらの立ち話となった。

細川大臣に「何か要望はありませんか?」と聞かれたので、窓口負担のことを話し「社保などについても『猶予』でなく『免除』にしていただけないでしょうか?」と要望してみた。大臣は「ふんふん」とうなずき、随行の官僚に「それはできそうだよな」などと話しかけていた。

視察の一行が帰ってから1時間ばかりして、大臣本人から電話があった。「さっきの『免除』の件はやるから」と言うのだ。僕は正直、「ホントかよ……」と半信半疑だったのだが、4月30日に「窓口一部負担金の全面免除の件は、本日の補正予算協議で与野党が合意しました」との一報が知り合いの厚労省官僚からあった。

これで被災者から〝前金〟を取るなどという不届きな輩はいなくなると僕は安堵《あんど》した。さらに「あとで窓口負担を請求されたらどうしよう」という被災者の心理的負担もなくなったのである。

「無医地域」問題の解決

「定点救護所」の受診者数は4ヵ所合わせ、5月上旬には1日当たり100～130人で推移していたが、6月下旬には40人前後にまで減少した。そこで合同救護チームではこれらの定点救護所の閉鎖を検討した。だが、実際に閉鎖する前に地元の意向を伺っておこうと、ブレーンの内藤先生、勝見敦先生（武蔵野赤十字病院第2救急部長）とともに、湊、鹿妻、渡波地区の基幹病院である「久門医院」の久門先生と「かづま内科クリニック」の片倉恒徳先生を訪ねた。

両先生に相談したところ「今後の被災者の医療は地元の開業医で十分にフォローできるので、安心して撤収してください」とのことだったので、6月末から段階的に定点診療所を減らしてい

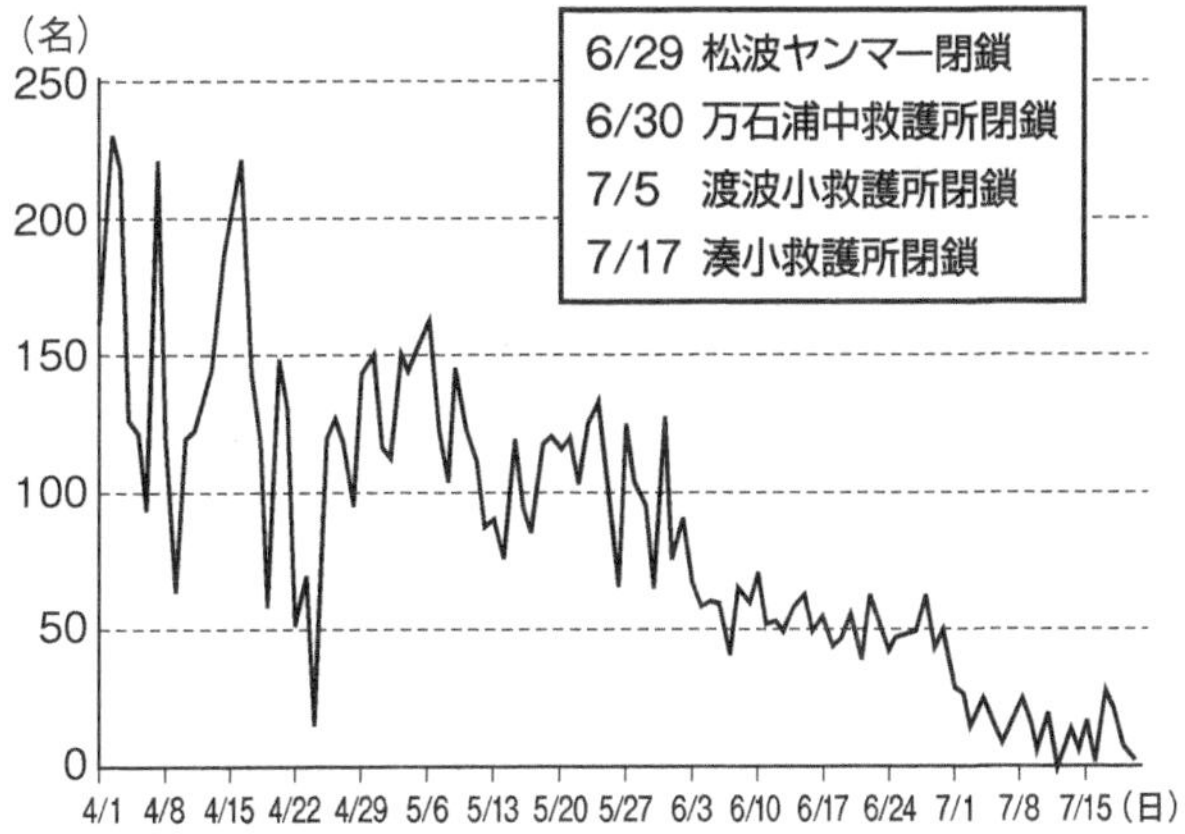

図8-2　4ヵ所の定点救護所の受診者数

った。合同救護チームの活動に終始、理解を示してくださり、協力的だった地元医師会の先生方には本当に感謝している。なお、前述したこの地域に仮設診療所を設置してほしいとの行政への要望も、必要がなくなったので取り下げた。

6月29日に「松並ヤンマー」の診療所を閉じ、翌30日には万石浦中学校の救護所を閉鎖した。残る渡波小学校と湊小学校の救護所は、閉鎖した2診療所の受診者の暫定的な〝受け皿〟として7月まで維持していたが、それらも7月5日（渡波小）と17日（湊小）で閉鎖した（図8－2）。これら4定点救護所の受診者や近隣の住民には、巡回した救護チームが6月初めからアナウンスをしていたため、大きな混乱もなく閉じることができた。

だが、雄勝町、北上町の「無医地域」問題は、石巻市が雄勝町の住民バスを1日1便から3便に増便したものの、まだ不足していると言わざるをえなかった。

しかしその一方では、仮設診療所を雄勝町大浜地区に建設する予定が進んでいた。東北大と宮城県医師会などで組織し、僕も「石巻地区部会」に参加している宮城県地域医療復興検討会議が、医師確保に向けて具体的な検討に入っていた。

北上町の橋浦診療所では、4月に過労で倒れた只野先生が7月から復帰することになった。ただし、まだフルタイムで勤務することができなかったため、しばらくの間は合同救護チームがサポートすることとなった。しかし救護チームは法律上、基本的に保険診療ができない。このため橋浦診療所は、救護チームがサポートする間は「救護所」として運用することにした。

7月に入ってからは住民バスに加え、予約制の送迎用バスも運行されたため、大半の患者は橋浦診療所への通院が可能になった。さらに前述した高台移転問題についても、石巻市が前向きに検討してくれることになった。

雄勝町の仮設診療所は10月に完成し、常勤医師も県の尽力により確保した。同じく震災後、無医地域となっていた牡鹿半島の寄磯《よりいそ》・前網《まえあみ》地区にも11月、仮設診療所ができ、石巻医療圏の「無医地域」問題は解消へと向かった。

要介護被災者の新たな問題

「無医地域」問題と並んで5月の段階で課題だった要介護被災者の問題については、その後も定期的に「介護会議」を開き、さまざまな調整を継続していたが、福祉避難所への移動が進んだことによってほぼ解決し、9月8日に「介護会議」は終了した。しかし、それと同時に今度は、福祉避難所に入所した要介護被災者の出所後のケアが新たな問題として浮上してきた。

9月30日までに「遊楽館」は362人、「桃生農業者トレーニングセンター」は49人、計411人の要介護者を受け入れたのだが、これらの人たちの中には長引く避難所生活で「廃用症候群」に陥ったり、不穏（暴れたり、落ち着かなくなること）や徘徊が認められたりと、共同生活が難しい避難者も多かった。

市内の介護施設は被災し、残った施設にも空きはなかった。また、1階部分が浸水した家屋が多いため、在宅介護も難しかった。福祉避難所への医療支援、介護支援は長期化が予想された。そこで、石巻圏合同救護チームは6月27日、前述の5月に出した提言の内容を踏まえたうえで新たな「提言」を発表した。その中で、要介護被災者のために地域内の介護施設を充実させるとともに、グループホーム的な仮設住宅の建設を含めた在宅医療を整備することを求めた。

また、イオンが提供してくれたような、医療過疎地を巡回し、開業医への受診を容易にする無料巡回バスの運行もあらためて要望した。そして救急体制の再構築をはじめとする石巻医療圏の復興についてもいくつか提案した。

前回の提言に対する石巻市の反応は必ずしもよいものとはいえなかったが、このころには復興対策室や避難所運営対策室が設置されていて、以前よりは風通しがよくなっていた。市役所の中では部局を横断した話し合いも持たれているようで、縦割り行政の弊害は確実に改善されつつあるように感じた。

最終的には福祉避難所の要介護被災者全員が9月30日までに介護施設や仮設住宅への移動を完了した。

すべての避難所を閉鎖

7月には開業医の9割近くが再開したため、17日から22日にかけてエリア6（鹿妻・渡波地区）とエリア7（旧北上川東地区）、そしてエリア15としていたショートステイベースでの救護活動を終了した。8月2日にはエリア11（北上地区）での活動も終え、合同救護チームに残されたのは「無医地域」となった雄勝エリアのみとなった。

このころには震災発生直後から合同救護チームに参集してくれた外部の医療チームもほとんど撤収していて、雄勝エリアは仙台と石巻の両赤十字病院の救護班と、長野県の諏訪中央病院の救

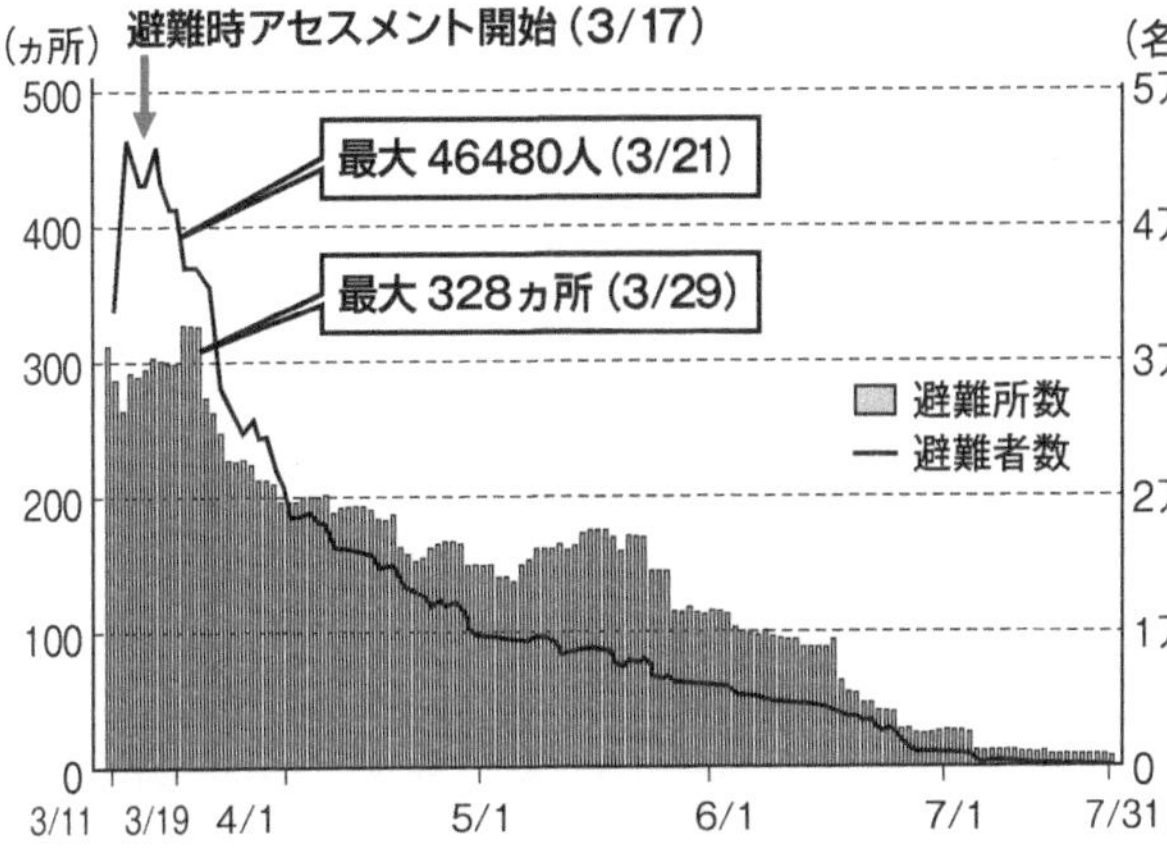

図8−3 石巻圏合同救護チームが巡回した避難所数と避難者数の推移

護チーム、ＰＣＡＴの４チームで担当していた。

その雄勝エリアも、前述した仮設診療所の開設が10月に決まったことで、合同救護チームの活動は９月いっぱいで終了できる見込みが立った。

そして９月30日——。発災から半月後の３月26日に発足した「石巻圏合同救護チーム」は、６ヵ月という日本の災害医療史上、例のない長期にわたる救護活動を終え、解散した。

これまでに活動した救護班はのべ３６３３チーム、約１万５０００人。１日に最大59チームが活動した日もあり、のべ５万３６９６人を診察した。

震災発生から７ヵ月を迎えた10月11日には石巻市内の全避難所が閉鎖され、翌11月９日には女川町内のすべての避難所が閉じた。これで石巻医療圏内からすべての避難所がなくなった。

だが、合同救護チームの活動終了は、東日本大震

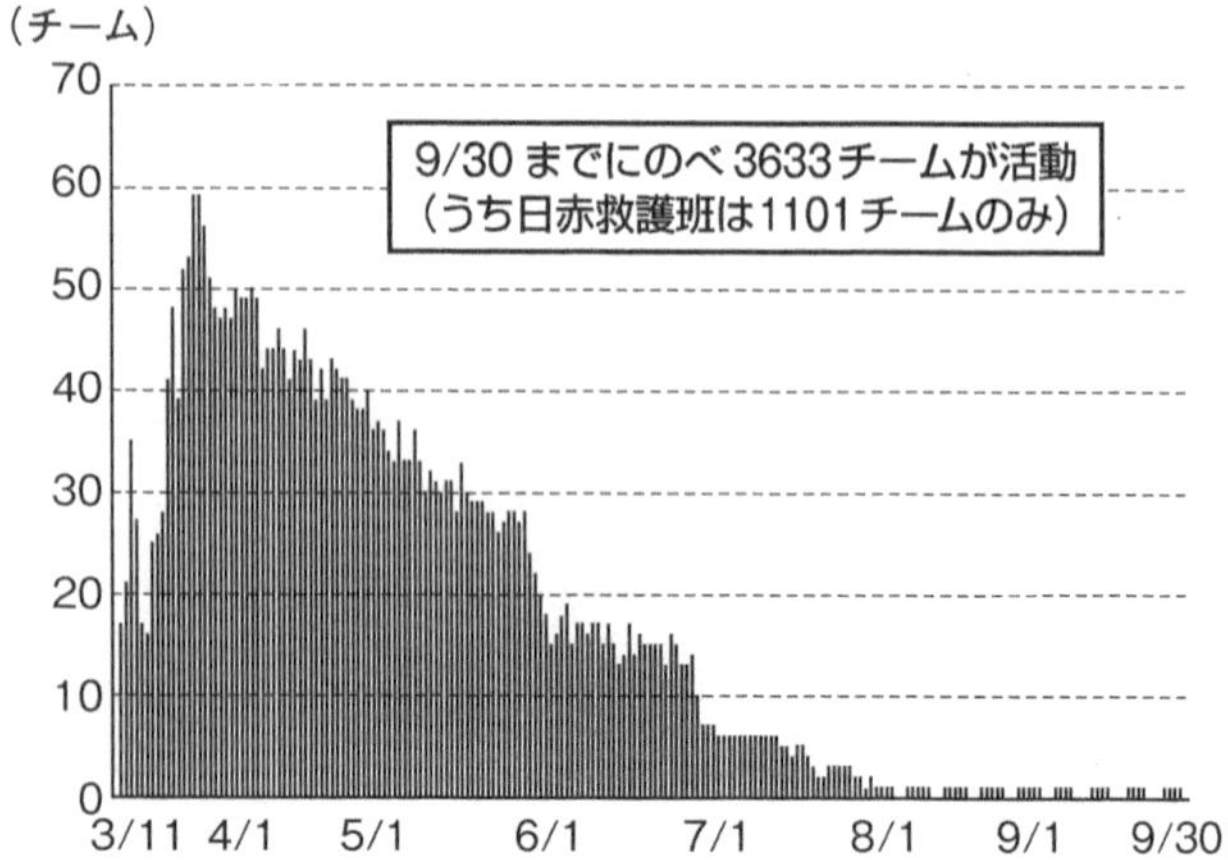

図8-4　石巻圏合同救護チームに参加した救護チーム数の推移

災の〝急性期〟がようやく終わったことを意味するだけであって、被災地の復興はまだ緒に就いたばかりだと認識すべきである。

〝誇り〟を取り戻すために

被災者が仮設住宅などに移ったこれからは、メンタル面のケアが大きな課題となってくることは間違いない。

阪神・淡路大震災を含め、これまで日本を襲った災害と、東日本大震災との大きな違いの一つに、「被災地の職」が圧倒的な数で奪われたことがある。津波によって、石巻医療圏を含む三陸地方を支えていた漁業や水産加工業が壊滅的な打撃を受け、多くの人が職を失った。

救護チームの一員として半年間、石巻圏のさまざまな避難所や救護所を回り、さまざまな被災者に接してあらためて感じたことは、やはり人は、仕事をして、お金を稼ぎ、それによって生活することで初めて人としての〝誇り〟が生まれるということだった。津波は人々の命や財産だけでなく、その誇りさえも奪ったのである。

被災者は、避難所で生活している間は日々の生活にも困らず、ボランティアや芸能人も訪ねて来て〝日常〟を忘れることができた。が、仮設住宅に移れば、大切な家族を失い、仕事や財産を奪われた現実に直面しなければならない。被災した人々がそれらの悲しみを乗り越え、自立への道を歩めるようになるためには〝誇り〟が必要だ。政府や自治体には、なんとしても雇用を生み出してほしいと切に願っている。

もちろん、医療面での問題も山積している。被災者への継続的な心のケア、石巻医療圏の救急体制の再構築、要介護被災者の仮設住宅入居後のケア、そして「孤独死」の防止……。僕はこれからも石巻医療圏の一医師として、少しでもお役に立てるよう、この街の復興に微力を尽くすつもりである。

終章

「次」への教訓

自分は恵まれていた

9月30日、7ヵ月間にわたる「石巻圏合同救護チーム」の活動が終了した。活動については高い評価をいただき、恐縮している。活動終了後には「本当に大変でしたね」とか、「よく途中で嫌になりませんでしたね」などの労《ねぎら》いの言葉もいただいた。ただ、なかなか信じてはもらえないのだが、僕は活動期間中、本当に一度も大変だと思ったことはないし、嫌々やっていたわけでもない。

また、マスコミからは「全国からの医療救護チームをまとめ上げた辣腕《らつわん》の指揮官」とか、「強力なリーダーシップを発揮して難題を克服した人物」などと評されたこともあるが、それも違う。最終的な合同救護チームとしての目標、すなわち「石巻医療圏における被災者の健康回復・維持のための医療の提供」と「地元医療の再生」、さらにはその実現のための「救護チームのフェードアウト」に向かって、次々と出現する課題にひとつひとつ対応し、関係者や各機関との調整を行っていただけだ。あえて言わせていただくなら「目標に向かって淡々と仕事をこなした調整官」といったところだろうか。

ただし「軸」がぶれないことだけには注意した。活動コンセプトがしっかりしていないと、寄せ集めの組織が同じ方向に進むことはできないからである。

では、なぜ今回、僕にそれができたのか。

まず僕は、個人的には何も失っていない。家族はもちろん、車、仙台の自宅（ちょっと庭が地割れしたり、壁にひびが入ったりはしたが）、単身赴任用のマンションなどの財産はすべて無事だったし、水や食料もそれなりにあった。シャワーは使えなかったものの、暖房のきいた部屋で眠ることができ、水洗トイレも使用できた。その環境は、津波で想像を絶する状況にあった被災者からみればまさに〝天国〟である。

第3章で述べた、3月17日に渡波地区の治安状況を確認するため、石巻警察署に赴いたときの道すがらの光景が忘れられない。石巻市内は全域で停電しており、信号も止まっていた。津波に流されて幾重にも重なった車の残骸や瓦礫の山とともに、ヘドロの粉塵で覆われた街並みが延々と続いていた。僕たちのほかには車も走っていなければ、歩く人も皆無、まさに静寂しかなかった。車窓から浸水地域に目をこらしても、真っ暗で物音ひとつしない。この闇夜に約7万人もの被災者が息をひそめて耐えているかと思うと、もうそれだけで涙が出そうになった。このときから、「こんなことでいいのか。何としてもこの人たちを助けなければ」と強く思うようになった。

だから、僕を支えたものがあったとすれば、それは「意志」だ。とにかく石巻の再生のために全力を尽くす、という意志だ。この意志のおかげで僕はぶれることなく、自己限定することもな

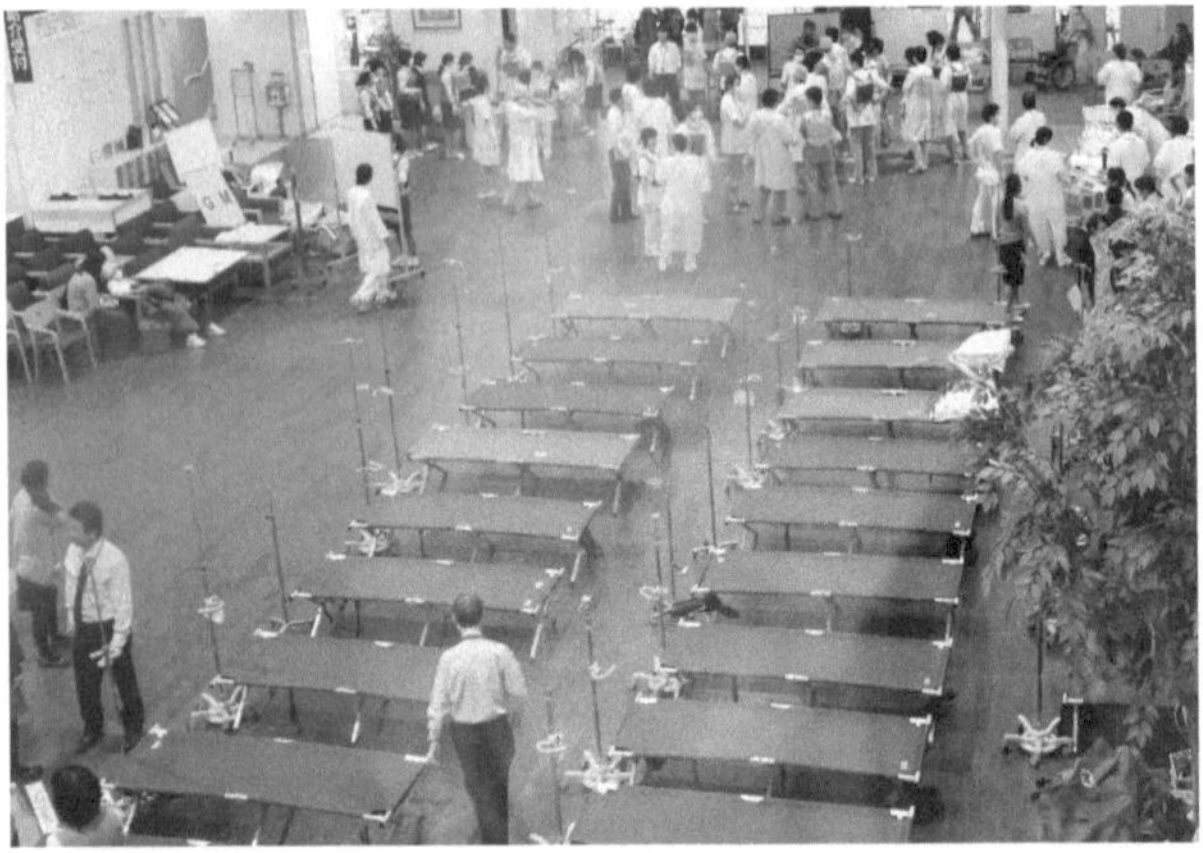

発災直後、石巻赤十字病院に設置されたトリアージエリア

かった。あの日から「いま踏ん張らないでいつ踏ん張るんだ」「いまベストを尽くさないでいつベストを尽くすんだ」とたえず自分に問い続けてきた。

それは何も、僕だけではない。支援に駆けつけてくれた救護チームのメンバーもみな、同じ気持ちだったと思う。活動を終えた救護チームの方々に後日お会いすると、みなさん異口同音に「もっと（石巻に）いたかった。後ろ髪をひかれる思いで帰った」「自分に何ができたのか。はたして（被災者の）役に立ったのか」「自分だけ安穏としたところに引き揚げていいのか」「その後、石巻がどうなったか気になってしかたがない」と話されていた。彼らの言葉からは、自分の「意志」を発揮し続けることができなかったもどかしさやストレスを感じた。

翻って僕は、被災地に身を置き続け、災害救護活動をまかせていただいたおかげで、救護の「当事恵まれていた、といまでも思う。

長期の活動に耐えるしくみを

東日本大震災のような巨大災害に対応するためには、瞬発力が重要なのはもちろんのこと、持久力も大切だ。最初の数日はもちろん被災者のために全力疾走するのだが、それ以降も、手綱を緩めることなく前を向き、被災地が日常の医療体制に戻れるまで粘り強く走り続けることが必要になる。それによって初めて、真の意味での「被災者のための災害救護活動」が完結するのではないかと思う。

急性外傷を中心としたpreventable deathを防ぐ目的で組織されたＤＭＡＴは、その趣旨から「発災後おおむね48時間」を活動期間としている。阪神・淡路大震災の経験から、その48時間を「災害医療のゴールデンタイム」ととらえ、トレーニングを受けた医療の専門家集団をこの期間に大規模投入することで、人的被害を最小限に抑えられる――とされていたからだ。

それ以降は行政なり従来の救護班なりにシームレスに引き継げばよく、48時間以降のフェーズでも大規模で長期的な救護活動が必要になるとはあまり考えられていなかった。

しかし、東日本大震災では完全にその〝裏〟をかかれた。

第1章で述べた通り、今回の発災48時間までの「赤」エリア対応患者の内訳は、急性外傷は25%弱で、低体温症と溺水が3割を占めた。そのほかは内因性疾患だった。つまり急性外傷に対する医療ニーズはそれほど多くはなかった。ところが、それ以降の医療・救護ニーズがなかなか減らず、長期間の救護活動を余儀なくされた。

さらには行政や保健所までもが被災し、その機能を大幅に失った。これもそれまでの災害の常識を覆すものである。もちろん阪神・淡路大震災でも地元行政は被災したが、東日本大震災で受けた行政機関の被災レベルはそれとは比較にならないほど甚大で、一時は機能停止に陥ったほどだった。

それでも行政には、瓦礫処理やインフラ整備、罹災証明書の発行や遺体の処理、埋葬手続きなど、山のような仕事が待っていた。だから、彼ら行政の手が回らない分を僕たち医療者が担うのは当然のことだった。「行政と闘った」といった言い方をされることが多いが、それは事実とは異なる。たしかに平時の〝縦割り〟思考からなかなか抜け切れなかった行政サイドに苛立ちを覚え、彼らと口論したことは一度や二度ではない。だが、彼らと争っても何も前進しない。それよりも、なんとか行政と調整して合意点を見出し、協働するほうがずっと被災者のためだ——と僕たちは考えた。

その僕たちの思いが彼らに伝わったからなのかどうかはわからないが、活動を続けているうち

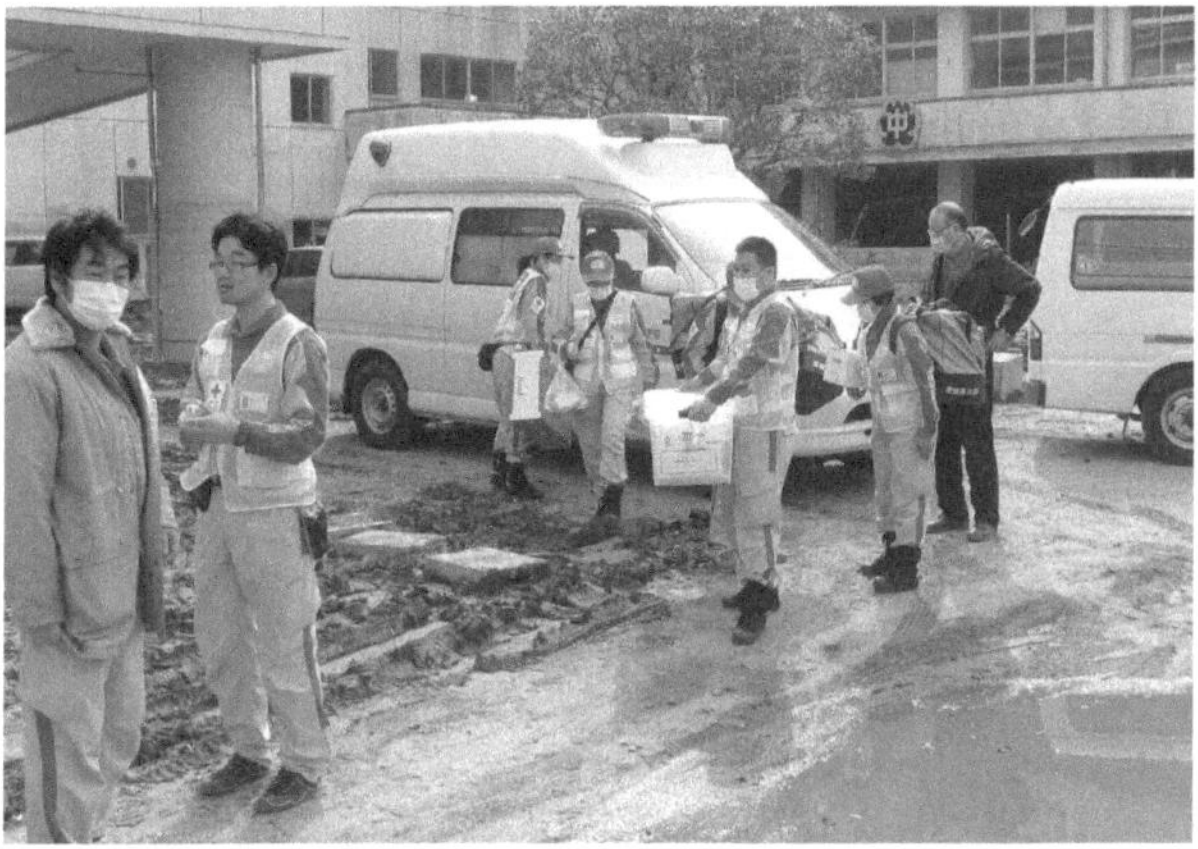
避難所を巡回する日赤の救護チーム

に、行政側にも合同救護チームのカウンターパートができていった。前述の通り、石巻市健康部健康推進課長の庄司さんは3月下旬から毎日、合同救護チームのミーティングに参加し、こちらの要望を吸い上げてくれた。また宮城県保健福祉部医療整備課長の伊藤哲也さんとも頻繁に連絡を取り合い、密に連携していた。

これらの経験を振り返ってみると、あれほどのマンパワーを誇るＤＭＡＴが超急性期しか活動しないのは、いかにも惜しい。今後はそのコンセプトを変更し、急性期以降の医療ニーズにも対応できる態勢（たとえばライン制を敷くなど）につくり変えることが必要なのではないだろうか（もっとも、僕が言うまでもなく日本ＤＭＡＴの上層部はとっくにこのことに気がついていて、すでに活動方針の変更を検討しているという）。

結集した「同胞愛」

今回の震災で合同救護チームが「為《な》しえたこと」を簡潔に表すなら「急性期から慢性期にかけてシームレスに、被災地の広範な医療ニーズに応え、地元医療や行政が再生するに従って引き継ぎながらフェードアウトに成功した」ということだろうか。

そして、それを受け身ではなくこちらから積極的に問題点やニーズを洗い出し、さらに医療に限らず被災者の健康維持のための公衆衛生管理まで広くカバーしたことが評価されているのだと思う。全避難所アセスメントやエリア・ライン制の確立など、前例のないこともやった。

では、なぜ寄せ集めの、さらには急場しのぎの即席チームだったにもかかわらず、合同救護チームにそれができたのか。

第一は「日本人としての同胞愛」であると思う。

全国から参集した救護チームが「日本の医療者魂」によって一致団結したことに加え、東北大学、行政、消防、自衛隊、医師会、企業など僕の知りえたすべての関係者が「とにかく同胞のためになんとかしたい」と損得抜きの行動をとってくれた。このことは、素直に誇りに思うべきである。それは他国に侵略された経験がほとんどなく、独自の伝統と文化を育み、高い倫理観を持ち続けてきた「日本」という島国の特殊性によるものなのだろうか。この「同胞愛」によって、みなが同じ方向を向いたのは間違いない。だから、もし次の災害が日本のどこかで起きたとき、再び日本人は同じように立ち上がる。その点は、安心してよいと思う。

「データ」「ブレーン」「ロジスティック」

第二は、膨大な事務作業と調整機能、すばやい意思決定能力などが要求される本部機能を、活動期間中を通して維持できたことだ。

救護本部は自ら積極的、継続的に情報を集め、それらを時系列に沿ってすべて保存し、管理した。加えて、救護活動に関係するあらゆる事象（本部のクロノロジー、ミーティング議事録、院外の関係会議の議事録など）をできるかぎり記録した。これによって現状の把握や検証が可能になり、感情に走らない冷静で客観的な視点を失わず、その場で考えうる最善の対策をとることができた。

日本の災害医療史上、避難所のアセスメントデータを時系列ですべて保存したケースは今回が初めてだったことは前述したが、あらゆるデータを初動段階から記録、保管することは、その後の救護活動のみならず、今後の日本の災害医療の向上のためにも必要不可欠だと思う。

また個人的には、病院幹部が僕に災害対応を一任し、外科業務からの離脱を許し、外科の同僚もそれを理解してくれたことが大きかった。そのおかげで僕自身がぶれることなく、さらにブレーンの先生方による「参謀機能」が加わることにより、本部が的確な意思決定機能を維持できたと考えている。

さまざまな幸運が重なったことも確かである。幹部以下、災害救護活動に理解がある者が集まった石巻赤十字病院のような病院がたまたま本部になったことで、専任ロジスティックや秘書ほか、さまざまなスタッフや物資などが用意されて僕を支えてくれた。また、日本赤十字社の本社も前述したようにのべ1173人の本部支援要員を派遣してくれた。これらロジスティックを支える物資とマンパワーは、大変な戦力になった。

「ブレーン制」にしても、たまたま僕が震災前より親しくさせていただいていた長岡赤十字病院の内藤先生と名古屋第二赤十字病院の石川先生がその必要性を感じて、全国の災害医療のエキスパートの先生方が参集する道筋をつけてくれたからこそ、実現した。

「運がよかった」としか言いようがない。

リーダーは「地元」の人間に限る

第三は、さまざまな組織との調整がそれなりにできたことである。

それが可能だったのは、僕が宮城県の「災害医療コーディネーター」だったこともさることながら、東北大学出身であることを含め、〝地元〟の人間だったことが大きい。

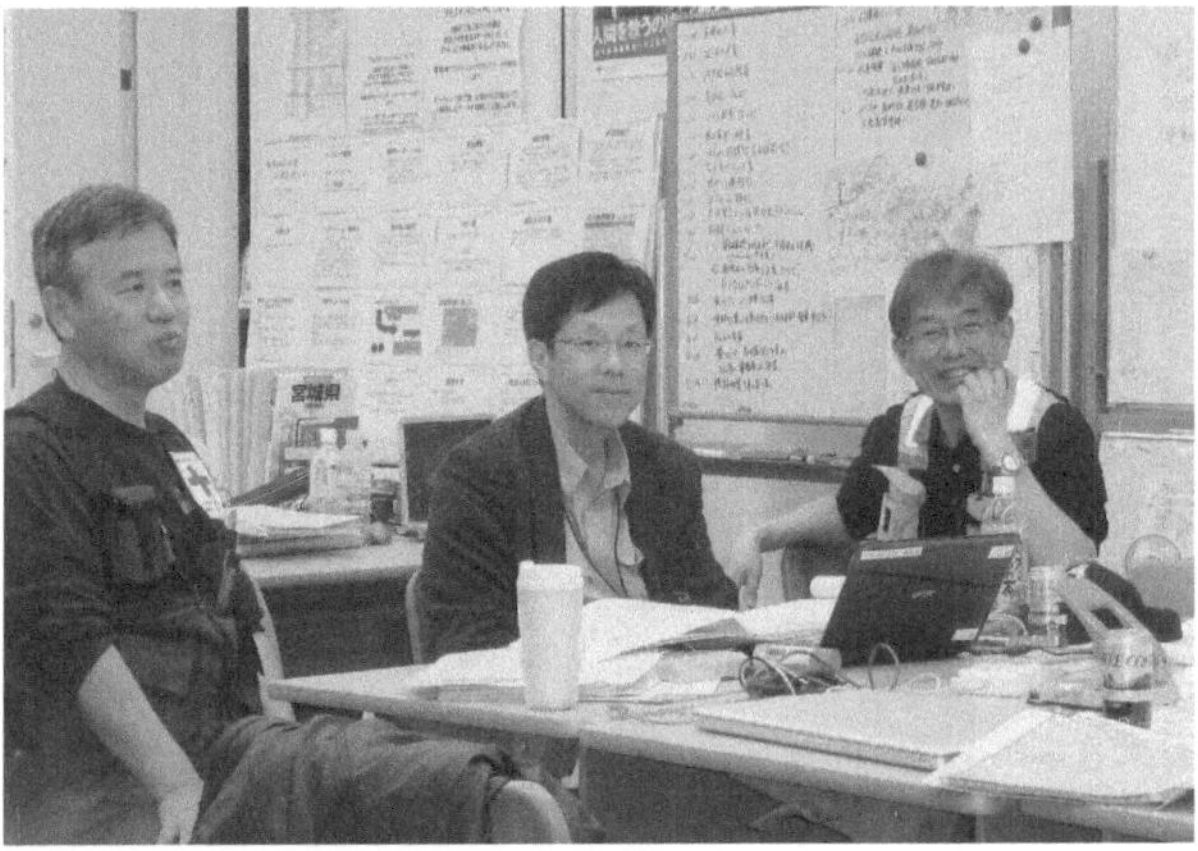

著者を支えたブレーンのうち、左から井清司、森野一真、中山伸一の各氏

発災1ヵ月前に災害医療コーディネーターを委嘱されたことで、僕自身の存在が関係機関にある程度知られ、行政と交渉する際にも「民間病院の一外科医」では相手にされないかもしれないところを「知事に任命された県の災害医療コーディネーターです」と名乗れば、少なくとも交渉のテーブルにはつくことができた。

だが、それよりも大きかったのは僕が「石巻赤十字病院のお医者さん」であることだった。地元病院の医師が「統括」を務めていたからこそ、合同救護チームは地元のさまざまな組織に受け入れられやすかった。たとえば高校野球で、ふだんはその学校のことをよく知らないにもかかわらず、〝地元〟というだけでなぜか応援してしまうようなものである。これが被災地の外から来た人間が統括だったとしたらどうだったろう。「よそ者」

扱いからアイスブレイクするまでに、かなりの労力と時間を要したのではないだろうか。

ただし、地元の人間が災害救護活動を統括していくには条件がある。それは、その人間が所属する組織の理解と協力だ。「おまえはいつになったら本来の業務に戻るんだ?」とせっつかれてばかりいては、とても活動に専念などできたものではない。

あるいは1人で専念できないのであれば、地元の複数の人間で輪番制を組んでもよいかもしれない。それもどうしても不可能ならば、不利を覚悟のうえで、被災地外からのリーダーを、地元をよく知る人間が事務局として支えるしかない。

先入観を排し、敬意を払う

合同救護チームを統括するにあたり、あるいはほかの組織と連携するに際しては、自分なりに守っていたいくつかの行動原則があった。

まず、第5章でも少しふれたが、交渉する、協働するすべての相手に敬意を払うことだ。それがなければ相手は心を開いてくれず、腹を割った話し合いができないし、本当の意味での信頼関係は築くことはできない。

また、誰に対しても極力、先入観を持たないようにした。知らない相手からの支援申し出に対しても、とりあえずお会いして話を聞くという姿勢を貫いた。どう対応するかを判断するのはそこれからでよいと考えた。最初から門前払いにしては、なんらかのチャンスを逃す可能性がある。

たとえば、面識のない千葉の開業医の方からある日、突然に「災害用のトイレを開発中の息子がいて、支援をしたいというから会ってくれ」という電話がかかってきたことがあった。とりあえず会うことにすると、その息子さんは住宅設備メーカーの「ＬＩＸＩＬ」（旧・ＩＮＡＸ）の関係者で、なんと後日、ある避難所に数百万円もかけて無水トイレを設置してくれた。

実はこの「どんな相手にも先入観を排し、敬意を払う」という行動原則には、わけがある。

その昔、妻と結婚する前のこと、どのような話の流れだったかは覚えていないが、妻との会話の中で「タクシーの運転手風情《ふぜい》が……」といった言葉を口走ったことがあった。大学を卒業したての何にもできない半人前の研修医のくせに、周囲から「先生、先生」と呼ばれて舞い上がり、勘違いしていたのだろう。そのとき、彼女は僕をキッと睨《にら》んで、こう言った。

「そりゃ、あなたは『お医者さん』で偉いかもしれないけど、世の中にはいろんな職業があって、みんなその仕事でお金をもらっているプロフェッショナルでしょ。そのプロの人たちをバカにするような態度をとるのはおかしいと思う」

言われて、なるほどその通り、と思った。それ以来、どんな人にもそれぞれの人生があり、どんな職業に対しても敬意を払うべきだと思うようになった。

判断は迅速に

次に気をつけたのは、ミーティングでのテンポである。救護チームの活動期間は、せいぜい4～5日である。それぞれのコマンドは日中、各エリアに散って活動し、さまざまな問題点を抽出し、ミーティング時に要望を上げてくる。このとき僕が煮えきらない態度をとってうやむやに処理したり「それは僕たちの活動範囲ではないので、ほかをあたってくれ」といった態度をとったりしてしまうと、彼らには不満だけが蓄積していく。ひいてはそれが合同救護チームという組織自体に対する不信感に繋がり、いずれ誰もミーティングに顔を出さなくなり、果ては合同救護チームが瓦解する――これを怖れた。

そこで第5章でも述べたようにミーティングでの要望に対しては、医療に限定せず、どんな要望にも反応するように心がけ、可能なかぎり迅速に判断した。もし間違っていても、あとで訂正すればよい。そもそも要望が多すぎて、即断即決で判断しなければさばききれないという現実もあった。対応した要望は3月だけでも100件を超えた。

このリズム、そして判断スピードは、実は外科手術で求められるそれと非常によく似ている。手術では、どれだけ術前に画像検査などでイメージの準備を万端にしていても、実際の手術になれば、この索状物（縄状や紐状の患部）は温存すべきか切断すべきか、などの細かく、かつ迅速な判断が数えきれないほど要求される。だから次々に判断していくリズムには慣れていた。

「どんな要求にも」「柔軟に、臨機応変に」対応する

また、僕は「どんな要求にも対応する」ことを自分に課した。このマインドは、僕が所属していた東北大学第二外科で教えてもらった気がする。第二外科は、どれほど厄介で面倒な患者が来ても「まあ診てやれよ」というような気風がある医局で、諸先輩にも型にはまらず柔軟な思考をする〝侍〟が多く、手術のやり方もそれぞれに少しずつ違う。優先すべきは「患者の病気が治癒すること」であり「そのためなら方法は人それぞれ違ってもかまわない」という考え方だ。

東北大学病院の救護活動を指揮した病院長の里見先生は第二外科の教授で、石巻赤十字病院で合同救護チームを全面的にサポートしてくれた金田副院長も第二外科出身である。また、僕が初期研修でお世話になった恩師で、この震災でも災害拠点病院として気仙沼地区の被災地医療を一手に担った「気仙沼市立病院」の院長、遠藤渉先生も第二外科の大先輩にあたる。さらには岩手県沿岸部の被災者のおもな受け入れ先となった岩手県立中央病院、胆沢《いさわ》病院、中部病院、磐井《いわい》病院はすべて第二外科の関連病院で、院長または副院長はいずれも第二外科出身の先輩だ。これら諸先輩はまさに「第二外科マインド」の権化のような方々で、案の定みなさん「被災地から搬送されてくる患者はとりあえず、すべて受けろ」と指示されたそうである（正確には発災当初、電

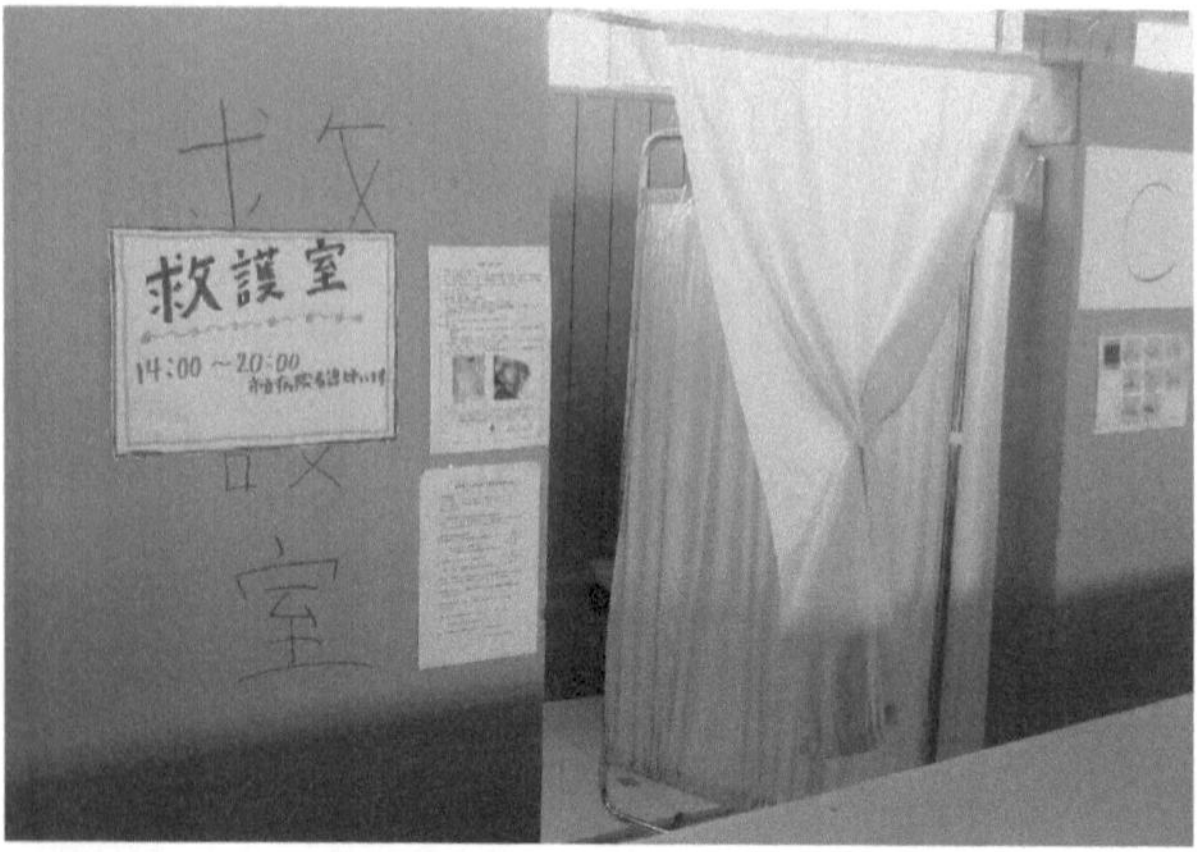

避難所に設けられた救護室

気系統が機能停止した施設は機能回復後に重症者を受け入れた)。

もう一つ、僕が行動モットーとした「柔軟で臨機応変な対応」も、第二外科での薫陶《くんとう》の賜物だと思う。

たとえば、僕はよく「石巻赤十字病院が津波の来ない内陸に移転していて本当によかったですね」とか、「もし沿岸部に病院があったら、石巻はどうしようもなかったね」などと言われる。いちいち反論するのもどうかと思うので「まあ、そうですね」と曖昧に答えているのだが、実はそう言われるたびに内心ではいつも「本当にどうしようもなかっただろうか」と思う。

もしもこの震災で石巻赤十字病院も津波で被災していたら——その場合、僕なりの「プランB」はある。

まず、大量のテントを張ることのできる平地を探す（今回の場合なら、自衛隊が駐屯した石巻市の「総合運動公園」が自衛隊との連携、ヘリポートの確保という観点から第一候補となる）。そこに、自分が持つありったけのコネクションを使って、できるだけたくさんのテントをかき集めて張り、そこに被災患者を収容して巨大ＳＣＵ（広域搬送拠点）を立ち上げる。

あるいは、大人数が収容可能な石巻専修大や河北総合センター、さらにはこの震災でも発災当初に定点救護所を置いた桃生総合支所などに多数の傷病者を集めてもよい。ただし、この場合は近くにヘリポートがないのが問題になるので、ＳＣＵとヘリポート間の搬送手段も考えなければならない。同時並行で、自衛隊や消防などのヘリを持つ組織とヘリ搬送のルートをつくり、県庁に入った災害医療対策本部や東北大学、被災地外の病院と連携して後方搬送の受け皿となってもらう。

その際、今回のようにあらゆる通信手段が絶たれているケースが考えられるが、通信がダメならマンパワーを使ってなんとか直談判に行く。

そうして次から次へと患者を後方に搬送し、余裕ができれば「field hospital」（野戦病院）のような仮病棟（今回も里見先生からそのようなキット提供のお話をいただいた）を設置する――。こんなプランなどはどうだろう。

災害救護の現場では、どのような状況に置かれても「どうしようもない」と投げ出したり、あ

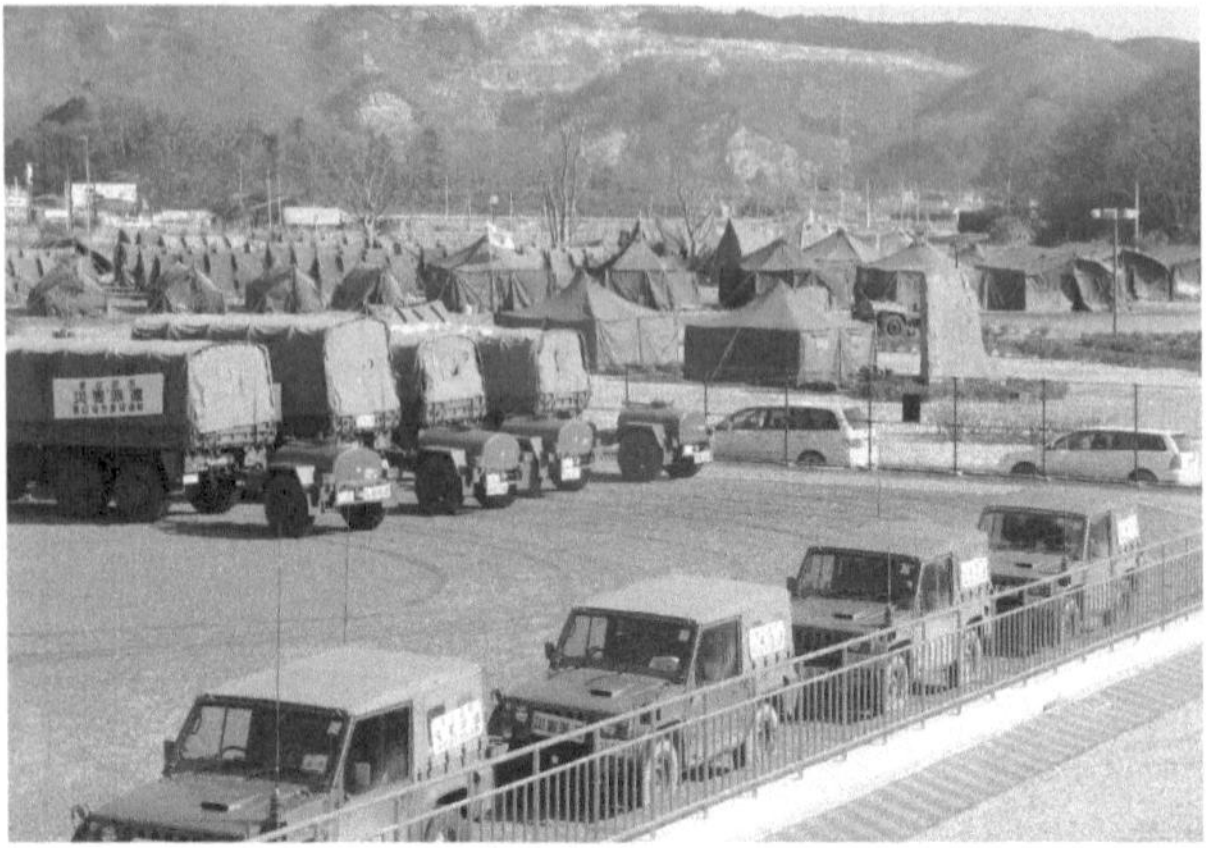
総合運動公園に集結した自衛隊

きらめたりしてはいけない。とにかくそのときどきの状況での、ベストを尽くすことが大事であると思う。

反省点と今後の課題

今回の僕たちの活動は、今後の大規模災害救護活動のモデルケースになりうると考えるが、前述したようにさまざまな幸運に恵まれていたこともまた事実だ。これを標準化し、よりよいものにするためには、いくつか反省点や課題がある。

反省点は、各エリアの運営や、状況の把握をそれぞれの「幹事ライン」（各エリアで幹事を務めたライン）に依存したため、エリアごとの状況把握に差異が生じたことだ。本部がより綿密に現場視察などをしていれば、より正確に状況を把握できたと思う。また、幹事ラインの活動内容を標準化しなかったため、エリアごとに運営内容にばらつきがあった。今後はエリア運営マニュアルの策定など、幹事ラインの活動を標準化することが必要だ。

さらに、中央政府をはじめあらゆる関係機関の災害対策マニュアルは、災害時にすべての通信手段がダウンした場合を想定していなかった。もし想定していれば、県の災害対策本部や現地の救護本部に移動基地局が配置されるよう、NTTドコモなどの電話・通信会社と事前に連携しておくなどの方策があったはずだ。また、発災当日からいち早く情報収集活動に入っていた自衛隊や警察の情報を、現地救護本部と、中央政府や県の災害対策本部がすみやかに共有できるしくみも必要であると思う。これらが備えられていれば、より正確で迅速な状況把握と、中央との情報の共有が可能になり、発災当日に低体温症や溺水で多くの命が失われたであろう「preventable death」から救い出す作戦を検討できたはずだ。

「災害救護シンクタンク」構想

さらには前述した、合同救護チーム本部が日赤系の病院に置かれたことで日本赤十字社から多大なロジスティックの支援を得られたこと、僕の個人的なネットワークがうまく働いて「本部参集ブレーン制」を敷くことができたことを、決して「運がよかった」だけで終わらせてはならない。

今後の大規模災害において都道府県の行政機関や病院に災害救護本部が置かれたとしても、今回の合同救護チームと同等の本部機能を持てるよう、事務支援要員の派遣を標準化すべきだ。「日赤DMAT研修会」ではすでに日赤本社に対し「本部付専属事務支援の制度化」を申し入れている。これには非日赤系の病院にも適用されることが盛り込んである。さらに、この事務支援をより充実させるため、今回のような数日交代での要員派遣ではなく、現地や本部の状況把握を深めるため2〜3週間の長期派遣をお願いしている。また、日本DMATでも、ロジスティックの重要性に気がつき、すでに公的な本部付事務員を養成するしくみづくりの検討に入っている。

「本部参集ブレーン制」については、日本全国どこで災害が起きても機能するように、ブレーン集団をパッケージ化して現地に派遣し、現地救護本部の統括をサポートするしくみをつくるべきだ。このため僕たちはいま、今回参集していただいたブレーンの先生や本部付専属事務のリーダー、さらには支援企業のカウンターパートの方々をメンバーとした災害救護シンクタンクの設立を計画している。

シンクタンクは①災害医療にかかる体制づくりやネットワーク構築の推進、啓発活動、よりよい災害救護活動のあり方の研究②今後の災害活動に対するパッケージとしての現地本部支援③次世代のブレーンとしての人材育成——などを目的に設立し、事務局は石巻赤十字病院に置く予定だ。このシンクタンクが今後、DMATやJMATとどのように協働していくかなど、さまざまな調整は必要だが、ぜひ実現したいと考えている。

また、今回の救護活動で大変重要だったさまざまな企業との連携についても、この関係を次の災害でも生かすために、カウンターパートになってくれた支援企業の方々と協働のあり方について具体的な検討を始めている。

一例をあげれば、２０００人規模の被災者を受け入れてくれたイオン石巻店と石巻赤十字病院との間で、２０１１年12月19日、災害時応援協定を締結した。その内容は、災害時にイオン側が必要な物資を提供（代金は石巻赤十字病院が負担）し、さらには災害対応の車両基地や救護資材の受け渡し基地として駐車場を提供するかわりに、イオンで何らかの医療ニーズが生じた場合には、石巻赤十字病院から救護チームを派遣する――というものである。これによって石巻医療圏にまた一つ、次の災害に向けての新たな備えができた。このほかにも現在、さまざまな企業との連携を模索している。

女川原発の「被曝医療」

女川原発が災害に見舞われた場合の対応も、重要な問題である。

女川町にある女川原発では、震災前から事故を想定した緊急被曝医療のしくみがあり、石巻赤十字病院は石巻市立病院や女川町立病院とともに「一次被曝医療機関」（事故の際、スクリーニ

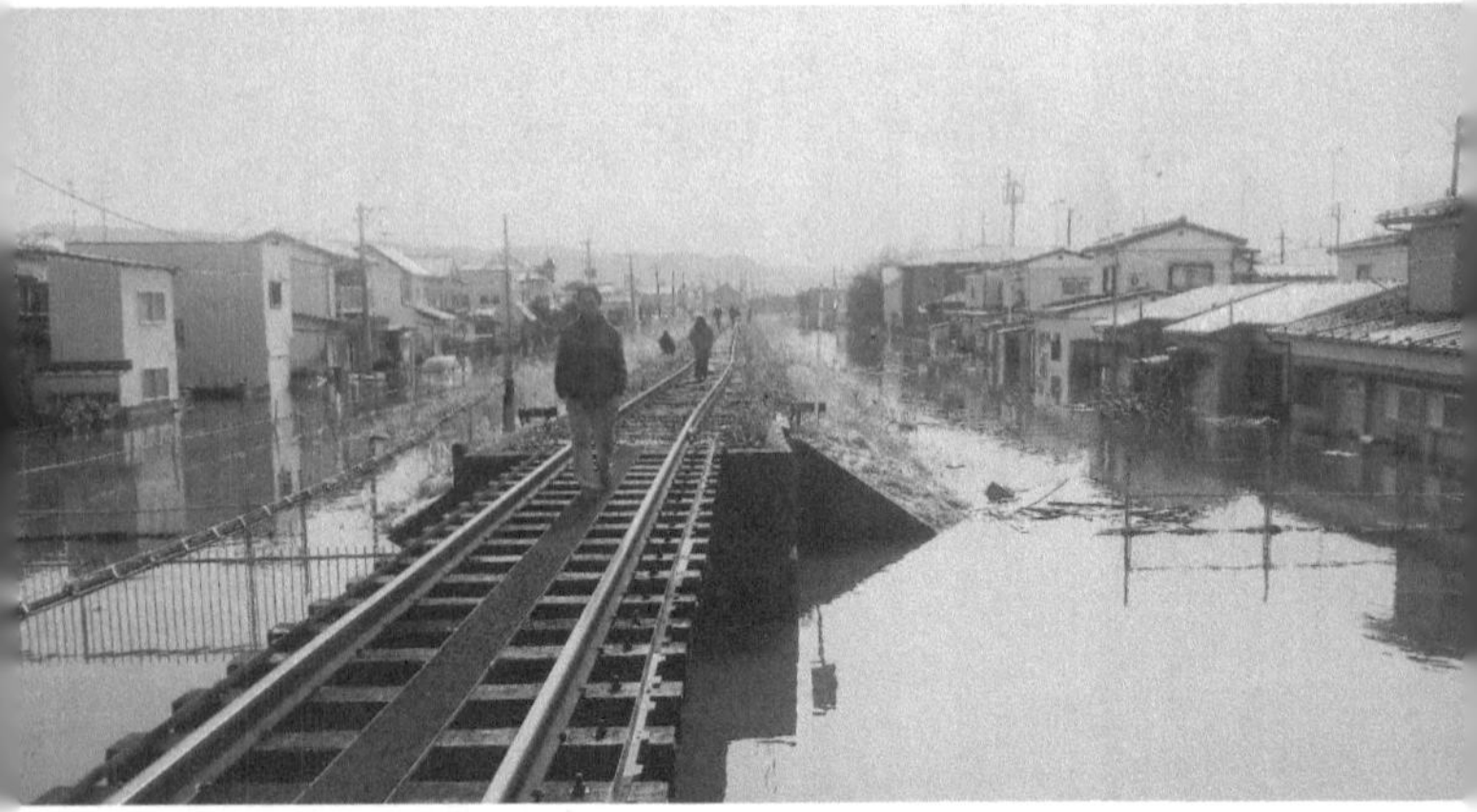

次の災害はどこに、どのような形で訪れるのか

ングや一次除染などを行う医療機関）だった。ただ「事故を想定」といってもそれまでは、作業員が高所から転落した事故などの労務災害だけを想定したものだった。

しかし東日本大震災での東京電力福島第一原発の事故を受け、女川原発でも放射能漏れ事故を含む複合災害に対応するスキームを考えざるをえなくなった。

また、この震災では石巻市立病院は被災し、女川町立病院も２０１１年10月1日から介護施設と一体化した「女川町地域医療センター」に再編されたため、両者とも一次被曝医療の受け皿となることが困難になり、石巻赤十字病院が単独でその役割を担わなければならなくなった。

このため石巻赤十字病院ではいま、原発事故に対応する被曝医療のあり方を根本から再検討する必要に迫られている。石巻市医師会と桃生郡医師会の委任のもと、「被曝医療」を担当してきた古田昭彦医師（メロンパンチームの、あの古田医師だ）が中心となって、宮城県と東北電力原発との調整がすでに始まっている。

東日本大震災で心や体に傷を負った被災者のため、そして地域医療の復興のため、さらには次に訪れる災害の減災のため、僕らは立ち止まるわけにはいかない。

最後に、本書のもとになった〝資料〟について触れておきたい。実は発災直後から僕は、周囲で起きた出来事をどんなことでも、可能なかぎり詳細に、時系列に沿って大学ノートに書きとめていた。文字で埋まったノートの数は5冊になった。

本書の記述が「はじめに」で述べたように具体的で詳細なものになったのは、これらのノートのおかげである。災害時における時系列情報記録の重要性は合同救護チームの活動を通して知っているつもりだったが、執筆にあたってノートを読み返し、当時のさまざまな経験が鮮明に蘇ってきた。そして、あんなに強烈な経験だったはずなのに、忘れているものが少なくないことに気づいた。

このことも、読者のみなさんの参考になれば幸いである。

解　説

内藤万砂文（長岡赤十字病院救命救急センター長）

東日本大震災は2万人近くが死亡・行方不明となる未曾有の被害をもたらした。本書の舞台となった宮城県石巻圏は、その4分の1にあたる5000名近い命が奪われた被害の最も大きい地域である。行政機関も多くが被災し、機能不全状況が長く続いた。ここに全国からのべ約360チームもの多くの支援医療班が駆けつけ、被災者の救護活動に懸命に取り組んだ。本書は宮城県災害医療コーディネーターとして、その指揮統括の任にあたった石井正医師の7ヵ月間の闘いの記録である。

私は3月11日の発災直後、新潟から石巻へ出動した。その後も5回、石巻に入り、石井医師と行動をともにする機会をえた。本書に書かれている出来事の多く、たとえば殺人の噂のある地域へ救護班を出すべきか否かの激しい議論などは、まさに私の目の前で起こったことだ。

私が勤務する長岡赤十字病院は新潟県中越地域にあり、私自身も近年相次いだ水害、地震や豪雪などで、多くの救護活動に携わる機会をもった。

ここでは、本書の内容と、私たちが経験した災害での実例をもとに、災害医療の現状と課題について解説したい。

災害医療の基礎的事項

「災害」とは何かという問いへの答えは一通りではないが、医療の側面から災害を定義すると、「医療の需要と供給に絶対的なアンバランスが生じ、他地域からの支援を必要とする状況」である。通常の救急医療では、1人の重症患者に対して、多くの医療者が関わりその救命に全精力が注がれる。それに対して、災害時には多数の傷病者が発生するが、担当する医療者は限られる。すべての傷病者にベストの医療を行うことは災害時には難しく、治療や搬送の優先順位を決める「トリアージ」という選別が必要となる。

被災地のライフラインが絶たれると、十分な医療の提供はできなくなる。重症患者は被災していない地域の病院での治療が必要となる。航空機やヘリを利用すれば、1時間程度で通常の医療機能をもつ地域に搬送できるため、自衛隊と協力し「広域搬送」を行うことになる。また、被災地内では多数の傷病者が発生するため、外部から支援医療班を投入する必要がある。

災害医療の分野では従来から日本赤十字社を中心とする医療救護班が活動してきたが、最近はDMATやJMATの参加もある。DMATは災害時の超急性期（おおむね48時間以内）の救命医療を目的とする災害派遣医療チームで、広域医療搬送にも対応できる専門的トレーニングを受けている。一方のJMATは日本医師会災害派遣チームで、救護所活動がおもな役割である。

災害医療を考えるうえでは、発災後の時間経過が重要である。被災地が発災から発災前の状況に戻るまでの時間経過を「災害サイクル」というが、それは発災期・対応期(超急性期、急性期、亜急性期)、慢性期(復旧・復興期)、静穏期(災害準備期)に大別できる。

それぞれの時期の特徴や求められる対応を順に述べてみたい。

●超急性期(発災から数日後まで)

災害発生から数日後までの期間では、災害により負傷した傷病者の救出と救助、そして救命のための医療が行われる。災害時には発災直後の行動が生死を左右することになる。まず、逃げ出すこと(自助という)、逃げ遅れたならば、近隣の人々に助け出してもらうこと(共助という)が必要である。よって、高齢者、女性、子供や病人のように逃げ出す力に劣る人が「災害弱者」になる。消防や自衛隊による救助活動(公助という)が組織的に動き出すには時間がかかる。阪神・淡路大震災において、公助で救出された傷病者は決して多くない。公助を過大に期待する受け身の姿勢では、災害時には生き残れない。近隣住民で助け合えるコミュニティーをつくっておくことが必要である。この点では、セキュリティー機能が強固で、人間関係が希薄な大都会では、共助が機能しないことが懸念される。首都直下型地震に備えて本気で対策を考えておくことが望まれる。

救出された傷病者は外傷患者が主となり、近隣の医療機関に搬送されて救命医療が行われる。

参集したDMATは、病院支援や広域搬送に取りくむ。特殊な役割として、倒壊家屋の下で救出を待つ傷病者に対して、救助活動と並行してその場で医療活動を行うことがある。これは「瓦礫の下の医療」と呼ばれ、JR福知山線列車脱線事故に際しては3名の傷病者の救命につながった。一般救護班は、避難所での救護活動を行う。だが発災直後の避難所は、取るものも取りあえず逃げ込む安全な場所であり、医療の観点からは注意を要する。被災時は極度の恐怖や興奮から、自分自身のけがや体調の悪さを自覚できていない人が少なくない。病院での治療を要する人が紛れ込んでいる可能性が十分にある。

●急性期・亜急性期（数日後から状況が安定するまでの時期）

この時期になると救命医療の対象となる傷病者はいなくなり、DMAT活動は終了する。日赤や一般病院からの医療救護班やJMATが、救護所活動や、被災地内の巡回診療を行う。

当初は負傷した人々の処置が多いが、ライフラインの途絶や避難所生活などが長引くと、生活環境の悪化にともなう内科的疾患が増える。すなわち、集団生活による疲労蓄積、体調不良の訴え、感染症の蔓延、持病の悪化、服薬中断による急性増悪などが問題となる。また、この時期には災害が心的外傷になり、精神的なケアが必要となることもある。眠れない、いらいらする、怒りっぽくなるなど、感情のコントロールがうまくいかなくなる。これは災害時にみられる正常の反応であり、「急性ストレス障害」といわれる。被災者の話を受容的に傾聴するなど、心のケアにも配慮した対応が望まれる。

近年、災害医療への関心が高まり、被災地に多くの医療救護班が入る時代となった。私たちが経験した2004年の新潟県中越地震では、ある避難所にいくつもの救護班が入れ替わり訪れた。治療方針は微妙に異なり、繰り返される同じ質問に被災者は疲れはてた。一方では救護班がまったく訪れない避難所もあり、こうした無秩序な救護活動は被災者を混乱させた。この反省から、新潟県では被災地の医療ニーズを集約し、支援医療班の活動を調整する「災害医療コーディネーター」を設置し、被災地の保健所長がその役割を担うことを決めた。2007年の新潟県中越沖地震ではこのシステムが機能して、のべ380チームの救護班が混乱なく活動できた。しかし、このような医療コーディネートシステムが導入されているのは、現在、まだ一部の県でしかない。

また、この時期は被災地の医療機能の復旧が急ピッチで進められる。地域の病院や診療所が再開されれば、救護班は撤収時期を考えはじめる必要がある。一般的に支援医療班は「被災者の役に立ちたい」という高いモチベーションをもって救護にくる。ともすると、その熱い思いから過剰な救護になりかねない。たとえば高齢者や足の不自由な人が診療所まで行くのは大変だろうと考え、往診や巡回診療を行ってしまう。結果的に被災者の「生活不活発病」を誘発して歩けなくなったり、救護班への依存心ができたりしてしまうこともある。救護班の役割はあくまでも被災者の自立支援であることを忘れずに、被災地の行政や医師会と連携して適切なタイミングで撤収することが必要である。

●慢性期（安定から数年後まで）から静穏期（災害準備期）

傷病者にとってはリハビリテーションの時期であり、避難所や仮設住宅では慢性疾患の悪化予防やストレス対策が行われる。うつなどの精神的な訴えも増えてくるため、地域の保健師による地道な活動が重要となり、必要に応じて精神科専門医との連携を図る必要がある。

日常生活の回復に向けての活動が本格的になり、地域全体の再生を行う時期ともなる。そして、復興がなされたあとには、次の災害での被害を最小限に食い止めるために、ライフラインの強化や防災システム構築を確実に行うように努めなければならない。

災害医療コーディネーターとして彼は何をしたのか。それにはどんな意味があったのか

本書を読まれた方は気づかれると思う。誰もが石井正になれるわけではない。彼はぶれない強靱《きょうじん》な精神力とリーダーシップをもって、この国難に立ち向かい、闘い続けた。

次に私たちが経験するのは、まったく異なるタイプの災害となるだろう。しかし、どんな災害に対しても、彼のとった行動は参考にできる。本書に示された彼の言動には、災害医療で普遍的に重要とされるキーワードがいくつも含まれている。ここで、そのいくつかをピックアップし

て、その意味について考えてみたい。

❶ 仕事を医療に限定しない

人は専門分野の仕事をやれるとき、持てる力を発揮でき、幸せと感じる。しかし、災害時には組織としての仕事が優先され、ときには、職域を越えた仕事を行うことになる。

新潟県中越地震に際して、当院で傷病者受け入れの簡易ベッドを運び、組み立ててくれたのは栄養課の女性たちであった。ふだんは入院患者の食事をつくってくれる人たちである。災害時に専門性にこだわると、物事は進まなくなる。災害が起こると、医療者は目の前の医療だけで手いっぱいである。しかし、医療を取り巻く環境、すなわち保健・衛生・介護などの整備がなされなければ、医療は前に進まない。本来、これらは行政の仕事であるから、事が進まないことに苛立ち、怒りを覚え、不満を訴え、行政の怠慢をなじる。これは医療者の仕事ではない、と。

石巻では行政機関も被災し、機能停止に陥っていた。困窮している人たちが目の前にいる。救護チームの誰もが自らの活動を「医療」のみに限定せず「被災者が必要とすることなら何でもやる」という姿勢で臨んでいた。誰かがやらねばならないのなら自分たちで知恵を絞ろうと、自ら情報収集し、行政や民間とも協働した。各所で困難な交渉を繰り返し粘り強く続けることで、問題が少しずつ解決していった。手洗いの水は国際赤十字の協力により確保された。倉庫に眠っていたラップ式トイレも、使用許可をとりつけ必要な避難所に配置され、高齢者でも安心して用を足せるようになった。こうして衛生環境は少しずつ改善され、医療も前に進んでいった。「緊急時や非常時に自らの活動を自己限定するほど、ナンセンスなことはない」「被災者が必要とすることなら何でもやるという姿勢で臨んでいた」と彼は言う。

2 情報は自ら取りにいく

災害時に最も重要なのは情報であるが、被害がひどいほど情報は発信されないものである。情報がこないことを最悪のメッセージととらえる感性が必要である。情報を自ら取りにいく積極的な姿勢が求められる。

市内に300ヵ所もの避難所ができていた。状況はまったくつかめず、医療が手つかずの場所もありそうだ。この瞬間にも人が死んでいるかもしれず、時間的猶予はなかった。彼は医療ニーズや生活環境の把握を目的に、救護班に命じてすべての避難所のローラー調査をさせた。こうして避難所のトリアージができ、限られた医療資源を適正配分できた。

また、ある地域の治安不安から、救護班派遣の安全性が検討された。議論百出したが、彼は自ら警察を訪れて地域が安全であることを確認し、救護班の派遣継続を決めた。彼は言う。「情報は決して向こうからやってこない。自ら求めなければ何も得られない」「不確実な情報にまどわ

される な。 正確な情報収集を」 と。

③ 実務者どうしの「顔の見える関係」を

災害医療現場では多岐にわたる問題に直面する。医療者だけで解決できるものは少なく、関係機関の協力が必要な事案ばかりである。また、救護チームの活動は、地元の医療関係者の理解なしには成り立たない。よって、災害時には行政、保健所、医師会や近隣病院などとの連携が欠かせない。問題事案に関する情報をどの機関がもっており、そこの誰に話を通せば物事が進むのかを知っていることが重要である。

今回、石巻では行政、消防、保健所、警察、自衛隊、地元医師会や近隣病院などの機関と協働できるネットワークが構築されていた。連携が必要と思われる機関には直接出向き、合同救護本部全権委任を取りつけた。その結果、地域一丸となって災害医療に取り組めた。彼は言った。「災害現場の第一線に立つ実務者どうしが、お互い顔のわかる関係で、密接に連携できるものでなければ、災害発生時に何の意味もなさない」。

また、報道機関も災害時に協働できる仲間になりうることも示した。個人情報の問題などから、医療者は概してメディアを警戒し病院への立ち入りを制限しがちである。しかし、ここでは逆にメディアを内部に招き入れ、病院や救護の現状、課題の発信ツールとした。それが、多くの食料や医療班の支援につながった。

4 災害医療は病院全体で取り組む

いま、地方では医療崩壊が危機的状況で、医療者は疲弊しきっている。平時でさえ綱渡り状況なのに、災害は業務を倍加させる。災害医療は片手間にできる業務ではない。多数の傷病者が運びこまれ、想定外の問題対応にも追われる。支援医療班の調整を求められることもある。また、救護班を派遣することになると、病院内での役割代行や、後方支援の必要も生じてくる。病院職員もまた被災者であり、みなが何らかの被災を受け、家族の安否の確認ができていない人もいる。このような状況では病院が一丸とならなければ、災害医療に取り組むことはとてもできないものである。

今回、石巻赤十字病院はまさに病院全体で災害医療に立ち向かった。救急搬送の無制限受け入れを宣言し、多数の傷病者受け入れで混乱する状況のなか、災害医療コーディネーターを全面的にバックアップした。本来の外科業務から完全に離脱させ、全権委任し、専従の秘書と事務スタッフを配した。また、被災職員のためにホテルを借り上げ、職員が働ける環境づくりを行った。あのときの石巻赤十字病院は、病気の子供をかかえた母親の状況に等しい。母親が倒れたら子供は助からない。この病院が機能を失うと石巻圏の医療は崩壊し、多数の被災者の命が失われかねなかった。病院職員が一丸となって勝ち取った成果といえよう。彼は言う。「このように医師、看護師はもちろんコメディカルのスタッフや事務職員ら、石巻赤十字病院873人の全職員が一致団結して、次々と生じる新たな問題に対処していった。難局を乗り越えることができたのは、院内の災害対策マニュアルにも記載されていないさまざまなアイデアを出し合って立ち向かったからこそだと思う」「僕は、本当に人と組織に恵まれたことを実感した」。

5 被災地の医療者がリーダーシップを

「人を助けたい」との思いから救護活動が行われる。医療従事者にとって災害救護活動は医療の原点とも言える。しかし、地域の医療事情に通じた者がリーダーシップをとらないと、救護活動は正しい方向に進まない。医療崩壊に苦しむ地方の被災地に、都会型の潤沢《じゅんたく》な医療を求めることは混乱のもととなる。あらゆる局面でさまざまな提案がなされるが、それは地域の医療状況に合った実効性のあるものでなくてはならない。災害医療対応には定型がないため、さまざまな理想論が飛び交うことになる。すべての者に賛同してもらえる調整などできるはずもなく、誰かが断を下さなければ、物事は前に進まない。強い信念で明確な方向性を示すリーダーシップがなければ、支援救護班の力を結集することはできない。心優しい調整型の人間では、この役はとても務まらない。

「動かなければ命は救えない」との強い信念があった。ミーティングで各救護チームから出された提案や要望は、それが合理的でかつ実行可能であれば即採用、即実行された。一方、他組織の批判や、自らが汗を流そうとしない提案は「そもそも論は聞き飽きた。災害現場に評論家はいらない!」と厳しい態度で切り捨てた。同時に、現状に合わなければ「即、変更」する臨機応変な対応も行った。短期間で交代する支援救護班の要望に応えるには、即断、即決しかなかった。夜のミーティングが終わるや否や、新たな要望に対する交渉にとりかかった。覚悟の問われる闘いを続けることで、信頼を築いていった。被災地の医療を守るのは、被災地の医療者である。

❻ 災害医療のエキスパートを活用すべし

災害はまれにしか起こらないから、実際に経験した医療者は多くない。また、被災地の医療ニーズは収束までの間にめまぐるしく変化するため、救護活動の全体像を知る者は少ない。よってエキスパートの叡智《えいち》を結集しないと、最善の災害医療を行うことは難しい。

これまで救護活動は日本赤十字社がおもに担ってきた。また、DMAT指導スタッフは災害医療を熟知し実務経験も多い。こうしたエキスパートの経験や知識を最大限に活かすことが重要である。

今回、日赤とDMAT指導スタッフの多くが医療本部のサポートに入り、災害医療コーディネーターとともに対応や戦略を考えることができた。「災害研修会に参加することによって、災害医療のエキスパートとの人間関係ができていった。この人間関係が、今回の東日本大震災で奏功した」と彼は言う。災害医療に従事する者には、高いコミュニケーション能力も求められている。

7 救護活動に欠かせない情報共有

災害の亜急性期から慢性期になると、被災地の医療ニーズは少なくなってくる。しかし、被災地内には医療格差があるため、救護活動がいらなくなったことにはならない。たとえ受診者が1日数名であっても、救護班が地域住民の心の支えである場合もある。だが熱い思いをもって支援に入った救護班は、仕事が少ないと無力感を感じる。思っていた救護活動ができなかった思いは、派遣元を混乱させ、継続的な救護活動の妨げとなることもある。災害医療コーディネーターには、情報共有を十分に行い、被災地の医療事情とその時点での救護班の役割を丁寧に伝える努力が求められる。

石巻での救護活動は長期におよび、医療ニーズはさまざまに変化した。支援救護班は医療本部に到着報告をする。その際、被災地の医療状況、その時点の救護方針や問題点などのオリエンテーションが行われるが、説明のためにスライドが作成された。確実な情報共有がなされたのちに救護活動が行われたために、混乱や苦情は少なかった。また「石巻圏合同救護チームからの提言」を発表し、配布した。「目的は新たに参集してくれる救護チームに僕たちの活動のコンセプトや方針、そして問題意識を理解してもらうことにあったが、メディアや行政に対するプレスリリースという意味合いも込めたものだった」とのことである。

8 実践的な訓練やマニュアル作成が「備え」になる

災害が起こると、人はパニックから頭は真っ白となり、おろおろしてしまう。災害マニュアルを探し出しても、いまやるべきことを見つけ出せない。ふだんできていないことは、災害時には絶対にできないものである。だからこそ、受け入れ訓練や机上訓練などを通して、災害対応をイメージトレーニングしておくことは重要である。訓練は実践的なものでなければ意味がない。行政主催で行われる訓練では、完全なシナリオに基づいて進行するものが少なくない。対応する者や時間、話す内容まで決まっているような訓練に意味はない。シナリオを知らされない訓練において、臨機応変に対応し、そして失敗してこそ課題が見つかるものである。本番で成功すればよいのである。

また、マニュアルは初動を中心とする簡潔なものでなければならない。混乱した状況下では、目を通す余裕はない。もっとも、災害時に求められる対応の多くは想定外であるから、マニュアル化できる項目は決して多くない。石巻では、リアルな訓練が必要であるとし、訓練のためのマニュアル、訓練のための訓練を排した。担当者の実名を入れたマニュアルにしたことで当事者意識が生まれ、マニュアルに目を通すことが促されたという。

しかし、想定外のことが次々に起こる災害時には、マニュアル万能主義では業務が滞るため、臨機応変な対応が必要とされる。「初動以外は応用問題であり、その時点でのベストのプランを立て柔軟に対応していくしかなく、現状把握→現状分析→解決案立案→実行→検証の繰り返しであった」と彼は言う。

おわりに

2011年3月26日に発足した「石巻圏合同救護チーム」は、7ヵ月という長期にわたる救護活動を終え、9月30日、解散した。活動した救護班はのべ3633チーム、約1万5000人。1日に最大59チームが活動した日もあり、のべ約5万人を診察した。適確なコーディネーションのもとに、全国から参集した支援救護班が組織的に活動できた。

お気づきのように、災害医療は特別な医療ではない。高度先進医療などとは対極にある、通常医療である。ライフラインや医療機能が損なわれ「日常」がかけらも残っていない被災地がある。災害の恐怖のなか、家族や住む家を失い、不安を抱えて不自由な避難所生活を強いられている被災者がいる。災害時に行える医療には限界があるが、彼らのため「少しでも役に立ちたい」との思いが、医療者を救護活動に駆り立てる。「すべては被災者のため」との思いこそが、災害医療の原点といえる。

だが東日本大震災のような未曾有の巨大災害においては、すべての人に満足してもらえる対応などありえない。調整を試みれば何一つ決まらず、一歩も前に進めない。グランドデザインを示し、スピード感をもって対応することで、セクショナリズムを排して人は動き、物事が進むのだ。彼はぶれない心と強いリーダーシップで、医療の枠を超え、何事に対しても抜群の実行力で闘い続けた。震災発生後、政治や行政など、この国のあらゆるところで失われてしまったものが、ここにはあった。

繰り返すが、誰もが石井正になれるわけではない。だが、本書はこれからの災害医療にとって確固たる指標となるはずだ。

さくいん

N.D.C.498.89　270p　18cm

ブルーバックス　B-1758

東《ひがし》日本《にほん》大震災《だいしんさい》　石巻《いしのまき》災害《さいがい》医療《いりよう》の全《ぜん》記録《きろく》
「最大被災地」を医療崩壊から救った医師の７ヵ月

2012年２月20日　第１刷発行
2024年11月12日　第８刷発行

著者　石井《いしい》　正《ただし》
発行者　篠木和久
発行所　株式会社講談社
〒112-8001 東京都文京区音羽2-12-21
電話　出版　03-5395-3524
販売　03-5395-5817
業務　03-5395-3615
印刷所　（本文表紙印刷）株式会社ＫＰＳプロダクツ
（カバー印刷）信毎書籍印刷株式会社
製本所　株式会社ＫＰＳプロダクツ

ISBN978-4-06-257758-8

発刊のことば

科学をあなたのポケットに

二十世紀最大の特色は、それが科学時代であるということです。科学は日に日に進歩を続け、止まるところを知りません。ひと昔前の夢物語もどんどん現実化しており、今やわれわれの生活のすべてが、科学によってゆり動かされているといっても過言ではないでしょう。

そのような背景を考えれば、学者や学生はもちろん、産業人も、セールスマンも、ジャーナリストも、家庭の主婦も、みんなが科学を知らなければ、時代の流れに逆らうことになるでしょう。

ブルーバックス発刊の意義と必然性はそこにあります。このシリーズは、読む人に科学的に物を考える習慣と、科学的に物を見る目を養っていただくことを最大の目標にしています。そのためには、単に原理や法則の解説に終始するのではなくて、政治や経済など、社会科学や人文科学にも関連させて、広い視野から問題を追究していきます。科学はむずかしいという先入観を改める表現と構成、それも類書にないブルーバックスの特色であると信じます。

一九六三年九月

野間省一